精益思想丛书

U0282047

Lean Healthcare

How to Implement Lean in Chinese Hospitals

精益医疗

如何改善患者服务、提升医疗质量和医院运营效率

罗伟 戴珒 著

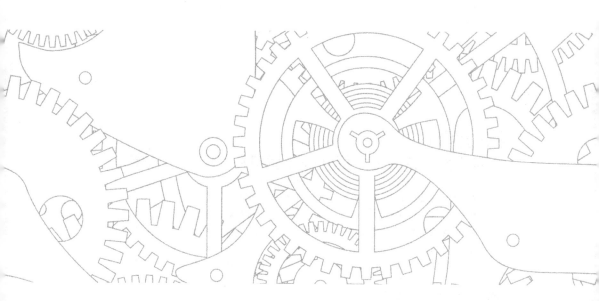

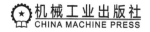

机械工业出版社
CHINA MACHINE PRESS

图书在版编目（CIP）数据

精益医疗：如何改善患者服务、提升医疗质量和医院运营效率 / 罗伟，戴珒著 . -- 北京：机械工业出版社，2021.7（2024.10 重印）

（精益思想丛书）

ISBN 978-7-111-68555-5

I. ①精…　Ⅱ. ①罗…②戴…　Ⅲ. ①医药卫生组织机构 - 管理 - 研究　Ⅳ. ① R197.32

中国版本图书馆 CIP 数据核字（2021）第 122908 号

精益医疗
如何改善患者服务、提升医疗质量和医院运营效率

出版发行：机械工业出版社（北京市西城区百万庄大街 22 号　邮政编码：100037）

责任编辑：刘　静　　陈紫陌　　　　　　　责任校对：殷　虹

印　　刷：固安县铭成印刷有限公司　　　　版　　次：2024 年 10 月第 1 版第 8 次印刷

开　　本：170mm×230mm　1/16　　　　　印　　张：20.75

书　　号：ISBN 978-7-111-68555-5　　　　定　　价：75.00 元

客服电话：(010) 88361066　68326294

大约 18 年前，在通用电气公司（GE）傅源老师的带领下，我开始接触精益思想，并且跟着傅老师做了几个精益项目，亲身感受到精益给医院管理带来的巨大改变。后来由于工作岗位的变动，也就很少再做精益项目了。不过，我真的喜欢上精益了，看了不少有关精益的图书，包括《精益思想》《丰田模式》《精益医院》等，到全面开展精益管理的知名家电企业工厂参观过，也曾有幸到美国梅奥诊所参加为期一周的学习班，对精益思想有了更深入的理解。后来，我开始自觉与不自觉地利用精益思想来指导日常工作，比如消除浪费、价值最大化、群策群力、让员工参与到决策中来、没有最好只有更好、持续改善等，也初步学会了一些精益管理工具，比如价值流图、看板、节拍时间、可视化管理、全员生产维护等。

2014 年年底我从广州来到深圳筹建南方医科大学深圳医院，经过 3 年多的努力，医院发展非常迅速，成为国内发展最快的新建综合医院之一，这得益于深圳的好政策，得益于大学的大力支持。这所新的医院，人员来自五湖四海，有着不同的思想、不同的习惯、不同的文化背景，我们作为管理者面临的最大困难是如何快速地统一全员思想，帮助全院员工养成严谨的工作习惯。我们做了一些努力，比如，坚持让院领导每两周到科室参加一次早交班，按照南方医科大学附属医院的要求，规范科室早交班的形式、内容等，虽然此举取得了一定的成效，但要改变人的习惯还真是一件很难的事。我们也尝试向员工传递精益理念，但停留在理论上的多，付诸实践的少，自然效果也就不太好。

2019年，我们有幸认识了精益企业中国（Lean Enterprise China，LEC）的罗伟老师，并在罗伟老师团队的带领下，开启了医院的全面精益之旅。2019年我们选定了20个精益项目和3个精益试点科室，用精益理论来指导医院流程改造，指导科室的医疗质量与安全管理改善等，很快就取得了明显成效。很荣幸，在罗伟老师的这本书中，有多个案例是由我们的团队完成的。今年，我们又紧密结合医院"创三甲"工作和三级公立医院绩效考核工作，启动了23个精益项目，包括降低手术科室耗占比、提高病案首页填写准确率等。我们的目标是通过做精益项目，从患者角度确定价值，消除流程中的各种浪费，不断实现价值最大化，最终使"顾客"获益，这些"顾客"包括患者也包括员工。如果仔细地去分析罗伟老师书中提供的精益实践案例，不难发现，通过精益流程改造，最终受益的是患者、医生、护士、药师、护工等。我们通过医院微信公众号把成功的精益案例推送出去，意外地得到了广大患者的高度肯定，点赞率非常高。当然，更重要的是，通过一年多的精益实践，我们发现员工的思想和行为也悄悄地发生了改变，顾客至上理念、团队协作精神、持续改进意识……不断地在员工心中扎下根，并慢慢地化为大家的自觉行为。我们一定会在精益之路上继续走下去，精益之旅没有终点。在此感谢傅源老师的带领！感谢罗伟老师团队的辛勤付出！

很荣幸能作为第一个读者拜读罗伟老师的这本书，也很荣幸为这本书写序。当我第一眼看到书稿时，就感到这是一本非常难得的好书。本书系统地介绍了精益思想，从医院管理的角度向大家提供了精益实践的具体方法、步骤和工具，通过精益实践案例分享展示了精益的巨大魔力。相信这本书一定会成为有着精益爱好的医院管理者的良师益友！

精益能带给我们什么？通过做精益项目，我们可以很好地理顺医院流程，提升医院管理水平和能力，更关键的是，精益实践能让一线员工主动参与变革，深刻领会精益理念，从而把理念变为自觉行动，慢慢形成新的良好的习惯，最终通过精益实践引领医院文化变革。

衷心希望精益思想在更多的医院开花结果，为患者带来更多的价值，为我国医疗卫生事业改革开辟一条精益之路。

廖四照

南方医科大学深圳医院院长

2020 年 6 月

随着我国医疗卫生体系改革的深入，对于医院服务能力和服务质量方面的要求越来越高，对于医院管理水平的要求也越来越高。若干年来，医院管理相关的评价体系和改进工具，比如品管圈（QCC），得到了越来越广泛的应用，但是在医疗服务体系中，除对质量的要求外，对效率的要求也很高。医院是一个庞大复杂的包含高科技的服务体系，因此节约资源、追求效率、提升质量、改进服务都是非常重要的。由此，对医疗服务体系的管理水平必须有高标准的要求。

1985年，美国麻省理工学院的教授詹姆斯·沃麦克等专家在国际汽车计划中通过对全世界17个国家90多个汽车制造商的调查和对比分析，推出了一种以日本丰田生产方式为原型的精益生产方式。1996年，他们出版了一部关于精益思想的著作。在这部著作中，他们指出精益思想就是根据客户需求定义企业生产价值，按照价值流组织全部生产活动。精益管理的核心思想和主要目标就是一方面为客户提供使其满意的产品和服务，另一方面把生产和服务中的浪费降到最低。鉴于医疗服务体系的复杂性，这一思想同样适用于医疗服务领域。

罗伟先生和戴肆教授合作的这本书引进了大量用于精益管理的管理工具，并结合广东省中医院和台州恩泽医疗中心的实践经验，对于在医院实施精益持续改进模式、把精益管理的思想和方法应用于医院管理的优化等各个方面，具有非常好的指导意义。我认为研究和学习医院管理的人士可以参考这本书，对自己所关注的医院管理环节进行梳理，相信这会对医疗服务的改进和管理水平的优化提升起到积极的作用。同样，这本书对于对医院管理感兴趣的学生也具有非常好的启发性。近年来，关于医院医疗服务体系的改进已经出版了多本专著，但是关于如何系统化地把经营管理方法与改善我国医疗服务体系实践相结合的图书再多，对于学习医院管理的人来说，都不会是多余的。

　　理解和应用精益管理的思想和方法不是容易的事，需要领导者的高度关注和全员的共同努力。台州恩泽医疗中心的陈海啸主任就是领导者实践的代表。他持续不断的努力是恩泽医疗中心得以成功开展精益管理的重要动力来源。因此，仅仅理解精益管理的概念和公式是远远不够的，还要为此付出许多。现代医院管理制度的改革正在推进，很多医院在这方面还有很大的改进空间，相信这本书会对我们的大型研究型医院的管理提升有所帮助。希望这本书的诞生可以推动中国医院管理的职业化、专业化、系统化的进程。

薛　镭

清华大学医院管理研究院副院长、博士生导师

清华大学经济管理学院医疗管理研究中心主任

| 推荐序三

精益企业中国 2012 年引进美国泰德康医疗集团前首席执行官涂尚德医生
（Dr. John Toussaint）的大作《精益医疗》（*On the Mend*）[⊖]后，还引进了《精益
医疗实践》《精益转型》以及《精益口腔》，一共 4 本有关精益医疗的图书。书
中美国医院与口腔诊所的精益医疗应用的确为国内的医疗界朋友带来了新的知
识与方法，但毕竟国外的医疗环境与国内的不同，虽然其经验值得国内的医疗
同行参考学习，但终究有"隔靴搔痒"的遗憾。

我很高兴罗伟的这本书把这个遗憾给补上了。他近 10 年在多家医院蹲点
学习、讲授精益医疗课程，还将辅导医院实践精益医疗的实战经验，与上海科
技大学创新管理学院戴玮教授的管理科学知识相结合，即将所见所闻所思整理
出来，提供给国内众多的医疗界朋友参考学习。

这本书有四大亮点：

（1）用 16 个来自不同临床科室、护理部门以及行政单位的案例来介绍精
益医疗。少谈理论，用讲故事的方式来诠释精益医疗是什么，能为患者带来哪
些价值，能为医护人员减轻哪些不合理的工作负荷，以及能为医院运营提高多
少效率。

（2）通过详细介绍每个案例的实际改善过程带领读者一步一步地学习如何

　⊖　该书由机械工业出版社出版。

使用 A3 方法来解决问题。精益医疗的重点就在于帮助医院和医护同行把现状和目标的距离拉近，逐步向目标迈进。对每个案例分解式的详细介绍和讲解能帮助医院和医护同行在实践精益医疗的道路上走得更稳，走得更顺。

（3）用医院的实际案例来引导医疗界的朋友认识一些工业界使用多年的精益工具与方法，比如 A3、节拍时间、价值流图、标准化工作、可视化管理等，消除大家对不熟悉方法所持有的戒心。其实工具与方法并不难，学习后多操作便可熟能生巧，它们不仅能应用在工作上，还可以帮助个人改善生活质量。

（4）通过章末小结和练习题帮助读者加深理解。练习题很实用，除了总结出每一章的学习重点，可帮助读者加深理解外，也让一些读完一章内容似懂非懂的读者能动手去实践，在实践中加深对章节内容的认知。

罗伟这些年得到了许多国内外医疗界前辈的指引，加上他个人的努力，其先后在国内举办了近 20 个培训班，培养了 500 余名精益医疗绿带种子，并在 10 余家医疗机构进行改善辅导。据估计，这些医院（医疗机构）每年有 2000 万人次的患者就诊，若患者在每次就诊期间能减少 10 分钟的等候或折返时间，这个结果就足够我们开心了。

希望这本书能为医疗界的朋友带来价值，并欢迎大家加入精益医疗的行列，共同为中国医疗改革贡献智慧。同时，鼓励罗伟和他的团队继续努力，进一步发展现有精益医疗种子的点，使它们连成线，形成精益科室；再进一步扩展到面，成为精益医院。我拭目以待！

最后，感谢机械工业出版社的支持，合作 15 年以来，其始终帮助我们引进和出版国外新书，现在则进一步支持国内精益圈的年轻朋友把学到的知识和在中国推广精益的实际经验写下来，为中国企业的精益管理带来更大的能量。欢迎其他精益圈的朋友一起来响应这个"挑战"。

赵克强博士

精益企业中国总裁

2021 年 3 月 16 日

推荐序四

10多年来，我们见证了精益医疗在中国生根发芽的过程。

10多年前，我开始从事工业工程专业的教学和研究，正式接触到了精益思想。那段时间，我因为各种原因而频繁去医院，于是经常思考，是否可以将工业工程和精益这些在工业界被证明有效的知识应用于医疗领域。那时我也了解到，在美国等发达国家，精益思想已经在医疗领域得到应用并取得了一些成绩。精益企业中国与出版社合作，翻译引进了精益医疗领域的两本新书，可惜精益医疗类图书远不及精益生产类图书热销。这也不难理解，毕竟从事精益的人与从事医疗的人根本就是两群人，对不上话。

我就自己的想法与在大医院做医生的朋友做过讨论，因此听到过他们大倒苦水，其中一个基本困难是工作量实在太大了。以门诊为例，一名当班的医生从上班到下班要看100多个病人，平均4分钟就得看一个，非常匆忙。从这些讨论中我得到启发：精益医疗肯定是好的，但中国医疗系统与国外差别较大，精益医疗比精益生产更难以简单复制国外的经验。

10多年过去了，我很高兴地看到精益医疗实践在中国终于生根发芽了。一部分先行的医院通过引进精益医疗，在医院各个价值流及其核心环节中探索建立了一批精益示范项目，并在医院管理者和一线医护团队中培育了一批精益实践专家；部分医院的院长、书记积极倡导精益医疗，将其作为改进医院运营效率、提高病人满意度的核心举措……在这个过程中,"精益"逐渐成了医院文化的重要组成部分,精益医疗的应用也成了政府主管部门、医院管理者和一线医护团队为老百姓提供更高效、高质服务的有力武器。

在上下求索与持续改善的过程中,我积极参与其中的精益企业中国做出了持续的努力,总裁赵克强博士以公益的心态与广东省中医院等多家医院合作多年,共同探索精益医疗在中国医院的落地之道。从邀请精益专家为医院举办专题讲座,到推出精益医疗绿带课程,精益企业中国一直致力于帮助一线医护人员系统地掌握精益的理念和方法,以及解决真实问题的技能,持续多年终于有所收获。

我也很高兴地看到,同济大学工业工程研究所毕业生罗伟、刘健和汪雄等积极投身到精益医疗在中国的拓荒实践中,并已小有所成。这些实践成了我们展示工业工程在非制造领域应用的绝佳案例,鼓舞着在校的学弟学妹学好工业工程及精益思想,有助于他们未来在各个不同的领域里为中国人的幸福做出贡献。

这次罗伟和上海科技大学的戴珏教授合作,将精益医疗在中国的实践著书付梓,我以为是非常重要的事件。中国的医疗系统无法简单复制国外的经验,这本真正源自本土的精益医疗专业图书应该能更有效地帮助国内的医院管理者和医护人员理解精益医疗的核心思想,激发大家学习应用的热情。

周健博士

同济大学中国制造发展研究中心主任

同济大学工业工程研究所副教授

2021 年 5 月 10 日

| **序 言**

如何有效推进精益医疗落地？这是过去几年里，我在帮助医院推动精益医疗落地的过程中被问到最多的问题。

精益医疗的目标是医院医疗机构里每个地方的每个人，每天都能发现问题、消除浪费、解决问题，各个层级解决各自的问题，创建持续改进的精益文化。本质上来说，精益医疗的推进会改变医院中的很多人做事情，尤其是解决问题的行为方式，事关医院的文化转型。精益管理会帮助医院从基于经验的定性的管理逐步转向基于科学的定量的管理，使它们能够从患者的角度出发，以问题为导向，尊重人性，其中起核心作用的是"人的行为转变"。

在走访诸多医院的现场后，我们发现不管这家医院实践的是品管圈（quality control circle，QCC）、戴明环（PDCA）还是其他持续改进的方法，经常会出现**"问题解决治标不治本，员工参与出工不出力"**的情况。造成这一情况的主要原因就在于"推进方法"有待改善。

世界精益医疗实践的先行者涂尚德医生在其著作《精益转型》中给我们讲述了他和他的团队10多年来推动医院实施精益转型的案例和经验，介绍了开启精益之旅的最佳实践方法。涂尚德先生将这一方法总结为"精益转型六步法"（见图0-1）。

我有幸参与了国内两家精益医疗标杆医院（机构）——浙江省台州恩泽医

疗中心（集团）[⊖]与广东省中医院的精益实践之旅。在帮助国内近50家医院实践之后，我发现这些医院的精益转型方式基本符合涂尚德先生提出的这个"六步法"。从实操的角度，我将其分为两个阶段，即第一阶段培养"精益医疗绿带"[⊜]，第二阶段构建"精益管理体系"。

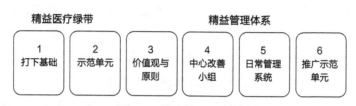

图 0-1　精益转型六步法

第一阶段，通过解决医院一批实实在在的问题，培养一批医院的精益医疗种子。开始实施精益医疗的时候，总有很多人观望甚至质疑：精益医疗是否适合我们医院？精益医疗能否真正带来效果？精益医疗绿带项目的实施，通过 4～6 个月的改善，快速取得成效，能够有效地回击组织内的质疑声，使大家建立信心，证明精益医疗的效果。

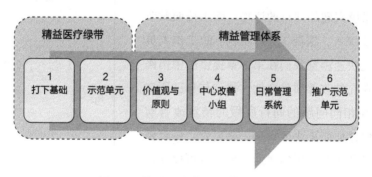

图 0-2　精益医疗落地的两个阶段

绿带项目做到一定程度时就会面临两个问题，一是这类改善项目如何与

⊖　区域综合性公立医疗集团，集团内有浙江省台州医院、路桥医院、恩泽医院三家综合性医院和一家专科恩泽妇产医院。

⊜　精益医疗绿带：对运用精益思想科学解决问题的能力的认证。学员需要参加40学时的课程，通过在线考试后，要作为项目负责人完成一个精益改善项目，并通过认证委员会评估，才能获得"精益医疗绿带证书"。

医院发展目标相结合，二是如何从医院推动变成各层级人员自我驱动。这时候就需要进入第二阶段，构建"精益管理体系"。如果把组建团队启动改善项目、应用工具、消除浪费、解决问题看作一个个"点"的改善，那么构建精益管理体系就是从"面"和"体"上进行系统性改善。改善项目是自下而上的，构建体系是自上而下的，二者结合，才能更好地创造价值。构建精益管理体系是为了促成人的行为转变，从而形成持续改善的精益文化——"精益文化"不是一句空话，也不应该停留在墙上的标语上，它应该在"现场"。

本书的重点在于第一阶段，探讨如何培养医务人员发现工作中浪费的能力，如何培养他们消除浪费的能力。古人云："授人以鱼不如授人以渔。"我们希望通过本书帮助更多的医务人员掌握核心的精益理念，从而帮助他们消除浪费、提升对患者的服务质量、提升医疗安全质量、减轻自身的工作负荷，同时提升医院的运营效率。

医院日常运营管理中的问题是"病"，精益医疗就是"药"（见图0-3）。

这本书既是精益医疗绿带项目的培训指南，也可作为关注中国医院管理实践、对学习管理体系感兴趣的同行的读物。除了按照章节顺序逐步深入，医院（医疗机构）的工作人员也可以先快速浏览我们在第3章提供的中国医院实实在在的改善项目案例，找到与自己所在医院存在相同问题的同行所做的精益改善实践，相信这样能更快地得到一些启发。所有曾去医院排队等候就医的普通读者，也可以在这些案例中得到信心：通过提升管理水平，医疗资源现状和我们的生活完全有希望得到进一步改善。

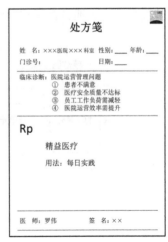

图 0-3　精益医疗处方笺

为了讲明白管理原则和具体工具方法的应用方法，我们除了专门在第3章提供按科室索引的案例，还在讲解中贯穿了案例的教学方法。我们也提供了一些"习题"供读者进行思考练习。这些所谓的"习题"其实并没有标准答案，我们欢迎读者积极思考，有机会的话可与同行交流、与我们探讨。

感谢上海科技大学组织管理学教授戴琏老师，她在了解我们在医院中推进的精益医疗绿带项目后，和我共同撰写这本书，她还邀请我在上海科技大学为理工科的本科生、研究生开设精益医疗课程。上海科技大学于 2017 年开启"质量中国"项目，推出了一系列课程以培养理工科背景学生的诚信质量意识，传授其管理体系相关方法和工具。"精益医疗"课程被纳入他们的课程体系，希望能结合上海科技大学在药物研发、材料能源、人工智能等科技前沿的教学和研究，培养有综合能力的科技创新人才；结合前沿科技和高效管理的理论方法，改善医疗体系、解决资源难题。

感谢精益企业中国的赵克强博士一直以来的引领与鼓励，感谢同济大学周健老师的启发与支持，感谢浙江省台州恩泽医疗中心（集团）、广东省中医院、南方医科大学深圳医院、深圳市宝安中医院（集团）、广州中医药大学深圳医院、东莞市儿童医院、佛山市南海区罗村医院、佛山市南海经济开发区人民医院等医院（医疗机构）给予我学习实践的机会，感谢 UL 精益医疗团队斯科特、胡安、何塞、乔什、林雷、黄薇华、萨姆给予我学习成长的机会，感谢我在精益企业中国的同事刘健、汪雄与我并肩作战，予我支持。感谢上海科技大学的贾夕涵（第 1～4 章）、刘冬妮（第 5～9 章）、秦琦（第 10～14 章）对本书初稿细致的校订，他们查证并补全了资料，为我们指出了书稿中的模糊之处。还要感谢机械工业出版社的多位编辑，他们督促、支持我们完成此书。书中若有错漏之处或对我们有任何指导建议，欢迎给我们写信，电子邮箱地址：info@leanchina.net.cn。

再次感谢大家的支持与帮助！

罗　伟

2021 年 5 月 31 日于上海

第三部分 精益医疗改善中的核心思维与常见问题

第12章 精益医疗改善的五大核心思维 /274

引　言

　　国务院发布的《健康中国行动（2019—2030 年）》明确指出，"心脑血管疾病是我国居民第一位死亡原因"。截至 2019 年，我国现有高血压患者 2.7 亿人、脑卒中⊖患者 1300 万人、冠心病患者 1100 万人。我国的心脑血管疾病死亡率在 2015 年是十万分之 238.4。急性脑卒中与急性心肌梗死属于国家重点监控的病种，目标是到 2022 年和 2030 年，这两种疾病的死亡率分别下降到十万分之 209.7（及以下）和十万分之 190.7（及以下）。

　　我们在医院的抢救流程中，发现存在这一现象，"谁都没问题，可是人没救回来"。

　　缺血性脑卒中又叫脑梗死，俗称中风，发病原因为脑血管堵塞导致脑细胞缺血缺氧，从而发生脑细胞损伤。如果不能及时让脑血管疏通，脑细胞就会逐渐死亡，从而导致发病者严重残疾甚至死亡。大脑细胞完全缺血超过 5 分钟就彻底死亡（不可逆），每拖延一分钟，平均就有 190 万个脑细胞死亡。目前治疗的关键就在于尽快打通闭塞的血管，挽救缺血的还没有死亡的脑细胞，恢复脑血流灌注，挽救缺血的脑组织。根据《三级医院等级评审标准及细则》的要求，急性脑卒中患者在绿色通道的平均停留时间应小于 60 分钟。

　　南方医科大学深圳医院神经内科刘主任与急诊科王主任组建了精益改善团队，运用精益方法对缺血性脑卒中的抢救流程进行了分析和改善。南方医科大学深圳医院作为组建仅仅 4 年多的医院，改善前缺血性脑卒中患者在急诊抢救

　　⊖　脑卒中包括出血性脑卒中和缺血性脑卒中。

室的平均滞留时间为 82 分钟，60 分钟达标率仅为 52%，改善后平均滞留时间为 38.3 分钟，达标率提升至 81.3%，并于 2019 年 12 月被国家卫生健康委脑卒中防治工程委员会授予"高级卒中中心"单位，成为深圳市第三家国家高级卒中中心单位。

改善前，项目团队在现场调查发现，医院的医生技术很扎实，医疗设备很先进，各个科室的人也都很愿意配合，可是改善前的 60 分钟达标率依然很低。原来，患者得不到快速救治的原因在于复杂且不确定的流程中存在大量的浪费：

（1）急诊抽血环节平均浪费时间为 3 分钟。

（2）放射检查过程较长，运输距离长，提前准备时间长。

（3）家属商量是否同意接受治疗方案的时间太长。

（4）部分患者已经在抢救室溶栓治疗，暂时不宜转运。

（5）急诊科医生对脑卒中的识别及处置不熟练。

针对发现的这些浪费，项目团队拟定了相应的改善对策，"对症下药"：

（1）建立急诊护士 EICU 支援机制，缩短抽血时间。

（2）建立标准化流程，提前电话通知影像科，影像科及时出口头报告。

（3）录制脑卒中宣教片，缩短家属决策时间。

（4）建立标准化流程，及时将患者转入 EICU 溶栓床位进行溶栓治疗。

（5）加强急诊医生对脑卒中的识别培训，要求他们严格按"脑卒中套餐"处置。

对策实施 3 个月以后，患者平均滞留时间就降到了不到 60 分钟，达标率逐步提升至 80% 以上。这对于患者来说是挽救生命的概率在提高。与此同时，我们发现各个科室的医务人员配合也更加默契，流程更加顺畅。

急性心肌梗死也是危害人类健康的重大疾病之一，随着技术的进步，用于治疗急性心肌梗死的药物层出不穷，技术也越来越先进，可是从全球来看，其致死率仍然居高不下，这是为什么呢？

急性心肌梗死的抢救黄金窗口期 D2B（门 - 球囊时间）是 90 分钟。广东省中医院心内科郭主任在学习了精益医疗之后，组建团队对急性心肌梗死的绿色通道进行了改善。改善前，D2B 平均时间为 164 分钟，90 分钟达标率只有 39%，改善后，D2B 平均时间降至 73 分钟，90 分钟达标率提升至 96%。该改善项目于 2018 年被评为中国质量协会"精益管理优秀项目"。

项目团队去现场调查情况，对根本原因进行分析，在排除了一些无法进行干预的因素之后，认为及时完成首份心电图、会诊医生提早读图，以及加快介入室激活是当时需要重点改善的。

针对"病因"，项目团队采取了以下对策：

（1）优化绿色通道流程，减少流程中的步骤。

（2）通过微信群加速信息传递，让会诊医生尽早读图。

（3）制作知情同意书文件夹，方便取用，减少来回折返时间。

（4）设计制作一体化转运车床（一推就走），整合必需的抢救仪器和药品，加快转运流程。

（5）优化启动介入室环节。

改善过程并不是一帆风顺的，郭主任带领项目团队经过"持续改善"$^{\ominus}$，才将 D2B 的平均时间与其 90 分钟达标率逐步改善至前面提及的水平，抢救了更多生命，更好地为患者、医务人员、医院创造了价值。

脑梗死与心肌梗死抢救流程涉及多个科室，涉及众多人员。在当今国家大力推进卒中中心与胸痛中心建设的背景下，我们发现，找到浪费不难，最后消除浪费的措施也不难，难点在于让各个科室的相关人员对这些浪费达成共识，一起想办法来消除浪费，改变平常的行为习惯，从而实现多方共赢的局面。

如果我们仔细回顾脑梗死与心肌梗死的抢救流程，就会发现"谁都没有问题"。患者自然没问题，家属救人心切没问题，医生护士一心想要抢救患者也没有问题，医院管理者肯定也曾多次在各种场合强调抢救的重要性，强调各科室要通力配合，以患者为中心。

谁都没问题，可是人没救回来。

患者失去了生命，家属失去了亲人，医生护士承担了压力与自责，医院也没有得到益处。所有人都是糟糕流程的受害者。

每一次抢救面对的都是一条生命。精益思想中强调消除流程中的浪费，加速流程的流动，这正契合了抢救过程中的需求。

　$\ominus$　持续改善：意味着改进，从管理人员到普通员工，涉及每一个人以及每一环节的连续不断的改进。

第一部分

换个视角看医院

精益医疗与浪费

如果不知道如何提出正确的问题，你将一无所获。[1]

——爱德华·戴明

■ **内容提要：**

● 精益医疗，是一种管理思想：从患者的角度出发，构建一套管理体系，
  不断培养相关人员解决问题的能力，在每一个环节消除浪费，创建持续
  改进的文化，为患者、医务人员、医院持续创造价值。

● 凡是不给患者直接增加价值的工作，即患者不愿意为此付费的工作，就
  是浪费。

1.1 医院管理面临的挑战

随着三级公立医院绩效考核工作的推广，三级公立
医院逐步从规模扩张型转向质量效益型。这就对医院的
管理提出了全新的挑战，对医院、科室的管理者提出了
全新的挑战，他们需要从"定性、经验"的管理方式向
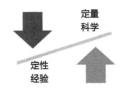
"定量、科学"的管理方式转型。全国医院采用统一的绩效考核指标，孰优孰
劣，一目了然。当某些指标达不到目标值时，怎么办？

具体到日常工作中，我们有没有遇到下面这些问题？

（1）患者抽血、CT/MR 等待时间长，患者满意度低（容易引起投诉）。

（2）医嘱合格率不高，医务沟通费时费力。

（3）出院流程烦琐，影响入院、出院，平均住院日降不下来。

（4）化验单开错，标本合格率下降，TAT 达标率上不去。

（5）住院患者错误服药，影响患者安全。

（6）手术器械遗失或者配套不及时，影响手术，影响患者安全。

（7）药库、药房等各类仓库面积不够用，无法满足业务发展需要。

（8）D2B$^{\ominus}$、D2N$^{\ominus}$、脓毒血症等病症抢救时间长，直接影响患者生命安全。

…………

每天各种问题层出不穷，反复发生，医院管理者成为"超级救火队员"——每天手机响不停，到处"救火"。也许还会有人享受这种感觉，因为自己不断地被需要，在一定程度上显示了自己的"价值"所在。可是，这种情况对医院、科室的发展非常不利，因为管理者永远都在解决眼前的"救火"问题，无暇顾及中长期的发展。

还有一种情况：每次出现问题后，员工找到直接领导，等着领导给出解决方案。有的领导接到这样的问题汇报之后，马上就能根据经验列出一二三四五，让员工去执行。这时候，员工会很高兴，因为只要按领导的指示去做就行。如果事情做成了，说明领导的方案好，自己执行到位，自己有功劳；如果事情没做成，方案是领导的，自己执行到位了，所以自己也没责任。对于这样做的员工来说，一方面不用思考，很轻松；另一方面做好了有功，做砸了无过，自然会很高兴。可是对医院、科室来说，这样做有两个问题，一是员工得不到锻炼与成长，对组织的中长期发展不利；二是不利于员工体验工作中的参与感，工作成就感较低，不利于团队的稳定与建设。与此同时，事必躬亲的领导就会特别繁忙，而且根本不可能有足够的精力去处理医院里的重要问题。

1.2　传统思路下，医院管理中的问题一直得不到有效解决

出现问题之后怎么去解决呢？我们多年来在医院现场经常听到下面这样的

　㊀　D2B 时间即入院至球囊扩张时间（door to balloon）。

　㊁　D2N 时间即入院至溶栓时间（door to needle）。

对话。

"这个问题一直得不到解决，很大程度上是因为相关科室不重视。"

"为什么不重视呢？"

"因为绩效考核不与这个问题挂钩。"

反过来思考一个问题，是不是有了挂钩的绩效考核，问题就一定能解决呢？如果考核就能解决所有问题，那么当前应该没有任何问题了。我们去看任何一个行业的组织，哪怕绩效方案设计得再"完美"，还是会存在各种各样的问题。只不过有的组织能不断解决问题，而有的组织里的问题会一直存在，甚至越来越多。绩效考核对于解决问题很重要，但是仅靠绩效考核是远远不够的。

各个医院里常见的情形，是医院使用传统思路解决问题（见图1-1）。

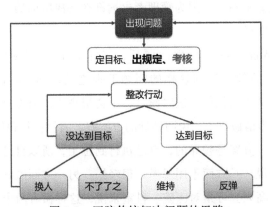

图1-1 医院传统解决问题的思路

出现问题之后，医院管理者应该从行政管理的角度定目标、出台相关规定，最好还能定下考核要求。

科室接到要求之后，一般来说会采取对应的整改行动。这些行动进行下去会导致两种结果，达到目标、没达到目标。

如果没达到目标，一般会继续整改。反复整改几次之后，领导的注意力可能被更重要的事情吸引，那么与整改相关的人就会很有默契地不再提起，最后此事也就不了了之。而如果这个问题医院领导盯得很紧，整改行动还是没能达到目标，这时候领导可能觉得是负责人能力不行，于是就会换人。可关键是，换人之后，问题就能解决了吗？可能新负责人能力比较强，刚好能够解决问题，可如果新负责人能力不够呢？那么就还是会回到最开始的"出现问题"，陷入死循环。

如果整改行动达到了目标，接下来还可能像减肥一样出现"反弹"，一旦反弹，也会回到最开始的"出现问题"，于是也会陷入死循环。

还有一种情况是达到目标之后，改善效果能维持下去，但是一般来说这种情况出现的比例比较低。究其原因，关键还是在于"整改行动"方案的可行性不高，大部分可能都是拍大腿、拍脑袋想出来的，而非找到了病根，然后对症下药。

如果陷入死循环，很容易出现的情况就是"员工有想法不敢说，领导有想法推不动"。

有一家医院，供应室消毒器械的效率无法满足口腔科临床的使用需求，需要采购更多的器械，可是这需要一笔较大的投资。当做完基本的现状调查与分析之后，发现只需把当前每天清洗消毒（简称洗消）与运送器械的频次由 5 次增加到 8 次即可满足临床需求，而供应室的工作量并没有增加，只需要灵活排班即可。可是供应室的护士们不同意增加弹性排班的安排。

该医院院长了解情况之后，下达指令，供应室必须在 2 个月内解决问题，否则辞退负责人。直接负责供应室的感科主任直接"跳了起来"，反复强调面临的挑战与困难，其实说来说去就是三个字——"做不到"。

而当时正值医院开始学习精益医疗之际，在与感科主任私下沟通时，他对我们说："我们并不是不愿意改，而是做不到，院长要求 2 个月内必须解决问题，我们估计至少半年才行。但是现在我们学会了精益的方法，知道如何一步一步地去做，就有信心多了。"

其实，在很多类似的情况下，相关负责人也想解决问题，可是不知道怎么去解决。其实，每当这时，人出于自我保护的意识，往往都不愿意否定自己、承认自己能力不够，那么就只能找外在的客观原因，将其归因于问题太过复杂。

1.3　精益解决问题的思路：消除浪费

精益思想中解决问题的思路是什么？答案是消除流程中的浪费。每个结果都不是凭空出现的，都是前面一系列步骤累积到最后得到的。任何一件事情，从开始到结束，我们都可以称之为"端到端的服务周期"，整个周期中，包含多个工作步骤，从精益的视角来看，我们把这些工作步骤分为三种类型，如图1-2所示。

- 增值工作：真正给患者（顾客）创造价值的工作。
- 必要非增值工作：基于法律法规、制度的要求以及管理的需要等，虽然不给患者直接创造价值，但是为了更好地给患者创造价值而不得不做的工作。
- 浪费：既不增加价值又不必要的工作。

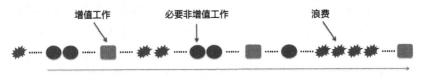

图1-2   消除浪费之前的服务周期

根据经验，在消除浪费之前的服务周期中，增值工作占10%，必要非增值工作占35%，而浪费达到55%。也就是说，人们每天从上班到下班，并不是把所有的时间与精力都用于创造价值，事实上只有很少一部分时间与精力用于增值工作，大部分时间我们都在制造"浪费"。我们曾经在某家医院的某个病区，跟踪观察护士一个白班的工作，现场观察结果令人震惊，有一位护士在当天的观察中有高达70%的时间在到处跑来跑去，寻找物品或者人，这种反复跑动大部分都属于浪费。

再以门诊为例，我们一般以为的门诊流程是这样的：挂号—就诊—缴费—检查—看结果—缴费—取药—离开。

然而，真正以患者的视角来看，门诊流程却是这样的（甚至更复杂）：排队等待—挂号—等待—就诊—排队等待—缴费—等待—检查—等检查结果—排队等待—看结果—排队等待—缴费—排队等待—取药—离开。

在这整个流程中，对于患者来说，增值工作只有"就诊""检查""看结果"，这些工作是真正有助于患者解除疾病痛苦的。例如，"挂号"就是典型的必要非增值工作：不能直接帮患者看病治病，但是由于管理上的需要，不得不采取的步骤。没有这个步骤，每天极大的人流量会导致医院里的混乱。那些"排队等待"，则是典型的浪费。

精益管理的目的在于将这些浪费识别出来，然后将其消除，对于必要非增值工作，也要想办法减少，即塑造新的流程（见图 1-3）。很多浪费可能无法立刻予以消除，但是首先要明白：浪费就是浪费，时机成熟时，需要予以消除。

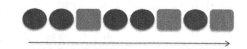

图 1-3　消除浪费之后的工作流程

消除了浪费的新流程，能够让患者体验更好，能够让医疗安全质量有更好的保障，还能够让医务人员工作负荷减轻、加班时间减少，并让医院的成本降低、运营效率有所提升。精益管理思想关注的重点并不是让医务人员工作得更快、加更多的班，毕竟医疗安全质量是第一位的——重点是识别浪费、消除浪费。

1.4　精益医疗历史

1.4.1　精益管理思想的来源

对于精益管理思想的发展过程，下面重点介绍 5 个人。

弗雷德里克·泰勒（Frederick Taylor），被称为"科学管理之父"，代表作为《科学管理原理》。管理实践从组织诞生时就存在了，但是直到泰勒先生提出了科学管理的思想，管理学才被作为一门学科得到研究和发展。泰勒先生最有名的是"铁锹试验"，当时他在伯利恒钢铁公司进行此项试验，工人们负责铲运生铁。在进行试验之前，"磨洋工"是很普遍的现象，泰勒认为每 20 个工人中就有 19 个工人坚定地认为，慢些干比快些干更符合自己的利益。于是他用秒表衡量每一动作所需要的时间，改善动作，改进铁锹，使得在工人负荷没有明显增加的情况下，显著提升铲运效率—— 一名叫施密特的工人每天的装运量从 12.5 长吨[⊖]提升至 47 长吨。产出增加，工人的收入也增加了。

　　⊖　1 长吨 ≈ 1.016 吨。

亨利·福特（Henry Ford）被称为"20世纪最伟大的企业家"，发明了流水线。以前工厂主要的工作模式都是师傅带徒弟，一个人或几个人负责把事情从头做到尾。受泰勒科学管理的影响，福特得以将流水线的概念付诸实践。1913年4月，福特在他的工厂里开设了第一条流水线，用于装配飞轮磁石电机。使用流水线后，工厂的生产效率提升了4倍，具体改进如表1-1所示。这种流水线工作方法一直沿用至今，对整个社会发展的影响非常大，提升了整体的效率。

表 1-1　亨利·福特流水线的整体改造

1	一个人干完全部工序	装配时间 20 分钟
2	全部工序分解成 29 道工序的流水线	装配时间 13 分 10 秒
3	流水线按人体工学改善，提升工作台高度	装配时间 7 分钟
4	流水线速度提高	装配时间 5 分钟

20世纪初，福特汽车如日中天。而丰田公司最早是生产纺织机器的公司，当时准备进入汽车行业。丰田英二，作为丰田汽车创始人之一，在对福特工厂仔细考察了两个月后说道："那里的生产体制还有进一步改进的空间，丰田不能照搬。"这为丰田公司后来改变汽车制造管理方式，奠定精益管理的基本思想埋下了伏笔。

爱德华·戴明（W. Edwards Deming）是世界著名的质量管理专家，他因对世界质量管理发展做出的卓越贡献而享誉全球，他对沃特·阿曼德·休哈特（被称为"统计质量控制之父"）提出的理论进行了思考和研究，并在其基础上进行了改进，提出了著名的PDCA循环○，也被称为"戴明环"。以戴明命名的"戴明质量奖"，至今仍意味着日本品质管理的最高荣誉。第二次世界大战（简称二战）后日本科学技术联盟邀请戴明博士前往日本，为日本企业的建设提供管理方面的指导。当时日本制造的代名词就是"质量差"，早期丰田汽车希望将汽车出口到美国，结果一辆都卖不出去。戴明博士抵达日本之后，为现在赫赫有名的那些企业的创始管理团队授课。

PDCA循环是一种底层的管理学方法论，现在已经应用于工作的方方面

○　PDCA 循环的含义是将质量管理分为四个阶段，即计划（plan）、执行（do）、检查（check）、处理（act）。在质量管理活动中，要求把各项工作按照制订计划、实施计划、检查实施效果，然后将成功的计划纳入标准，不成功的留待下一循环去解决。这一工作方法是质量管理的基本方法，也是企业管理各项工作的一般规律。

面。例如我们做年度工作时，都是先计划，再执行、检查，然后将工作标准化或调整方案；月度工作、每天的工作，也都可以按 PDCA 的方法进行管理。在戴明博士的指导之下，日本企业的产品质量得到了很大的提升，于是戴明博士的名气传遍了日本。可是，戴明博士在自己的家乡美国的影响力却还没形成。直到后来丰田生产方式（TPS）风靡全球之时，戴明博士的贡献才得以反哺自己的国家。

大野耐一被称为"丰田生产方式之父"。在二战结束后，丰田英二曾去福特考察，回国之后，他结合戴明博士的指导，配合大野耐一打造了丰田生产方式。在这一整套的管理方式之下，以丰田为代表的日本汽车厂商在 20 世纪 80年代的全球汽车市场占有率达到了 30%，这让美国三大汽车厂商颇为震惊。经过细致调查，美国汽车厂商发现丰田在生产效率、交货周期、库存、安全指数等方面全面领先。

詹姆斯·沃麦克（James P. Womack）是精益企业研究院（Lean Enterprise Institute，LEI）创始人，在美国麻省理工学院启动了国际汽车项目（International Motor Vehicle Program，IMVP），组织 14 个国家的专家、学者花费 5 年时间，耗资 500 万美元对全球 100 多个国家和地区的汽车厂商的管理方式进行了对比研究，在汽车行业中探索大批量生产方式与丰田生产方式的差别。1990 年，他带领的研究团队发表了研究成果，即《改变世界的机器》一书。他们在这本书里明确提出了"Lean"的概念，在中国翻译成"精益"。这本书的出版在汽车行业引起了很大的反响，至此，大家才意识到原来还有这样一种完全不同于以往的管理方式。

此后，越来越多的行业开始学习并实践精益管理，作为研究团队核心成员的沃麦克教授收到了很多读者的来信，很多人都在询问："我们不是汽车行业，我们该怎么应用精益管理方法？"于是，沃麦克教授进一步对丰田生产方式进行研究，与丹尼尔·琼斯（Daniel T. Jones）教授于 1996 年合作出版了《精益思想》一书，他们在这本书中第一次将精益管理实践总结提炼成一整套管理学的理论。书中明确提出与浪费针锋相对的精益思想有五大基本原则：根据客户需求定义价值；识别价值流；使价值流动起来；依靠客户需求拉动价值流；不断改善，追求尽善尽美。《精益思想》一书出版之后，沃麦克教授为了更好地促进精益思想的传播，于 1997 年成立了精益企业研究院。过去这些年，精益思想在全球各行各业得到广泛应用，从最开始的汽车行业，到现在的银行、保险、互联网、餐饮、政府服务、医疗等领域。与此同时，有越来越多的学者开始注意到精益思想，并将其引入学术界进行研究。

1.4.2　精益医疗的发展

《精益医疗》一书介绍了位于美国威斯康星州的泰德康医疗中心于 2001 年开始实践精益医疗的历程。时任医务部主任的涂尚德医生，最早在泰德康引入精益医疗实践。涂尚德医生介绍，早期学习精益医疗之时，根本没有合适的资料，也没有相应的机构将精益管理思想有效应用于医院。当涂尚德医生成为泰德康医疗集团的 CEO 之后，他亲自带领医院的管理团队去工厂，观察学习工厂的精益管理工具与方法，回到医院后再探讨如何将这些"在工厂行之有效的工具与方法"消化吸收，使之与医院的场景相匹配。

涂尚德医生慢慢意识到，虽然治病救人的成就感逐渐离自己而去，但是如果将医院管理得更好，提升患者体验、提升医疗安全与质量，能够帮助更多的患者恢复健康，这是更大的成就。他在卸任后创立了一个名为 Catalysis 的机构，专注于在全世界范围内推广精益医疗，希望能够帮助更多患者恢复健康。在随后的几年时间里，涂尚德医生走访了 21 个国家与地区的 217 家医疗机构，根据它们的精益实践经验，总结提炼出在医疗机构全面实践精益思想的六步法，写在《精益转型：医院精益实践指南》(Management on the Mend) 一书中。

美国华盛顿州西雅图市弗吉尼亚梅森医疗中心（以下简称梅森）面临巨大亏损，梅森的董事长罗纳先生在听闻丰田的 TPS 后，决定推进精益管理，他们不仅学习了 TPS，还成功打造出了自己的"弗吉尼亚梅森生产系统"（VMPS）。2014 年，查尔斯·肯尼以梅森改革中几十位当事人的亲身经历为叙事线索，出版了《医改传奇》一书，为我们全面再现梅森当年的改革历程。2018 年，肯尼又出版了《精益变革》(A Leadership Journey in Health Care) 一书，更加深入地从医院董事会的层面介绍了弗吉尼亚梅森医疗中心在精益转型过程中领导者的角色，以及医院相关的核心制度设立等情况。

随后中国引进出版了《精益变革》一书，把医院精益转型的理论和经验带入进来。

《精益口腔》一书也已经引入中国，书中介绍了位于美国佛罗里达的巴哈里口腔集团如何利用精益管理，提升自己的运营效率的案例。

1.4.3　精益医疗在中国的发展

国内的医院从十多年前开始实践精益医疗，这些年一直在坚持并且做得较为深入和全面的医院是浙江省台州医院、广东省中医院和天津市泰达国际心血管病医院。

台州医院隶属于浙江省台州恩泽医疗中心（集团），在陈海啸院长的领导下，于过去十几年里坚持改善，并建立起一套精益管理体系，将医院愿景设定为"成为中国医院卓越运营的典范"，从上往下分解重要指标以及关键任务，遇到问题之后启动改善项目，建立理想行为体系，逐渐在全院形成全员参与的持续改善文化，并于 2019 年获得了中国质量协会颁发的"全国质量奖"，成为多年来第一家获此荣誉的医院。

广东省中医院于 2006 年开始实践精益医疗，中间有所停顿，后来吕玉波院长于 2012 年重启精益医疗项目。医院逐步培养起核心的精益绿带团队，组织及主导医院的精益改善项目、跟进辅导并评选优秀项目。广东省中医院是全国门诊量最大的中医院，每天有 2 万多人的门诊量，这些年经过精益改善，患者满意度显著提升，医疗安全质量和员工满意度也得到提升。

天津市泰达国际心血管病医院在过去几年也在实践精益日常管理，发动员工参与日常改善。董军副院长翻译了《精益日常管理》，与他们的精益实践很是吻合。

过去这几年，我们肩负促进精益思想传播的使命，希望通过精益医疗帮助患者获得更好的医疗服务，帮助培养了来自全国 70 多家医院的 500 多名精益种子，辅导了多家医院实践精益医疗，提升患者就医体验，每年惠及超过 2000 万人次的门诊患者。

国内大约有 30 000 家医院已经开始应用实践精益工具方法的可能有 300 家左右，坚持做了多年的可能有 30 家左右，但真正做得好且能够形成文化的可能只有 3 家。

1.5　精益医疗是精益管理思想在医院的应用

精益医疗是一种管理思想，从患者的角度出发，构建一套管理体系，不断培养员工解决问题的能力，在每一个环节消除浪费，创建持续改进的文化，为患者、医务人员、医院持续创造价值。

消除浪费是思路，目的还是解决医院日常运营过程中的种种问题。问题层出不穷，拥有解决问题的能力就显得至为关键，这种能力是管理的核心能力，属于软能力，如果配合医生、护士的专业硬能力，就可以为患者提供更满意的医疗服务。培养员工的这种能力，也并非易事，如同医生的某项手术能力、护士的某项治疗能力，绝对不是上个课、看本书就能掌握的。本书第4章会对员工能力的培养进行更详细的探讨。

医院想要更好地推行精益，需要建立对应的培养方案，进行目标分解，制订绩效方案等，这些管理方法会构成一整套管理体系，来驱动组织形成持续改善的文化。管理体系能够将员工每天的精益改善与医院的战略发展目标统一起来，将组织的发展与员工个人的成长串联起来，将零散的管理活动拧成一股绳，构建起更强的组织竞争力。

《精益思想》一书中明确提出精益管理思想的五大基本原则是：

- 根据客户需求定义价值。
- 识别价值流。
- 使价值流动起来。
- 依靠客户需求拉动价值流。
- 不断改善，追求尽善尽美。

1.5.1　八大浪费

"丰田生产方式之父"大野耐一某天视察工作时发现，即使员工们自认为在很卖力地工作，他们实际上产生的价值也并不高。他看到员工大部分的时间只是在现场走动，没有增加任何价值。任何没有增加价值的工作，在日本称为浪费（muda）。大野耐一是第一位识别出在现场存在大量浪费的人。

精益思想的第一条原则即"定义价值"，与价值相对应的是"浪费"，如果我们能够把工作中的大量浪费识别出来并消除掉，那么剩下的工作就大多是对患者有价值的了。

浪费在日常工作中最常见，也最容易识别。凡是不给患者直接增加价值且不必要的工作，就是浪费。

与浪费相关的还有两个概念，超负荷（muri）、不均衡（mura）。

"超负荷"比较隐蔽，既包括身体超负荷也包括心理超负荷，是导致很多"浪费"的原因。例如"员工无法一个人完成操作""满头大汗""新员工在没有熟悉工作内容和环境的情况下独立工作，感觉心理压力很大"以及"工作太忙，没有空闲"等，都属于超负荷现象。这种现象，会直接导致员工疲惫，从而导致工作中的动作走形变样，出现返工、等待、错误动作等"浪费"，致使效率降低，甚至影响患者体验和患者安全。

"不均衡"更加隐蔽，表示工作分配不均，在一定时间内服务能力不能满足患者需求。这种"不均衡"有短周期和长周期之分。例如，5 小时的短周期之内，10 位患者需求的总服务时间是 300 分钟，我们安排 1 位护士似乎就够了，而这 300 分钟的需求不是平均分布的，这就会导致从一天这个整体来看，服务能力是满足患者需求的，而从小时来看，服务能力又不满足患者需求，这就是不均衡现象。长周期与此类似，按月来看是满足需求的，但是需求集中在月末，于是就会出现月末几天的需求无法满足，出现不均衡现象。不均衡，往往会导致那段时间内的"超负荷"。

我们日常工作中的浪费，可以分为八种，称为"八大浪费"（见表 1-2）。为了方便记忆，每个浪费的英文单词首字母连起来是"downtime"，可译为停机时间。

表 1-2　八大浪费

浪费类型	例子
不合格（defect）	器械丢失、发错药、患者信息错误、标本不合格、账单错误、病案首页错误以及任何情况下的返工
过量生产（overproduction）	信息有了电子版记录之后还需做纸质版记录，准备超过需要数量的物品

（续）

浪费类型	例子
等待（waiting）	患者等待取药、结账出院、等床位入院；等待处理的标本、病床；医务人员等待药物、抽血、转运，或清洁消毒；心肌梗死患者等待进行手术
未利用（non-utilized）	不考虑员工的建议或尝试，不给员工参与解决问题的机会，员工智慧没有被充分利用
运输（transportation）	影像报告、生物样本及药品、设备的转运；择期手术患者从病房到手术台的多次过床
库存（inventory）	过量的医疗用品、药房库存、试验设备、实验室物品；过期应报废的物品没有报废还在库存中
动作（motion）	寻找表格、备品、文件、患者或药品；布局不善导致的额外走动，例如长走廊；离开诊疗室寻找处方、患者宣教材料
过度处理（extra-process）	文件上用不到的时间或日期等信息；多个同样的表格和其他重复的文书工作；重复测试和反复询问、登记患者信息；过度检查

1.5.2 识别浪费

识别浪费一定要"去现场"[⊖]。浪费是在工作过程中发生的，只有去工作真正发生的场所才能观察到浪费，这些场所可以是门诊、住院部，也可以是急诊室、手术室，有些工作是在会议室和办公室中完成的，那么现场也包括正被用于工作的会议室和办公室。

观察浪费有两种方法，定点观察与走动观察。定点观察是当年大野耐一训练其经理人的重要方法。他在车间现场画一个圈，俗称"大野圈"，安排接受训练的人站到圈内，遵循30/30/30原则进行现场观察，即30分钟内找到30个浪费，再用30分钟消除其中一个浪费。走动观察是指沿流程依次通过某个流程的所有环节，观察重点是流程中不同环节之间的衔接处，以及环节本身是否存在浪费。走动观察使用的核心工具是价值流图（基本概念和介绍详见本书第8.3.2小节）。

需要注意的是，浪费是表象，不是根本原因，浪费往往都指向系统潜在的问题，我们需要挖掘出浪费背后的深层原因才能将浪费真正予以消除。例如我们在某医院现场观察到门诊缴费等待时间长，而等待是典型的八大浪费之一。事实上，等待背后的原因是多方面的，包括患者集中缴费、收费效率不高等。

⊖ 去现场：去工作真正发生的场所观察并找到问题。

针对收费效率问题，进一步观察现场发现打印给患者的发票字数太多。经过讨论，我们对发票内容进行了简化，平均每张发票减少 41 个字，每张发票的打印时间从 11 秒下降到 7 秒，缩短 4 秒，下降率约为 36%。每天的发票打印量很大，该项改善每天可以为收费员节约 133 分钟，从而大幅提高收费员的工作效率，减少门诊患者的等待时长。

图 1-4 名为真北图，代表医院日常运营的四个方面，其中患者满意是最终目标，安全质量是硬性要求，在此基础上医院也需要考虑自身的运营效率，要想达成这些目标离不开医务人员能力的提升与学科建设。浪费会发生在其中任何一个方面。

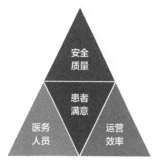

图 1-4 真北图

我们仔细审视日常工作就不难发现，浪费无处不在。在患者满意度、医疗安全质量、医务人员培养与科室发展，以及医院运营效率等各方面，都存在大量浪费，所以消除浪费不是某个部门的事情，而是全院的事情。

1.6 小结

"看病"是广大老百姓心头的一根刺，患者想要的是"看得上、看得好、看得起"，而不是"排队两小时，看病两分钟"；然而，与此同时，广大医务人员大都在超负荷工作，每天承受着超强的工作压力；医院管理者每天面临各种检查，焦头烂额，运营效率却并不高。如何解决看病的问题？如何解决医院管理的问题？这已经成为过去一些年我国医改关注的焦点。

这些问题的发生以及存在，很多来源于医疗服务流程中的缺陷，这些缺陷造成了大量的浪费，使得有限的医疗资源被凭空耗费，影响患者的就医体验，影响医疗的安全与质量，影响医务人员的工作效率，进而影响医院的运营效率。精益医疗作为一种管理思想，能够帮助医院不断地消除工作中的浪费，被越来越多的医院管理者所关注。

问题讨论：

浪费的类型有哪些？你能想到自己工作生活中各类"浪费"的例子吗？

关键概念：

增值工作、必要非增值工作、浪费	精益思想五大原则
精益医疗	八大浪费
超负荷	不均衡

精益视角看医院

长期团队合作关系的结果是越来越好的质量和越来越低的成本。[1]

——爱德华兹·戴明

■ **内容提要：**

● 精益管理思想的五大基本原则是：根据客户需求定义价值；识别价值流；使价值流动起来；依靠客户需求拉动价值流；不断改善，追求尽善尽美。

● 客户愿意付费的内容就是有价值的。

● 如果患者在门诊过程中能够完成一个步骤之后几乎没有等待、折返地继续下一个步骤，我们就认为患者在"流动"。

● 医院需要根据患者的需求，帮其解决健康问题。

2.1　精益管理思想五大基本原则

我们再次回顾一下，在《精益思想》一书中，作者提出的精益管理思想五大基本原则是：

（1）根据客户需求定义价值。

（2）识别价值流。

（3）使价值流动起来。

（4）依靠客户需求拉动价值流。

（5）不断改善，追求尽善尽美。

精益思想的关键出发点是价值，而价值只能由客户来确定。价值只有在具有特定价格，能提供在特定时间内满足客户需求的特定产品（商品或服务）时才有意义。价值是生产者创造的，从客户的立场来看，这是生产者存在的理由。[2]很多时候，企业容易走向两个极端，一端是由具有财务思维的人员主导的，只关注财务数据而不关心产品的研发、制造流程，另一端是由工程思维的人员主导的，只关心技术的高精尖而不关心是否价值过剩。

《精益思想》的写作背景是全球制造业正蓬勃发展，精益思想的五大基本原则也是从制造业、服务业领域需求的角度出发的。经过全球多家医院的实践证明，精益思想在医疗行业也是完全可行的。那么，在医疗行业，我们该怎么理解精益思想的五大基本原则呢？

2.2　价值

原广东省中医院院长吕玉波先生曾在采访中说过，在广东省中医院发展早期，第一个亟待解决的问题就是要提高综合服务能力，医院是要为病人解决问题的。一般来说，老百姓只有健康遇到了问题，才会来医院，也肯定会来医院。

我国幅员辽阔，当谈起医疗的时候，一方面我们的人均医疗资源严重不足，另一方面在人口聚集区医院之间的竞争又很激烈。这属于典型的二元特性，在欠发达地区医疗资源不足，但在发达地区医院之间竞争激烈。在医疗资源不足的地区，病人没有选择的余地，只能去这里。随着社会办医、互联网医疗等的深入，这些病人将会有更多选择，医院要怎样留住病人？在激烈竞争的地区，病人的选择太多，为什么去这家医院，而不是另外一家医院，医院又要怎样吸引病人？这就需要从病人需求的角度出发，思考医院是否能够提供病人需要的价值，解决病人的问题，能否比其他医院更好地解决病人的问题。

什么是价值？精益管理中有一条通俗易懂的描述，客户愿意付费的内容就是有价值的。对于病人来说，医院提供的专业服务中哪些是有价值的？又该怎么去度量"价值"？

约翰·涂尚德医生致力于推广精益医疗，在走访了全球 19 个国家和地区的 217 家医院之后，发表了一篇论文[3]，探讨医院实施精益医疗转型，其中就探讨了"价值"的含义，明确指出价值是从患者的角度出发，等于质量除以成本。

$$价值 = \frac{质量}{成本}$$

我们在与东莞市儿童医院医务科主任曾沛扬先生的一次交流中，也探讨了该话题。曾主任认为，从需求方的角度来看，在当今讲求体验感的时代，患者更需要高品质供给。何为高品质供给？能否通过指标来衡量比较？这是可以的，我们不妨借用商品性价比的概念。性价比 = 性能 / 价格 = （有形价值 + 无形价值）/（有形成本 + 无形成本），竭力追求供给品质的高性价比，就是现代社会组织内部管理的最终目标。

南方医科大学深圳医院副院长刘亚杰先生指出，患者来到医院的需求可以分为医疗需求和服务需求。病人来到医院的核心需求必然是医疗需求，期待医务人员能够帮助自己消除病痛，对于那些身患危急重症、疑难杂症的病人而言更是如此，他们可以忽略就医过程中其他方面的问题，只要能够消除病痛就可以了。但是，这类病人占医院总病人的数量比例是不高的，大部分病人的症状是比较常见的，这些病人去哪家医院可能差别都不大。在当前经济不断发展，人民生活水平不断提高的背景下，病人除了"病"方面的需求，自然还有"人"方面的需求，那就是服务。

综合来看，我们认为价值是指患者感知的价值，质量和成本也需要从患者角度来看，质量分为医疗质量和服务质量，成本则分为直接成本与间接成本。

$$价值 = \frac{质量（医疗质量 + 服务质量）}{成本（直接成本 + 间接成本）}$$

其中，医疗质量指的是能否解决患者的医疗需求，能否把患者的病痛问题解决，这属于患者获得的"有形"价值，也是大部分人最关心的部分；服务质量指的是医院提供的综合服务是否满足患者的需求，服务态度的好坏、流程顺畅与否等，这属于患者获得的"无形"价值。直接成本也就是费用，患者门诊、住院的均次费用，属于患者付出的"有形"成本；间接成本包括患者需要付出的时间、精力等，属于患者付出的"无形"成本。患者选择到哪家医院，取决于很多要素，但归根到底还是关注自己获得的价值，通俗来说就是性价比。所以，若某家医院能够为患者提供更高价值的医疗服务，患者能获得更好的医疗质量和服务质量，付出的直接成本和间接成本更低，则这家医院更易在患者之间赢得更好的口碑。

价值更高的医疗服务使得患者端能够获得更高质量的（医疗与服务）同时付出更低的成本（直接与间接），那么医院端呢？医院能够获得竞争优势，更好的患者评价。但是对于组织而言，高质量往往意味着高成本。医院一方面想让患者付出更低的成本，但另一方面自己需要承担更高的成本，这之间显然存在着天然的矛盾，那该如何解决呢？从精益的视角来看，日常工作中存在大量的浪费，这些浪费导致患者接受的医疗质量或服务质量受到很大的影响，同时，也正是因为这些浪费的存在，使医院的成本增加了很多。要解决这一矛盾，关键是要消除工作中的浪费。

2.3　价值流

患者来到医院，要经历门诊、住院，或者急诊，当然也有可能只是来体检，在整个医疗服务过程中，医院要想消除浪费，更好地提供价值，就需要先识别浪费，再消除浪费。我们将任何一种医疗服务从开始到结束的整个流程（包含所有增值与非增值的步骤）称为"价值流"。

从价值流的角度来看医院提供的主要医疗服务，是怎样一番景象呢？

2.3.1　门诊

患者到医院门诊的就诊流程如图 2-1 所示，停车（如果开车）、挂号、就诊、缴费、检查、问诊、缴费、取药或者治疗、离开。有些医院可能会说自己医院的网上预约做得比较好，现场挂号环节取消了；又或者某些中医院已经无须取药，患者可以选择由智慧药房送药到家，可能患者还没回到家，药就已经送到家了。

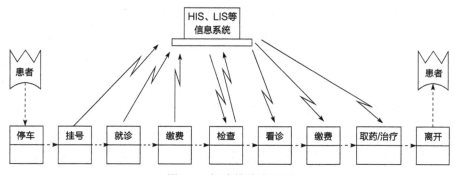

图 2-1 门诊就诊流程图

注：HIS 信息系统即医院信息系统，LIS 信息系统即实验室（检验科）信息系统。

事实果真如此吗？如果患者来医院看门诊，只需要经过上述流程，那简直就是太幸运了。实际情况的门诊价值流往往如图 2-2 所示，图中的"爆炸"图标意味着当前环节为一个爆炸点。⊖

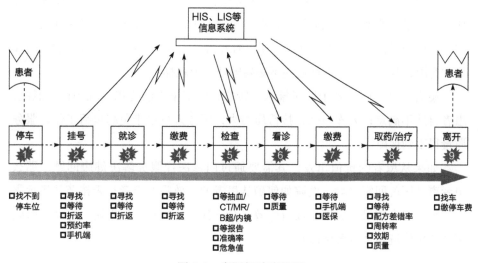

图 2-2 实际门诊流程图

当患者开车来医院就诊时，很可能找不到停车位。（步行或乘公共交通就诊的患者，则没有这一问题。）接着，对于不是经常来医院的人来说，他需要寻找挂号处，然后排队等待挂号。挂号过程分诊可能不准确需要折返，或者有

⊖ 爆炸点为发现的浪费点、问题点，或可以改善的地方。

些老年患者对手机端、自助机并不熟悉，不会操作。终于完成挂号之后，患者需要寻找医生诊室，然后在门口等待就诊。完成就诊之后，患者需要寻找缴费处，然后排队等待，可能还会出现折返。接着再去找检查的地方，检验科也好、影像科也罢，有一些人被医生告知要去抽血，却不一定知道抽血要找什么科。找到对应科室后，患者又需要排队等待，抽完血还要等报告，报告不一定能够在承诺的时间内出来，有时候出了危急值还可能漏报。拿到报告后，患者再去看医生，这时候患者是重新排队还是直接进入诊室？他可能又要再次排队等待缴费，再寻找药房，可能还有中药房、西药房的区别，再次排队等待。最后终于要走了，他还可能忘记停车的位置，或者交停车费还要等待很久。如果一个人运气不好，可能这些问题他都要经历一遍才能完成一次门诊流程。

整个门诊价值流中存在大量的浪费，如不合格浪费（如折返、准确率低、配方差错率高），动作浪费（如找各科室位置、找车位），等待浪费（如排队等挂号、就诊、缴费、取药）等。现在一个普通的门诊患者从进入医院到离开医院，一般来说需要半天时间（3～4小时），而其中真正对患者有价值的时间却非常有限，其他的时间都被这些不必要的环节消耗掉了。

患者一直在门诊各个区域排队、转悠，医院里人满为患、现场秩序混乱，患者自然不满意；人多口杂，接待压力大，医务人员也难免超负荷工作，服务质量得不到保障。

如果从患者的价值出发，其需要通过门诊医疗服务解决健康问题，那么患者离开医院回家之后，医院如何确认患者的疗效呢？患者是否按药师指示服药？很多患者如果看完医生没有疗效，会选择另外再找一家医院。那么，医院服务的价值流是否需要延伸？

2.3.2　住院

来到医院的住院患者，主要有几个来源：从门诊收治、从其他医院或者社区医院转诊、从急诊收治。患者的住院流程从入院到出院，一般来说会经历如下五个环节：①办理入院；②第一阶段住院；③进行手术（如果需要的话）；④第二阶段住院；⑤出院（见图 2-3）。

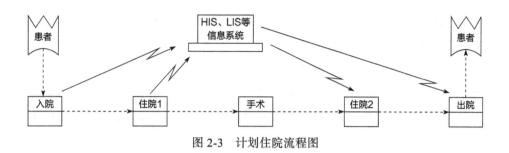

图 2-3　计划住院流程图

然而真实情况下的患者住院价值流一般如图 2-4 所示。

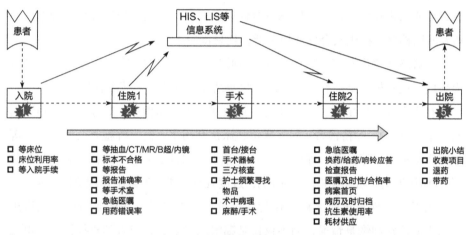

图 2-4　实际住院流程图

入院时，第一个问题就是等床位，一方面科室床位紧张，患者可能需要等待很久才能入院，另一方面有的科室床位利用率不足，可能有的医院管理水平好一些，已经可以很好地在全院范围内协调床位。我们接触到的多家医院的床位利用率计算出来都超过 100%，医院给出的解释是由于加床，分子计算了加床后的床位数量，然而分母还是以核定编制床位计算，这样计算出的超过 100% 的床位利用率只能用来说明医院现在很忙，并不能完全反映实际情况。有的医院会在空出床位之后通知患者前来办理入院，而这往往又是患者面临的第二个问题，入院手续烦琐，好不容易入住病房，又迟迟等不到医生。

第一阶段住院期间，患者要预约各种检查，例如检验科项目、CT、MR、B 超、内镜等，这个阶段可能出现标本不合格需要重新采集，报告不及时，因为早上检查而错过医生的查房，需要做手术而又要等手术排期等各种问题。药房送药不及时，服药错误也时有发生。

终于要开始手术了，首台不能准时开台，接台效率不高，都可能导致手术延迟到晚上。术中护士打开手术器械包可能发现器械不全或者损坏，三方核查不一定及时，术中护士频繁出入手术间寻找物品，患者与手术团队术中等待术中病理报告。麻醉、手术本身的质量也可能有问题。

术后进入第二阶段住院可能出现的问题包括：急临医嘱[⊖]用药不及时；患者等待换药时间太长；呼叫响铃应答不及时；检查报告、危急值报告不及时；患者可能出现跌倒、误吸；医嘱及时性以及合格率问题；病案首页准确率、病历及时归档率、抗生素合理使用率低；耗材供应不足或过多。

患者终于要出院了，然而这并不意味着"麻烦"的结束。出院手续办理流程烦琐，耗时长，牵扯到出院小结、收费结算、退药与带药等各种问题。

在患者住院价值流中，存在着大量浪费：不合格浪费（如标本不合格、退药、用药错误），等待浪费（如等床位、床位利用率不高、等检查、等手术、等术中病理报告、等换药、等出院），库存浪费（如过多或过少的耗材影响临床使用），动作浪费（如寻找物品、走动），过度处理（如抗生素不合理使用）等。

患者术后恢复出院之后，作为住院价值流的延伸，医院是否应该跟进患者的康复治疗和恢复情况，而不仅仅是嘱咐患者复查，或者随机抽样进行电话回访？

2.3.3　急诊

急诊科一般按三区五级对患者进行分区诊治，对于重症、急诊、普通患者来说，他们的需求是不同的，医务人员进行救治的流程也是不同的，这属于不同的价值流。

针对急诊重症（属于 1、2 级的患者）很多医院建设了五大中心，即胸痛中心、卒中中心、创伤中心、危重症孕产妇救治中心，以及危重症儿童和新生儿救治中心。每个中心的抢救流程均有不同，临床的抢救要求也有区别，对应的价值流也各不相同。胸痛中心 D2B 时间需要控制在 90 分钟以内，卒中中心

⊖　急临医嘱即 st（statim/immediately）医嘱。

D2N 时间需要控制在 60 分钟以内，当前情况如何？我们可以通过价值流了解当前的真实情况，进而识别出流程中存在哪些浪费。

对于普通患者，一般来说只有当医院普通门诊不开诊的时候他们才会去急诊科，如中午休息时间和晚上。如果我们从价值流的视角来审视这个流程，患者在这些时间段来到医院急诊科，患者首先要经历分诊，在该过程中是否存在需要多次等待的问题？比如患者是否需要再去医院其他区域做检查，然而刚好该检查科室处于休息时间？

对于急诊科的患者，最需要的是让他们"快速离开"。急诊危重患者，需要对他们快速实施抢救，稳定病情之后住院、手术或者留院观察，普通患者看完医生做完治疗，住院或者回家。总之，这些患者都应该能够尽快解决问题，然后离开急诊科。

2.3.4　体检

通过上面三个主要价值流（门诊价值流、住院价值流、急诊价值流）来医院的人都是患者，他们的身体出现了问题，期望能通过医疗服务解决问题。而来医院体检的人群，不属于患者，最起码他们在来之前认为自己是没有健康问题的。

对于体检的人来说，如果是个人体检，价值流应该从预约体检时间开始；如果是单位客户，则应该从购买体检服务开始。当体检者来到医院，停车、寻找各科室、与医生沟通方案或者前台登记，然后开始检查。完成需要空腹的项目之后，他可以吃早餐，完成所有项目之后，离开医院，等待接收体检报告。

作为体检者，最痛苦的经历在于对体检报告质量的顾虑和漫长的等待过程。

体检报告可能出现的质量问题主要有两类，第一类是本来有病，检查显示没病；第二类是本来没病，检查显示有病（见表 2-1）。对于第二类质量问题，很多机构都会进行复核，减少出错的概率，但是如何避免出现第一类质量问题呢？对于体检者而言，他们希望掌握自己真实的健康状态，通过体检知道自己有哪些健康风险或者问题，然后可以及时采取干预措施，这也正是医院提供的体检服务的价值所在。第二类质量问题医院和体检者都比较容易发现，显示"健康有问题"的体检报告会让体检者虚惊一场，影响的只是体验满意度。但是，如果出现第一类质量问题显示"健康没问题"的体检报告，可能耽误体检者宝贵的治疗时间，最终导致严重的健康后果。

表 2-1 体检报告问题类型

类型	描述	应对措施
第一类质量问题	本来有病，检查显示没病（假阴性）	存疑
第二类质量问题	本来没病，检查显示有病（假阳性）	复核

为避免第一类质量问题的发生，体检者只好选择医疗质量比较可靠的医院进行体检。

大部分体检，如果没有特别的项目，且现场没有人等待的话，可以在 30 分钟左右完成，但实际上很多体检者都需要花费一到两小时甚至更长时间才能完成所有体检项目。我每次去体检，都要排很久的队，所有项目都查完时，早已筋疲力尽，然而医务人员也是忙得不可开交。

从价值流视角看门诊、住院、急诊与体检，我们可以发现，在糟糕的流程中，没有真正的受益者。

按患者类型来分，医院的主要价值流包括以上四种。具体到日常工作中，每一个大的价值流还可以细分为多条小的价值流。如果从流动的对象来看，我们还需要关注价值流中的人流（患者、医务、家属等），信息流（诊疗信息、行政管理信息等），物流（药品、耗材、机械设备、办公用品等）、资金流。

2.4　流动

说起流动，我们很容易联想到水的流动。水在河道里从上游往下游流动时，很少出现停歇，而是会一直流至河道终点，汇入更大的江河湖海。我们说工作的流动，一如水流。对于某个文件，我们可以将"文件"理解成"水"，将"流程"理解成"河道"，那么文件在流程中传递的过程，就如同水在河道中流动的过程。如果文件能够持续流动，那么效率将会显著提升。

流动，对于患者和医院分别意味着什么？如果患者在门诊过程中能够完成一个步骤之后几乎没有等待、折返地继续下一个步骤，我们就认为患者在"流动"。

医院里门诊人数占比例最高。如果门诊患者能够更好地流动起来，那么患者的等待时间将会大幅减少，门诊部的人员堆积现象将会减少，现场秩序将得到明显改善，现场医务人员的压力也会降低。由于门诊患者是每天进入医院人数最多的群体，如果能够加快流动，则能够减少他们在医院的停留时间，由此也会缓解停车问题。医院总的停车位是固定的，每辆车的停留时间减少，一定时间内能够停的总车辆数会增加。

假设某医院有 20% 的门诊患者开车就医，一位门诊患者对应一辆车，医院共有 200 个开放停车位，4 小时内可用的停车时间是 $200 \times 4 \times 60 = 48\,000$ 分钟。如果门诊患者的车辆平均停留时间为 120 分钟，则理论上 4 小时内最多只能停放 400 辆车，最多可以满足 2000 人次门诊量的停车需求；如果能够加速门诊患者的流动，将门诊患者的车辆平均停留时间降低到 90 分钟，则理论上 4 小时内最多可以停放 533 辆车，最多可以满足 2665 人次门诊患者的停车需求，较之前的 2000 人次门诊患者的停车需求增加了 33%；如果进一步加强门诊患者的流动，门诊平均停留时间降低至 60 分钟，则理论上 4 小时内最多可以停放 800 辆车，最多可以满足 4000 人次门诊患者的停车需求（见表 2-2）。

表 2-2　停车数量与门诊患者停留时间关系

门诊患者平均停留时间	4 小时内可以停放的车辆数	4 小时内可以满足停车需求的门诊量
120 分钟	400 辆	2000 人次
90 分钟	533 辆	2665 人次
60 分钟	800 辆	4000 人次

$$\text{可以满足停车需求的门诊量} = \frac{\text{开放停车位数量} \times \text{开放时长}}{\text{门诊患者平均停留时间} \times \text{门诊患者开车就医比例}}$$

通过该公式可知，一天门诊时间基本固定，如果门诊患者开车就医比例也是恒定值，那么门诊量、停车位数量，以及门诊患者平均停留时长，这三者只要知道其中两项就可以计算另外一项。

医院要想满足患者日益增长的停车需求，除了开发更多停车位之外，还需要系统性地思考如何降低门诊患者在医院的平均停留时长。分级诊疗可以减少门诊患者需求，远程医疗可以减少进入医院大门的人数，通过精益医疗消除浪费，加速门诊价值流的流动，缩短平均停留时长，这些都是可以思考的方向。

如果住院价值流能够更快地流动，患者的平均住院日将会下降，等待入院的时间将会减少。以某医院骨伤科为例，早上医生护士交班后集中查房，医生查完房再回到办公室集中开具医嘱、集中换药然后护士集中执行医嘱。患者怨声载道，抱怨等待换药的时间太久，有些患者上午有检查或者其他事情错过了换药，等到后续再找医生换药时，医生却总是被没完结的工作牵扯着。后来该科室进行了改善，缩短了患者等待换药的时间，加速了流动，医生护士的工作也变得轻松下来（详见第 3 章案例 8）。

而在住院病区，由于医生集中开具医嘱，药房的急临、临时、普通用药也与之对应成批量地调配、运送，检验标本也是成批运送、抵达检验科，到了出院的时候还要等待出院小结，等待退药、带药，等等。而上一位患者如果不能及时离床出院，下一位患者又需要等待入院。我曾经在某医院病区见到一位患者出院手续只剩下最后一步"结算"，可是他就是迟迟不愿意去办理，即使护士多次提醒也不行，他的说法是"我住院那天，来了医院之后还等了四小时，我今天也要多待会儿"。出院流程不顺畅会直接影响住院病区患者、床位的流动，影响患者体验与科室运营效率。

急诊价值流如果能够加速流动，对于急诊重症患者来说是最好的消息，因为时间就是生命。心电图、急诊检验报告、血管造影报告、寻找气管插管、交叉配血送血等环节若能够加快流动，很可能会挽救更多的生命。

急诊能力集中体现了一家医院的综合实力，也最能体现及时有效地帮助患者解决问题的价值，是患者及其家属对医院实力和情怀感知最明显的地方。

体检价值流如果能够加速流动，最明显的变化就是体检者的等待时间会下降，他们能更快速完成体检，满意度会提高，医院体检科室接待能力也会上升。

阻碍工作流动的因素是什么？我们知道河流中阻碍水流的因素是河中的大石头、外延曲折的河道等，那么在工作流程中阻碍流动的就是浪费，清除这些大石头、改直河道，就能加速河水流动，同理，消除浪费就将加速工作的流动。这些阻碍工作与患者流动的浪费，以不合格和等待型浪费为主。

不合格浪费会导致某个步骤的返工，从而使得价值流在该步骤被卡住，返工合格之后，才能继续向前流动。

　　要减少工作中的不合格浪费，首先需要将工作标准化，如果该步骤的工作连基本的标准化工作（常见的如标准工作程序⊖和检查清单）都没有，那么期望员工一次性做对就注定会大失所望。在标准化工作的基础上，还要考虑防错。

　　既然是人在工作，就不可避免地会出错，这与责任心关系不大。防错就是当人在工作中出现错误时，能及时发现及时纠正，甚至直接避免出现错误。防错可以分为三个层级：一级水平是指有标准，需要人为判断是否出错；二级水平是指出错后报警；三级水平是指出错后停止，即一旦出错，流程将无法继续进行。例如，医院很多操作都有 SOP，这属于一级防错水平；开车时前排如果没有系安全带，汽车会发出报警音，但是如果司机忽略该报警音仍然可以继续行驶，这属于二级防错水平；当危急值出现时，接收危急值报告的电脑屏幕出现"霸屏"报警，如果不加以处理，该电脑就无法进行任何其他操作，这属于三级防错水平。

　　当有了标准化工作，有了防错机制之后，还是不能保证 100% 不出现问题，这时就需要建立"迅速的异常反应体系"，以便出现不合格问题后，能够及时处理，避免造成更大的影响。

　　等待浪费，可以分为步骤中等待与步骤间等待。

　　步骤中等待是指某工作步骤进行到一半，因为某些原因被中断造成的等待，常见的原因有工作中断、供应中断等。工作中断，例如护士在摆药过程中有人呼叫，不得不停下手中的工作先处理临时的任务，医生在写医嘱过程中接到患者或者其他人打来的重要电话，这些中断不仅会直接造成等待浪费，也很容易在中断结束返回工作时造成不合格浪费，如摆错药、开错医嘱等。处理这种中断，需要对中断进行隔离，安排时间集中处理，或者设专职人员应对临时的咨询、电话等。供应中断，例如胃肠镜治疗过程中，患者已经麻醉，团队还没拿到镜子，这种供应中断需要深入分析背后的原因才能予以解决（第 3 章案例 8、案例 14）。

　　步骤间等待是指完成一个步骤之后在开始下一个步骤之前的等待，主要有

⊖　标准工作程序（standard operating procedure，SOP）。

过多工作交接、等待批准、不均衡造成的等待以及批量造成的等待等。

过多的工作交接，给流程参与者最直接的体验就是"踢皮球"，对此，管理者可以考虑合并工作步骤，或者落实"首问负责制"。

等待批准是一项很常见的现象，很多待批准的工作经常会由于负责审批的领导工作繁忙而延误。对此，管理者一方面可以考虑从管理上对于批复时间进行要求、公示，另一方面信息化手段也能让批复变得容易很多，但是根本上还需要在法律法规允许的范围内重新思考批准的权限问题。某家医院以前员工外出学习进修后的报销流程特别复杂，员工很不满意，财务科同事对此进行分析后，经院领导同意，直接取消了一些不必要的审批环节，大大提高了效率（第3章案例15）。

不均衡造成的等待，是由于在某个流程中，如果有A、B、C三个步骤，但是这三个步骤的工作时间不一致，工作就会在最慢的步骤前积压造成等待。就如同一条公路的A、B、C三段，如图2-5所示，车从左至右开，当B段的路面因为车祸而变窄，通行速度降低时，整条路的通行自然就受阻了，在A段与B段的交界处就会形成堵车。

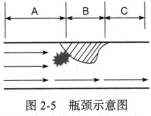

图2-5 瓶颈示意图

速度最慢的地方，管理上称之为"瓶颈"。我们要想提升整条路的通行能力，就需要打通堵点；我们要想提升整个流程的服务能力，就需要找到流程中的"瓶颈"，提升"瓶颈"处的产能。

在某外科科室，如果上述A、B、C对应的是门诊、手术、住院呢？假设医生团队每天能够看400个门诊患者，收治率为2%；科室每天可以安排10台手术的医生排班，但是手术室给科室的手术间每天只够安排8台手术；科室共有35张病床，平均住院时长是7天，请问该科室的瓶颈在哪里？

我们可以计算出，门诊收治患者的速度是8人/天，科室的手术规划是10台/天，手术间的手术承载能力是8台/天，然而床位能够接收患者的速度是5人/天（见图2-6）。

$$床位接收患者的速度 = \frac{床位数}{平均住院时长}$$

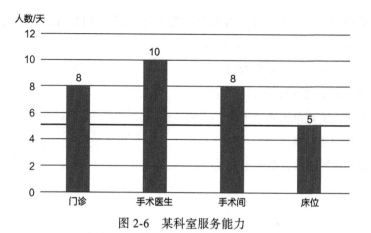

图 2-6　某科室服务能力

从图中可以看出，该科室当前的瓶颈在于床位能力。门诊收治患者数量、手术台数都受限于床位能力（每天只能接收 5 位患者）。要想更好地服务患者，提升科室整体效率，就要解决瓶颈问题。从公式可以看出，要想提升床位接收患者的速度，要么增加床位数，要么缩短平均住院时长。

理想情况下，各步骤间的速度要较为均衡，才能更好地流动。

除去不均衡，还存在批量等待的问题[4]。中心药房同时收到 100 张处方，如果只有 2 个人负责调配，当调配第 1 张和第 2 张处方时，其他 98 张处方处于等待调配的状态；当调配第 3 张和第 4 张处方时，剩下的 96 张处方仍然处于等待调配的状态，调配完的前两张处方则处于等待其他处方完成的状态或者等待核对的状态。

体检科的等待是不均衡和批量等待综合造成的。假设现在一组 10 个人都要完成 A、B、C 三个项目，A 项目 2 分钟 / 人，B 项目 2 分钟 / 人，C 项目 2 分钟 / 人，三个项目的用时是相等的。如图 2-7 所示，如果这 10 个人一组，先完成 A 项目，然后完成 B 项目，最后完成 C 项目，则全部完成需要 60 分钟。

实际过程中，当某位体检者完成 A 项目去做 B 项目时，前面总是有很多人在排队，他并不能立即开始下一项目，这就相当于 10 人一组的移动。

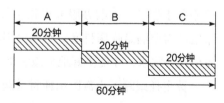

如图 2-8 所示，如果我们将 10 人

图 2-7　体检科批量等待示意图

一组的移动改为每个人完成了 A 项目就先去做后面的项目，而且每次去做后续项目时前面没有人在排队。这 10 个人全部完成三个项目将只需要 24 分钟。

当我们能实现项目组合均衡化，合理安排流程，实现单人连续流时，完成体检的时间将会大幅缩短。与此同时，每天能够完成的体检人数并不会减少。

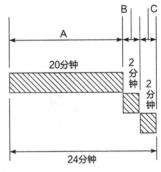

图 2-8　体检科单人连续流等待示意图

2.5　拉动

拉动的意思是快速响应顾客需求，也就是说医院需要根据患者的需求，帮其解决健康问题。但医疗服务有其专业性，患者对健康与疾病的了解自然比不过专业的医务人员，医务人员不可能按照患者的想法去诊治，因此，医疗服务不是由"患者"拉动，而是由患者的"病情"拉动。

医疗服务是为了解决患者的健康问题，临床科室直接接触患者，医疗服务由患者的"病情"拉动比较好理解，那么非临床的职能科室是怎样被拉动的呢？我们需要区分"外部顾客"与"内部顾客"的概念，外部顾客是指整个体系流程的最终服务对象，在医院，外部顾客是患者，内部顾客指的是在一个流程中上游步骤服务的下游步骤——下游步骤是上游步骤的顾客，上游步骤满足下游步骤的需求，下游步骤再满足其下游步骤的需求，以此类推，最后满足外部顾客患者的需求。

东莞市儿童医院采购办黄主任发现新增小额医用耗材采购周期平均长达 7.5 个月，无法满足临床科室业务发展的需求。从这个过程来看，临床科室直接服务于患者，采购办服务于临床科室，所以临床科室是采购办的内部顾客，采购办需要满足临床科室对小额医用耗材采购的需求。只有采购办满足临床科室的这一需求，才能更好地为患者提供服务。

黄主任跟踪了小额医用耗材采购的价值流，首先是临床科室填写书面申请材料，然后是耗材办组织市场调研、审核、专家评审、耗材管理委员会讨论、院长办公会讨论、公示，第三阶段才进入采购办，收集产品技术参数、挂采购公告、收集资料并开标、确认采购结果、公示并制作合同样本、签订合同。在这个具体的采购价值流中，角色又有了变化，采购办服务于临床科室，但是采购办也是耗材办的内部顾客，而耗材办又是临床科室的内部顾客。项目团队通过跟踪现场调研发现，科室填写申请表的准确率很低，经常在后面的流程中被退回重写。

经过分析发现，耗材办提供给采购办的信息不能满足采购的需求，而耗材办收到的临床科室的申请资料又不能满足耗材办的需求。因此，采购周期过长的原因在于临床科室没有准确填写经采购办认可的申请表，导致整个采购流程不能满足最终的顾客——临床科室自己的需求。通过项目团队的努力，黄主任终于将这一采购周期时间从 7.5 个月降低到了 3 个月。

医院的药库、耗材库也不直接接触患者，而是为临床科室提供所需药品与耗材，所以临床科室是药库、耗材库的内部顾客。药库、耗材库需要满足临床科室的需求，应该按照与临床科室商定的时间、地点、数量、质量提供所需的药品和耗材，进而实现药品与耗材由临床科室拉动，而不是不管临床科室的使用情况，进行大量的采购，将药品与耗材堆积在库房，产生大量的浪费。

2.6　尽善尽美

如图 2-9 所示是某家三甲医院过去几年手术并发症发生率的改善结果。有的人可能会有疑问，"这家医院为什么不一次改善到位？为什么他们不一开始就设定一个完美的流程？如果第一次就做好，那就不会白白浪费前面的三年时间了"。

这种反应表明，传统的管理根本没有领会通过不断改善达到尽善尽美这一概念，而这一概念正是精益思想的基本原则[2]。

十个"10%"的改善比一个"100%"的改善更好。精益改善需要真正改变做事情的方式，为工作带来创新性的思路，这种改善也会改变很多人工作的习惯，自然会面临很多阻力。10% 的小改善有利于减少阻力，也有利于培养团队消除浪费、解决问题的能力，帮助团队更好地建立信心，更利于提升全员的参与度。2019 年全国质量奖得主台州医院的某科室，仅在一年时间里，员工就针对工作的问题提出了 210 条具体的改善建议。

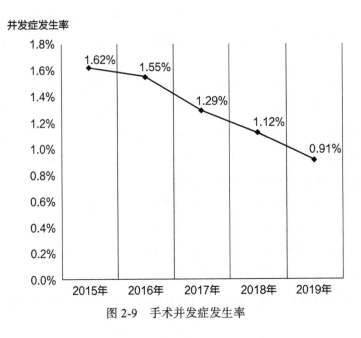

图 2-9   手术并发症发生率

这些日常改善中，并不是每个改善都能对科室的发展起到很大的作用。按照 80/20 法则，可能只有 20% 的改善真正对科室发展起到了明显作用，但是正是有了其余 80% 的改善，科室成员才能更好地参与进来，才能更好地在小改善中提升能力。

当然，如果仅仅有这些来自一线的日常小改善，很容易陷入"爆米花式改善"[5]，看起来很热闹地做了很多改善，但是医院的系统性提升并不明显。

日常改善需要与突破性改善相结合。突破性改善应与医院发展的战略目标相结合，从医院年度目标分解而来，支撑医院的重点工作目标的改进。这样，精益才会更好地融入医院的管理，融入医院的文化。

尽善尽美，不是 80 分足够，90 分优秀，而是持续不断地追求更好。医院管理者需要树立尽善尽美的理念，同时不断应用前面四项精益原则：定义价值，识别价值流，流动和拉动。

2.7　小结

你见或不见，浪费都在那里。[6]

精益视角看医院，首先需要我们重新审视当前的工作是否对患者有价值。其次需要识别创造价值的价值流，医院主要的价值流有门诊价值流、住院价值流、急诊价值流以及体检价值流。价值流能够帮助我们识别出流程中的大量浪费，我们要消除这些浪费，移除障碍，加速流动，然后根据顾客的需求来拉动价值流。最后，还要树立尽善尽美的理念，持续改善。

精益不是简单的流程再造，甚至与一般意义上流程再造的做法相反，精益思想提供了创新工作的方法，而不是以提高效率为名，简单地裁员。[2]

消除浪费，需要解决很多造成浪费的具体问题，而每一个具体问题大多由更具体的浪费造成，要解决该问题就需要消除其流程中的浪费。消除浪费，解决问题，这是一个螺旋上升的过程。

想要实践精益思想，就去现场，发现浪费，解决问题，马上动手吧！

问题讨论：

1. 针对不合格浪费有哪些改善措施？

2. 怎样做到均衡？

3. 内部顾客跟外部顾客的关系是怎样的，举例说明。

关键概念：

价值　　　　　　　　　　　　价值流

不合格浪费　　　　　　　　　等待浪费

瓶颈

精益医疗改善案例

> 为之于未有，治之于未乱。合抱之木，生于毫末；九层之台，起于垒
> 土；千里之行，始于足下。
>
> ——老子《道德经》

如何将精益思想落实到医院每日的工作中，进而消除浪费、解决问题呢？本章将通过讲解我们团队辅导过的具体改善案例（引言部分介绍的卒中中心与胸痛中心的改善案例不再重复），帮助大家更好地理解精益医疗改善。

这些案例来自不同的医院，每个案例都有其特定背景环境，每一个看似简单的问题，背后都有一长串流程，涉及很多部门，造成问题的原因和改善措施不具有普遍适用性，但不同医院解决这些问题的思路和方法，依然具有很强的借鉴意义（见表3-1）。

表 3-1　精益医疗改善案例列表

序号	科室	案例名称
1	检验科	缩短门诊抽血高峰期患者等待时间
2	检验科	提高急查生化标本检验结果回报时间的 2 小时合格率
3	内镜中心	提高内镜中心的工作效率
4	住院部	缩短医保患儿办理入院手续总流程的时间
5	手术室	提高首台择期手术准点开台率
6	消毒供应室	缩短软镜清洗消毒周期时间
7	消毒供应室	提高手术使用外来器械术前送消毒准时率
8	骨科	提升骨科住院患者 10:00 前换药完成率
9	ICU	缩短 ICU 白班护士的走动时间
10	ICU	提高 ICU 医嘱合格率
11	药学部	缩短药库库存周转天数

（续）

序号	科室	案例名称
12	院感科	降低小儿骨科 I 类切口手术抗菌药物预防使用率
13	院感科	提高住院部保洁员院感防控措施依从性
14	护理部	缩短出院办理时间
15	财务科	缩短报销等待时间

案例 1　缩短门诊抽血高峰期患者等待时间

| 学习要点 |

★ 等待是浪费。高峰期的排队现象在生活中随处可见，从每月、每周甚至每天的配备资源来看，需求都是可以满足的，但是排队问题还是很严重，原因在于需求的波峰波谷太明显，配备资源太多，在低谷期造成资源闲置浪费，配备资源太少，则会在高峰期造成严重的排队问题。

★ 想要减少这类问题，不仅需要考虑增加窗口、增加人员、增加设备，还可以采用"节拍时间"⊖来分析供求关系，采用灵活配备资源的方式，减少因等待造成的浪费。

★ 作业标准化、5S 管理（简称 5S）⊜可以消除工作中的浪费，提高效率。

问题背景

某三甲医院检验科的门诊采血窗口，现有流程在高峰时段不能有效地处理患者需求，导致患者等待时间过长，患者不满情绪加剧，满意度呈下降趋势。

现状

经过调查发现，每周的高峰时段为周一，是明显的需求波峰，每周一平均有 1253 人次到门诊采血窗口采血。周一采血患者等待时间平均值为 18.1 分

　⊖　表示患者的需求速度。节拍时间 = 可用工作时间 / 患者需求数量。详见本书 9.3 节。

　⊜　5S 管理即整理（seiri）、整顿（seiton）、清扫（seiso）、清洁（seiketsu）、素养（shitsuke）。

钟，中位数为 18.0 分钟，且 10 分钟以内的完成人数比例仅为 28.3%。

（1）门诊采血窗口共 8 个窗口，每天早上 6:30—7:30（早班时间），开放 2 个窗口，7:30 开始开放全部的 8 个窗口，10:30 之后关闭 1 个窗口，中午安排 1 个人值班，下午因为患者数量较少，根据情况一般安排开放 1 ～ 2 个窗口，如表 3-2 所示。

表 3-2　采血窗口开放数量

时间段	开放采血窗口数量
6:30—7:30	2
7:30—10:30	8
10:30—12:00	7
12:00—14:00	1
14:00—17:30	1 ～ 2

（2）选取患者较少的下午进行现场观察（患者人数较少，护士压力较小，更加接近现实的采血效率），观察对象为 3 名采血护士，其中 2 名熟手，1 名新手，被采血患者既有成年人也有儿童，记录显示平均采血周期时间为 90 秒，据此计算一个小时应该可以采血 40 位患者。然而，通过 LIS[⊖] 的数据统 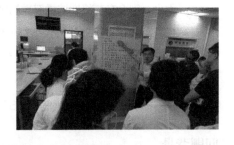 计发现在周一上午高峰期的 8:00—9:00 平均每个窗口采血人次为 37.8，9:00—10:00 平均每个窗口采血人次为 37.0。高峰期每小时实际采血 37 人次，与根据现场观察计算得出的每小时 40 人次，存在近 10% 的效率损失。

目标

根据现场对患者的调查，将目标设定为：4 个月内，将患者高峰时段等待时间的平均值 18.1 分钟与中位数 18.0 分钟降至 10 分钟以内。

⊖　实验室信息管理系统（laboratory information management system，LIS），是专为医院检验科设计的一套信息管理系统，能将实验仪器与计算机组成网络，使病人样品登记、实验数据存取、报告审核、打印分发，实验数据统计分析等繁杂的操作过程实现了智能化、自动化和规范化管理，有助于提高实验室的整体管理水平，减少漏洞，提高检验质量。

原因分析

组织项目团队以及临检组人员一起对问题进行讨论，列出如下九项潜在原因，如表 3-3 所示。其中，第 6～9 项可以立即执行，没必要进行根本原因分析；第 1～5 项需要进一步分析根本原因。

表 3-3 采血等待潜在原因

序号	潜在原因
1	不同护士采血效率差异明显
2	缺乏有效绩效考核
3	岗位安排不当
4	部分患者采血困难
5	取号机故障
6	窗口管理混乱
7	采血前准备告知不足
8	大厅标识混乱
9	患者不熟悉取号机使用

将这九项潜在原因使用如图 3-1 所示的"亲和图"进行归类，可以分为三大类：①采血操作流程效率问题；②开放窗口数与患者需求的匹配度问题；③采血操作周边流程问题。

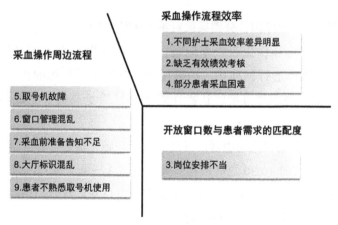

图 3-1 采血等待原因亲和图

（1）针对采血操作流程效率问题，调取数据分析发现，不同采血护士之间效率具有显著差异，在采血安全规范的前提下，最快的护士平均每小时采血 44 人次，最慢的护士平均每小时采血 24 人次。在确保操作安全、规范的前提下，如果能够提升速度慢的人的效率，整体效率就能提升。

（2）针对开放窗口数与患者需求的匹配度问题，通过运用"节拍时间"（详见 9.3.1 小节）分析发现，早班时间累积由于无法在开放 2 个窗口的情况下全部完成采血的患者，将会积压到下一小时内进行采血，而下一小时又有更多患者进来，进而形成"积压效应"。因此，关键问题在于需要在最前面根据患者需求合理安排窗口数，而不是固定的数量。

（3）采血周边操作流程，属于快速改善范围。在现状部分观察到采血效率损失了将近 10%，继续观察现场发现原因为护士在采血过程中总是被各种事情打断，我们对此追问"五个为什么"（又称"五问法"，即对一个问题点连续问 5 个"为什么"，来追究其根本原因，使用时不一定只能问 5 次为什么，应问到能找到根本原因为止），分析发现问题主要集中在两方面：一方面是患者由于大厅标识混乱或者取号机故障、不会使用取号机等问题而频繁到采血窗口询问；另一方面是护士在拿取物品时受到影响，即窗口管理混乱。

改善行动

针对找到的根本原因，分别采取对策（见图 3-2）。

（1）针对采血操作流程效率问题，一方面选取采血又好又快的人作为标杆，对采血操作进行标准化，拍摄视频，对操作不熟练的护士进行培训；另一方面制定新的绩效方案，让操作效率高且质量高的护士能够获得更多奖励。

（2）针对开放窗口数与患者需求的匹配度问题，根据计算，早班应该增加 1 名采血护士，同时 10:30 之后根据需要只开放 3 ~ 4 个窗口。设定动态监测机制，根据窗口人数的变化，临检组灵活安排窗口开放数量。总的窗口工作时间减少，患者满意度提升，等待时间减少。

（3）采血操作周边流程的问题应立即解决。如邀请信息科同事列出取号机常见故障，并培训所有临检组人员，做到小故障快速处理、采血窗口 5S 管理、义工提醒患者提前准备、采血大厅增加指示牌标识、取号机操作步骤可视化。

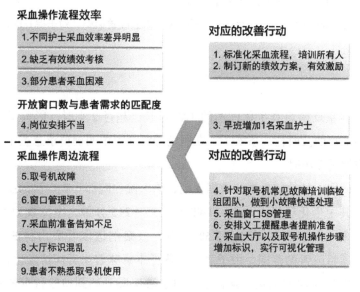

图 3-2　改善采血等待的措施与原因对应

结果与持续改进

经过 4 个月的努力，患者高峰时段等待时间的平均值从 18.1 分钟降低到 11.5 分钟，中位数从 18 分钟降至 9.7 分钟，且患者等待 10 分钟的人数占比从 28.3% 提升至 54.5%，取得明显改善效果。

下一步，项目团队计划一方面持续跟进观察患者等待时间的趋势，另一方面继续现场观察分析等待时间仍超过 10 分钟的原因，进一步提升 10 分钟内完成采血的人数占比。

案例 2　提高急查生化标本检验结果回报时间的 2 小时合格率

|学习要点|

★ 临床一直反映的检验科急查生化标本检验结果回报时间（TAT）过长问题，检验科难辞其咎。但是 TAT 时间过长并非全是检验科的问题，不应该过早下结论，而应该重新审视全流程的现状。

★ 要实施标准化、可视化管理[⊖]，看起来简单的改善措施，对于提升医疗安全质量有奇效。

问题背景

临床科室反映急查生化标本的 TAT 过长，超过 2 小时，影响了医生对患者诊断和治疗的及时性。事实上，在医院等级评审中明确要求急查生化标本的 TAT 不应超过 2 小时。

通过调取 1 月份信息系统数据发现，该医院住院部呼吸内科的急查生化标本最多，其中生化项目占 61%，TAT 为 118 ～ 213 分钟，中位数为 154 分钟，TAT 合格率（≤ 2 小时）仅为 12.5%。因此该案例选取呼吸内科的急查生化项目作为项目改善的范围。由于急查生化标本意味着患者病情发生快速变化，所以项目中 TAT 时间的选取从医生开具急查医嘱开始到检验科审核发送报告为止。

现状

1 月 22 日～ 26 日，项目团队决定以 3 人为一组进行为期 5 天现场观察。根据现场观察的数据，项目团队绘制了如图 3-3 所示的呼吸内科急查生化标本的现状价值流图[⊖]。

团队从中找出了 5 个爆炸点：

（1）过医嘱不及时。医生开具医嘱之后，护士过医嘱的最短时间为 6 分钟，最长时间为 30 分钟。

（2）执行医嘱不及时。有的护士会在过完医嘱后立即执行医嘱去采血，有的护士则会在长达 30 分钟之后才执行。

（3）标本未紧急运送。运送组的同事拿到标本之后，按照常规路线继续去往其他地方，并没有以急查生化标本的方式将其送至检验科。

⊖ 可视化管理：指通过视觉输入导致人的意识变化的一种管理方法，强调使用颜色，达到一目了然的效果。

⊖ 价值流图的基本概念和常用图标见 8.3 节。

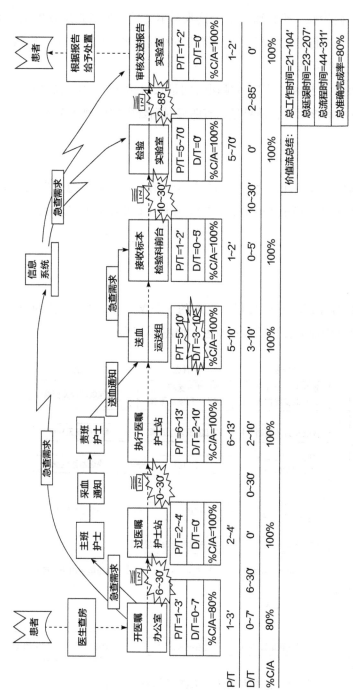

图 3-3　呼吸内科急查生化标本 TAT 现状价值流图

注：1. P/T 为工作时间，D/T 为延误时间，% C/A 为准确完成率。具体见 8.3 节。
　　2. 图中的 "′" 指分钟。
　　3. 图中符号含义见表 8-5。

（4）排队等候检验。当检验科前台接收标本之后，虽然是急查生化标本，但并没有马上对其进行上机检测，而是将其插入其他候检的标本中，排队等候时间为 10～30 分钟不等。

（5）审核报告不及时。该环节延误时间最长可达 85 分钟，团队调查了 5 天急查生化标本的审核报告，结果显示有明显时间延误的比例达 70%。

目标

根据调查现状，项目团队将项目目标设定为在 6 个月内将急查生化标本的 TAT 中位数从 154 分钟降至 120 分钟，TAT 合格（≤ 2 小时）率从 12.5% 提升至 50%。

原因分析

项目团队针对在现场观察过程中发现的 5 个爆炸点，结合现场观察的事实，采用五问法分别深入分析其根本原因，如图 3-4 所示。

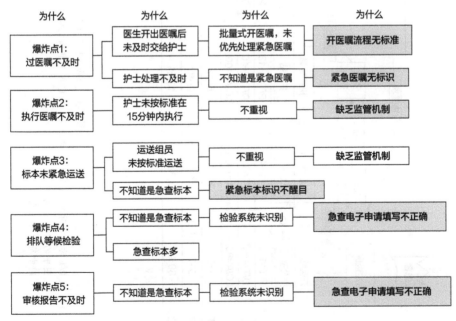

图 3-4   急查生化标本 TAT 长的原因分析

运用 5 个为什么并结合现场观察，项目团队明确了问题的根本原因：

（1）开医嘱流程无标准。

（2）紧急医嘱无标识。

（3）对医嘱的执行缺乏监管机制。

（4）紧急标本标识不醒目。

（5）急查电子申请单填写不正确。

改善行动

针对以上 5 项根本原因，项目团队分别制定了相应的改善对策。

（1）针对开医嘱流程无标准，科室制定了医嘱优先级别，按紧急医嘱、今日执行医嘱、明日执行医嘱的不同优先级别依次执行。

（2）针对紧急医嘱无标识，导致护士过医嘱不及时的问题，对紧急医嘱实行可视化管理。为此，科室自己设计了印有"急"字的红色标签，夹放在紧急医嘱中，这样当护士过医嘱时能够一目了然地看到"紧急医嘱"。

（3）针对医嘱执行缺乏监管机制，科室将"紧急医嘱执行及时性"增设为护理质量自查项目，组长每周抽查一次，不达标则扣除责任人当月绩效考核分数。

（4）针对紧急标本标识不醒目，导致运送组同事未能紧急运送标本的问题，对科室的标本分类进行可视化管理。紧急标本采用红色标本架，普通标本采用蓝色标本架，备管架采用透明标本架。如此一来，运送组同事就能一目了然地分辨出哪些属于"紧急标本"，然后将其按"紧急标本"的处理流程送往检验科。

（5）针对急查电子申请单填写不正确的问题，该科室与信息科联动，首先将急查申请模板标准化，然后对医嘱录入界面进行了优化。

结果与持续改进

经过几个月的改善实践，项目团队对项目指标进行了持续跟踪，发现该科室的急查生化标本 TAT 由 154 分钟缩短到 103 分钟，缩短了 51 分钟（见图 3-5）。

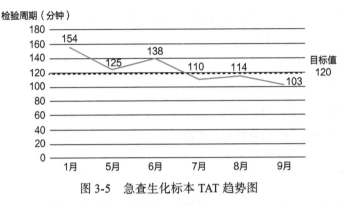

图 3-5   急查生化标本 TAT 趋势图

检验周期 2 小时合格率由 12.5% 上升至 78.6%（见图 3-6）。

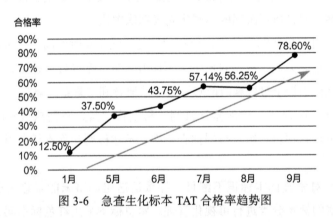

图 3-6   急查生化标本 TAT 合格率趋势图

下一步，项目团队计划持续推进对呼吸内科急查生化检验周期的改善行动，维持改善成果。同时，将医嘱与标本架的可视化管理方法在全院其他科室进行推广，进一步提升其他科室急查生化标本的 TAT 2 小时合格率及其他急查项目的合格率，更好地为临床提供及时检查信息，以便更好地为患者服务。

案例 3   提高内镜中心的工作效率

|学习要点|

★ 等待镜子是内镜中心最常见的低效率现象，但是其背后的原因不一定是镜子数

量少，还可能是洗消速度跟不上。在不增加医生、设备和检查间的情况下，要想将接台时间减少 50%、整体效率提升 60%，就必须加快清洗消毒速度。

★ 洗消速度具体应加快至多少，应该根据患者需求，通过"节拍时间"计算，做到有的放矢。

★ 在提高效率的背景下，除了增加投资（人、设备）之外，消除浪费也是很重要的改善思路。提高效率不能以牺牲患者治疗安全、医务人员的健康为代价，消除浪费对患者、医务人员、医院多方有利。

问题背景

随着社会发展，进行无痛胃肠镜检查和治疗的患者越来越多。某医院的内镜中心经常听到患者抱怨，预约无痛胃肠镜检查需要排队等待一个月以上。院长基于在内镜中心投入的资源（医生、护士、设备等），参考业内标杆医院，判断医院在这方面还存在很大改善空间。

现状

经过初步讨论，项目团队认为无论是缩短患者预约等待时间，还是提升医务人员工作量，都不能以牺牲患者检查与治疗的质量以及医务人员的休息时间为代价，那么通过消除浪费来提高效率成了最可行的思路。

改善前，平均每天上午无痛胃肠镜的检查例数为 100 例，平均接台时间为 10 分钟，胃肠一体衔接的平均时间为 3 分钟。同时，经过统计分析发现一例无痛肠镜检查平均耗时 10 分钟，一例无痛胃镜检查平均耗时 5 分钟。

假设一种预约排班方式如下，在某一 60 分钟内，花 10 分钟接台，然后进行 5 分钟的无痛胃镜检查，接台 10 分钟，再进行 10 分钟无痛肠镜检查，以此类推，则总共只能完成 3 例检查（见图 3-7）。如果我们能够将接台时间从 10 分钟缩短到 5 分钟，则可以在相同时间内完成 5 例检查，效率明显提升，患者预约等待的时间将会减少。

项目团队去现场跟踪实际接台过程时，绘制了内镜中心接台的价值流图（见图 3-8），发现该过程中主要存在三个问题：

（1）护士送完污镜取回洁镜的用时过长。

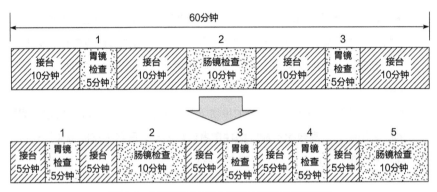

图 3-7　不同接台时间下的内镜检查流程图

（2）护工先将上一位患者从检查间送到恢复室，再送下一位患者进入检查间，使得检查间的空闲等待时间很长。

（3）医生编辑书写报告用时很长。

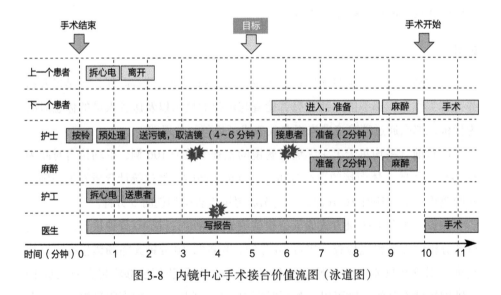

图 3-8　内镜中心手术接台价值流图（泳道图）

目标

根据调查现状，项目团队将项目目标设定为在 6 个月内把效率提高 50%，即将无痛胃肠镜平均每天检查例数从 100 例提升至 150 例。

原因分析

深入分析上述三个主要问题，发现其根本原因有如下几个：

（1）造成护士送完污镜取回洁镜时间过长的原因有三个。

1）缺乏专门负责转运内镜的工作人员，进而导致"内镜等人"。

2）内镜洗消速度无法满足检查需求速度。通过计算"节拍时间"发现，当前两名洗消人员的供应速度是每 2.91 分钟洗消 1 条镜子，然而检查间每 1.44 分钟就需要 1 条镜子。洗消人员数量不足，此外，洗消人员工作内容的分配以及损坏的 4 台洗消机、1 个洗消槽都会直接影响洗消的整体速度（见图 3-9）。

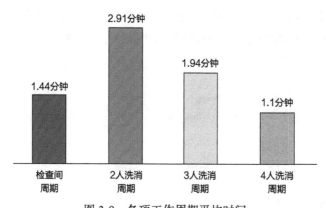

图 3-9　各项工作周期平均时间

3）对同一类型镜子的需求过于集中。通过数据项目团队发现"检查"明显集中于上午，下午以"治疗"为主，且上午的预约中经常出现胃镜肠镜单种类的连续预约，加大了对于同类型镜子的需求速度，导致洗消供应不足，造成等待。

（2）护工运送患者进出检查间的流程不合理，未经标准化。

（3）每次医生都要全部打字输入，缺乏标准化模板。

改善行动

针对以上根本原因，项目团队制定了相应的改善对策。

（1）针对护士送取镜时间过长的问题：

1）增加一名巡回护士负责转运内镜。

2）增加两名洗消人员；调整洗消人员工作内容分配，规范洗消带教；维修洗消机和洗槽。

3）调整预约方式，将少量"治疗"安排到上午，对胃肠镜预约采用间隔预约方式。

（2）调整护工运送患者进出检查间流程，将下个患者先送入，再送出上个患者，制定相应标准化流程。

（3）为医生制定报告模板标准，设计简单的图文系统。

结果与持续改进

经过项目团队努力，无痛胃肠镜接台的平均时间从 10 分钟降低到 5 分钟，胃肠一体衔接的平均时间从 3 分钟降低到 2 分钟（见图 3-10）。

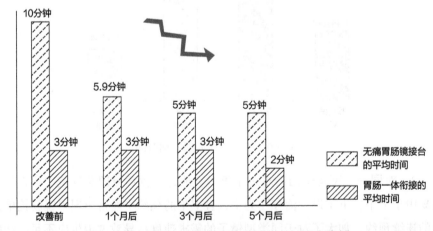

图 3-10　内镜中心接台及衔接的平均时间逐步降低

无痛胃肠镜每天的平均检查例数从 100 例稳步提升至 160 例（见图 3-11），患者满意度从 92% 提升至 99.4%（见图 3-12）。

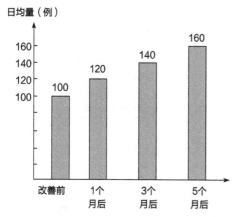

图 3-11　每天完成无痛胃肠镜检查例数增加

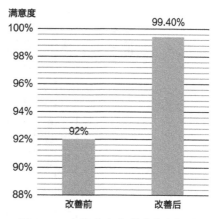

图 3-12　内镜中心患者满意度提升

案例 4　缩短医保患儿办理入院手续的总流程时间

|学习要点|

★ 价值流图与面条图结合，能够很好地展示调查现状，搞清问题所在，帮助解决牵涉流程与布局的问题。

★ 一些涉及跨科室的问题需要基于事实沟通，职能部门需要为临床服务，不仅仅是审核。例如案例中医保部门需要帮助解决门诊收费处无法核实患者"人卡相符"的问题。

问题背景

某医院发展过程中由于历史原因被分为东西两个院区，两个院区中间相隔一条马路，并无内部通道连接。儿科门诊在西院区，住院部在东院区，医保患儿家属在办理入院时，需要跨越两个院区。同时，在办理入院的过程中，从医生开具住院单到确定床号的流程烦琐，患者就医体验差，满意度低。

现状

项目团队现场跟踪观察了 6 名患儿家属办理入院手续的过程，基于数据绘制了现状价值流图（见图 3-13）。

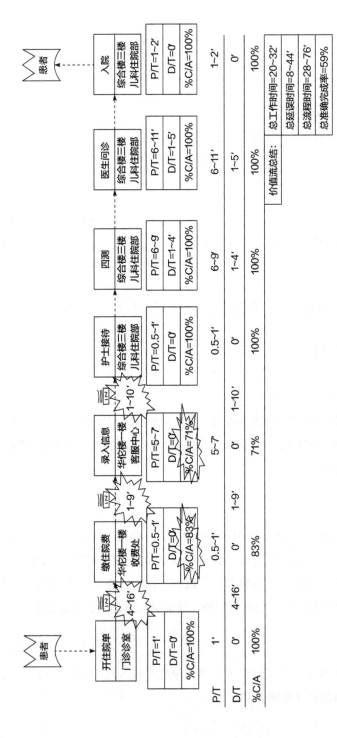

图 3-13　医保患儿家属办理入院手续的现状价值流图

通过价值流图可以看出，患者办理入院手续的时间为 28～76 分钟不等，其中：

（1）患儿家属拿到住院单去缴费时，需要反复问路才能找到华佗楼（住院缴费处），偶尔还会有患儿家属找到东院区之后，直接到东区门诊楼一楼收费处，但是收费人员无法办理住院缴费，甚至会告知患儿家属错误的指引信息，这会耽误 4～16 分钟，一次找到住院收费处的比例只占 83%。

（2）患儿家属完成缴费之后，再次问路找到客服中心进行信息录入。现场人数较多，经常需要排队。

（3）患儿家属在录入信息时，常会发现未带身份证，需要取回身份证之后再次录入；患儿家属需要手工填写信息采集表，表中涉及内容繁多，一次顺利完成信息录入的比例只有 71%。

（4）完成信息录入之后，患儿家属要再次问路寻找综合楼三楼儿科住院部，这也会耽误 1～10 分钟。

除此之外，项目团队根据现场走动路线，绘制了面条图（见图 3-14）。

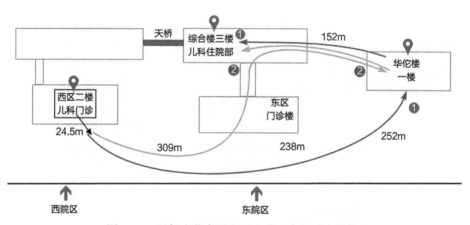

图 3-14　医保患儿家属办理入院面条图（改善前）

深色线和浅色线分别表示两条路线。深色路线的总路程为 570 米，浅色路线的总路程为 430 米。

综上所述，现场发现的问题主要集中在两个方面：

（1）患儿家属寻找住院缴费处（华佗楼一楼）、儿科住院部（综合楼三楼）耗时较长；

（2）排队等候及填写信息耗时较长。

目标

项目团队将目标设定为在 3 个月内将医保患儿家属办理入院手续的最长时间从 76 分钟减少到 45 分钟以内。

原因分析

项目团队针对上述两个问题，采用"五个为什么"进行根本原因分析（见图 3-15）。

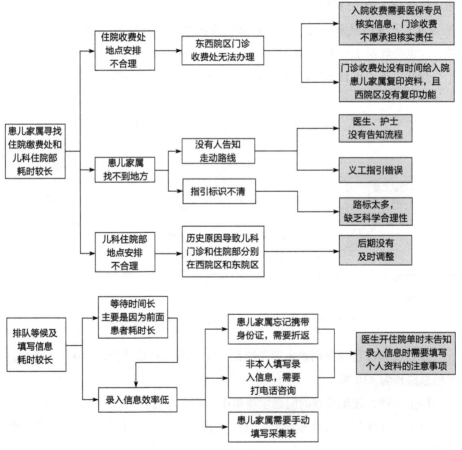

图 3-15   医保患儿家属办理入院流程时间长的原因分析

综合来看，根本原因有以下几点：

（1）儿科门诊与住院部分布在东西两个院区，没有及时调整。

（2）门诊收费处无医保核实责任。

（3）西院区门诊收费处无复印机。

（4）医生、护士、义工缺乏标准化的指引告知流程。

（5）医生在开住院单时未告知患儿家属录入信息时需要填写个人资料。

改善行动

针对以上五项根本原因，项目团队制定了相应的改善对策。

（1）针对第一点根本原因，将儿科住院部调整到西院区住院部三楼。

（2）针对第二、三点根本原因：①在西院区门诊收费处添加复印机；②门诊收费处加设医保入院缴费业务；③明确医保核实责任，由临床病区主管医生核实住院患儿是否"人卡相符"，十天内住院的患儿由临床科主任签字审核，由医保科更新医保核实流程。

如图 3-16a 和图 3-16b 所示，经过上述两点改善，患儿家属在西院区二楼开具住院单之后，在西院区一楼门诊收费处即可完成缴费，然后再到西院区三楼儿科住院部即可完成住院。

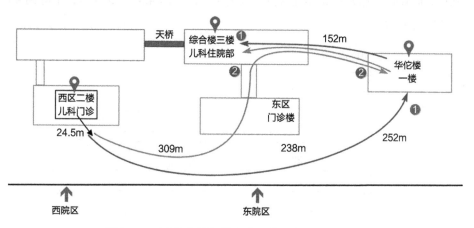

图 3-16a 医保患儿家属办理入院面条图（改善前）

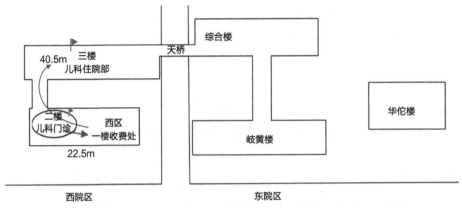

图 3-16b   医保患儿家属办理入院面条图（改善后）

（3）针对第四、五点根本原因，要统一入院办理流程，并就其中易错易漏节点对患儿家属进行反复强调。第一阶段制作纸质版入院指引，医生应提醒患儿家属拍照留存，以便后续查阅；第二阶段，计划引入院内精准导航系统。

结果与持续改进

项目团队跟踪改善结果，发现患儿家属办理入院手续的时间从 28 ～ 76 分钟减少到 24 ～ 43 分钟，患儿家属在住院楼下即可办理入院手续，不必再在多栋楼之间往返，患儿家属办理入院手续的走动距离从 430 ～ 570 米，下降到 40 米（见图 3-17）。

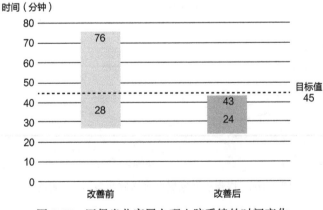

图 3-17   医保患儿家属办理入院手续的时间变化

下一步，项目团队计划将"优化后的入院流程"进一步推广到全院其他科室，以及进一步实现病区办理入院，提升患者满意度。

案例 5　提高首台择期手术准点开台率

| 学习要点 |

★ 手术室的使用效率对医院的运营影响较大，对于择期手术患者等待手术的时间和医院科室发展都有明显影响。

★ 手术室作为平台科室，涉及多个相关科室。每个人都会站在自己的角度看问题，对于问题的真实现状达成共识是关键。

问题背景

手术室是医院的高成本中心，环境要求高，仪器设备集中，医疗资源紧缺且消耗量大，手术室首台择期手术准点开台率将直接影响手术室效率，从而影响患者择期手术的等待时间，以及病人的平均住院日。某医院下属一家骨科分院，2018 年的住院量增长 14%，手术量增长 11%，仅有的 4 间手术室接近满负荷运作，2019 年增长势头更为明显，医院急需提升手术室的使用效率以满足患者需求。然而，手术室反复协调未见实质性改善。

现状

2018 年全年这家医院的首台择期手术开台及时率（9:00 前切皮）只有 8%，平均延迟时间为 32 分钟。2019 年 1 月 1 日至 3 月 26 日统计的 248 台首台择期手术数据显示，及时率为 16.5%，平均延迟时间为 34.8 分钟，其中 8:10 之后送达手术室的患者数为 115 人，占比 59.9%，平均送达时间为 8:28。

得到这些数据后，项目团队还需要搞清楚是什么造成了这样的准点开台率。医院确定以 9:00 作为首台手术准点开台的时间标准，要想准点开台，首先要调查清楚当前早上首台手术从开始准备到切开皮肤的整个流程。从早上 8:00 开始，如果平均准备时间在 60 分钟以内，则准点开台率就较高。项目团队跟踪首台手术的准备流程，绘制了如图 3-18 所示的现状价值流图。

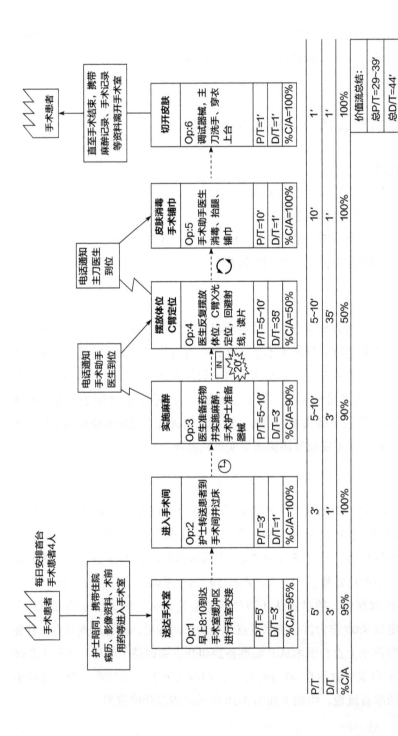

图 3-18 骨科医院首台手术开台现状价值流图

首台手术准备价值流从患者送达手术室开始，历经进入手术间、实施麻醉、摆体位、消毒铺巾、切开皮肤的全流程，总流程时间在 73 分钟到 83 分钟之间不等，远超 60 分钟。从价值流图中可以发现最大的爆炸点是麻醉后等候医生的时间过长，平均时长为 20 分钟。

通过调查现状，项目团队发现首台准备流程开始得太晚，如果想要 9:00 前切皮，则术前准备时间要控制在 30 分钟以内。

目标

基于此，项目团队设定目标为在六个月将内骨科医院每月首台择期手术开台及时率从 16.5% 提升至 80%。

原因分析

项目团队针对"患者送达手术室晚"和"手术医生迟到"，采用"五个为什么"进行根本原因分析（见图 3-19）。

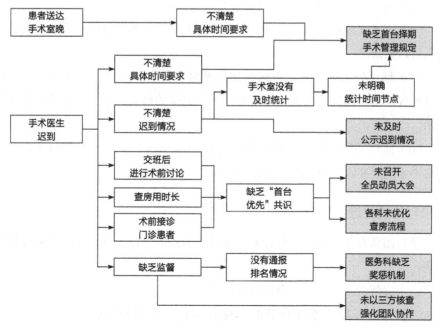

图 3-19　首台手术不及时的原因分析

根本原因归纳为以下六点：

（1）缺乏合理可行的首台择期手术管理规定。

（2）手术室未及时公示反馈迟到情况。

（3）未及时召开全员动员会以达成"首台优先"的共识。

（4）各科未优化查房流程。

（5）医务科缺乏奖惩机制。

（6）未以手术安全三方核查强化团队协作。

改善行动

针对以上六点根本原因，项目团队分别制定了改善对策。

（1）建立《骨科医院首台择期手术及时开台管理制度》，明确从手术科室送患者到正式切皮的岗位分工和时限要求：8:00 前将患者送达手术室，8:30 前完成麻醉、一助上台，8:45 前主刀上台，8:55 完成所有术前准备工作。

（2）分阶段进行 3 次全员培训以达成"首台优先"共识。

（3）围绕"首台优先"，术科调整交班和查房流程。

（4）手术室设置首台手术准点开台率可视化管理板，每天在手术微信群公示人员迟到情况。

（5）每月公示一助和主刀医生到位及时率排名，并进行末位谈话。推行红牌警告制度：连续 3 次或一个月累计 5 次迟到的科室，下个月内不安排首台手术。

（6）修订《骨科医院手术安全核查制度》，医生、护士、麻醉师须在 8:00 前在手术室缓冲区按照标准对白范本完成"三师会核"。

结果与持续改进

项目团队在持续跟踪首台择期手术的各节点时间以及准点开台率的过程中发现：

（1）麻醉前三方术前安全核查率达 100%。

（2）首台择期手术开台及时率逐月增长，8 月份达到 84.1%，9 月份达到 94.7%（见图 3-20）。首台择期手术开台平均延迟时间从 34.8 分钟，下降到

6 ~ 9 月的 15.9 分钟，降幅 54.3%。

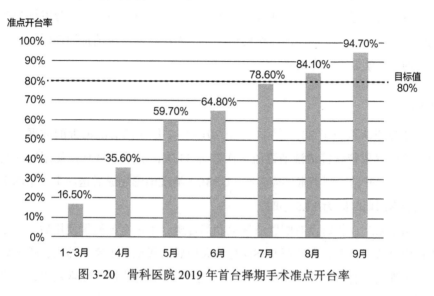

图 3-20 骨科医院 2019 年首台择期手术准点开台率

下一步，考虑到个别科室人力紧张，以患者安全和医务人员健康为首，各科室应招聘医生 1 ~ 2 人，确保日常查房及手术有序进行，小儿骨科调到院本部，缓解骨科医院手术间排班紧张的问题。

案例 6 缩短软镜清洗消毒周期时间

| 学习要点 |

★ 影响科室发展的要素，除了人员、技术等，还有最容易被忽视的设备清洗消毒供应效率。软镜清洗消毒效率低，会直接影响患者的择期手术安排，进而影响科室的发展。

★ 这是一个跨科室问题，需要有人领导组建跨科室的团队，基于数据和事实来解决问题。

问题背景

某医院输尿管软镜只有一条，由于软镜清洗消毒时间长，一天只能做一台手术，影响择期手术安排，导致患者不满意，限制了泌尿外科手术的开展，临床科室也对此感到不满。即使医院准备购入软镜，也应该考虑充分发挥当前软镜的效率。在无法立即增加软镜的情况下，缩短软镜清洗消毒周期时间，提高当前的效率就显得尤为重要。

现状

项目团队调查了 2018 年 11 月至 2019 年 2 月软镜清洗消毒的数据，了解到系统中输尿管软镜清洗消毒流转次数为 33 次，从手术室软镜使用后呼叫转运工人转运开始，到消毒供应中心（CSSD）清洗消毒完成后送回手术室的平均清洗消毒周期时间为 11.5 小时。

由于 CSSD 暂时没有配置清洗池和消毒机，手术室的软镜使用后，需送至内镜中心清洗消毒，再送至 CSSD 包装灭菌后送回至手术室。然而，输尿管软镜的配件则是直接从手术室送到 CSSD，配件不完整的情况经常发生，耽误的时间会更多。

项目团队对于整个流程绘制了价值流图，如图 3-21 所示。

在改善前的价值流中，项目团队发现了七个爆炸点，主要反映了六个方面的问题：

（1）软镜在内镜中心等待清洗消毒时间长，在观察到的数据中，最长达到 5 小时。

（2）等待转运工人时间长。手术室呼叫转运工人将软镜送至内镜中心，以及内镜中心呼叫转运工人将软镜送至 CSSD，分别需要等待 5 ～ 20 分钟和 30 ～ 60 分钟。

（3）配件漏送率高达 20%。清洗消毒之后的软镜送至 CSSD 之后，需要等待配件送达，然后一起成套进行干燥包装，由于配件漏送率高，导致等待时间大幅增长。

（4）干燥包装耗时长达 10 ～ 30 分钟。

（5）等待灭菌时间长达 70 ～ 140 分钟。

（6）软镜从 CSSD 送回手术室会迟到 5 ～ 30 分钟。

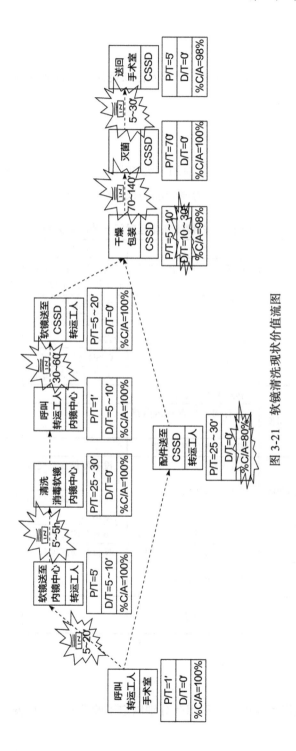

图 3-21　软镜清洗现状价值流图

目标

项目团队将目标设定为在 6 个月内把软镜清洗消毒周期的平均时间从 11.5 小时缩短至 3 小时。

原因分析

项目团队针对上述六个方面的问题进行了深入分析，找到根本原因。如表 3-4 所示，表中的空格是因为该问题的根本原因已在上一次提问时找到了。

表 3-4 软镜清洗流程时间长的原因分析

问题	为什么	为什么	为什么
软镜在内镜中心等待清洗消毒时间最长达到 5 小时	内镜中心未安排及时清洗消毒	内镜中心工作量大，软镜没有优先级	没有与内镜中心达成软镜优先的协议
	交接不清	无交接清单	
	CSSD 缺乏软镜清洗消毒条件	CSSD 无软镜清洗消毒机	
		CSSD 无软镜清洗池	
		人员没有经过培训	
等待转运工人时间长	转运工人人手不足		
	没有固定负责转运内镜的人		
	缺乏转运过程的监管		
配件漏送率高达 20%	配件交接不清	没有配件规范交接清单	
		转运工人缺乏软镜转运培训	
干燥包装耗时长达 10～30 分钟	员工包装过程中来回折返	包装台位置不合理	
	包装过程寻找包装耗材	耗材管理不规范	
等待灭菌时间长达 70～140 分钟	只有一台灭菌器		
软镜从 CSSD 送回手术室会迟到 5～30 分钟	缺乏规范要求		

改善行动

针对上述根本原因，项目团队分别制定了改善对策（见表 3-5）。3～7 月是改善的第一阶段，以优化原有流程为主。8 月份进入改善的第二阶段，医院为 CSSD 购置了新的软镜清洗消毒机与清洗池，软镜与配件可以配套送至 CSSD（改善前，软镜先送至内镜中心再送至 CSSD，配件直接送至 CSSD），进一步减少等待时间。

表 3-5　软镜清洗流程时间长的改善对策

根本原因	改善对策
没有与内镜中心达成软镜优先的协议	第一阶段改善对策： 与内镜中心护士长沟通协商优先处理输尿管，时间控制在 20 分钟内
无交接清单	制定软镜与配件交接清单，建立钉钉群，直接沟通
没有配件规范交接清单	
转运工人缺乏软镜转运培训	拍摄转运操作视频，培训转运工人
转运工人人手不足	与手术室沟通，由手术室转运工人负责手术室软镜转运
没有固定负责转运内镜的人	与物业协商安排两个专人负责内镜中心转运
缺乏转运过程的监管	制定标准化转运流程，组长培训转运工人，并每周进行转运质量反馈
包装台位置不合理	更换放置位置，低温器械集中在一个房间内包装灭菌，折返次数从 7 次降低为 2 次
耗材管理不规范	对耗材进行 5S 管理，设置库存上下限，实现一周补货一次
只有一台灭菌器	暂不增加灭菌器
缺乏规范要求	制定 CSSD 送手术室规范要求
CSSD 无软镜清洗消毒机	第二阶段改善对策： 增加软镜清洗消毒机、清洗池
CSSD 无软镜清洗池	
人员没有经过培训	优化软镜处理流程，CSSD 直接回收软镜与配件，进行清洗消毒后送回手术室

结果与持续改进

项目团队对改善结果进行持续跟踪，软镜清洗消毒周期时间下降至 3 小时以内（见图 3-22）。

由于软镜清洗消毒周期时间缩短，周转更快，每天可以安排的手术量从 1 台增加至 3 台，每个月的手术量也显著增加，择期手术患者等待时间更短（见图 3-23）。

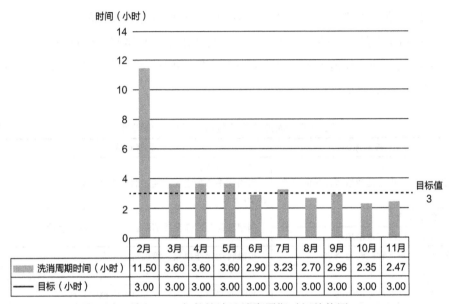

图 3-22   2019 年软镜清洗消毒周期时间趋势图

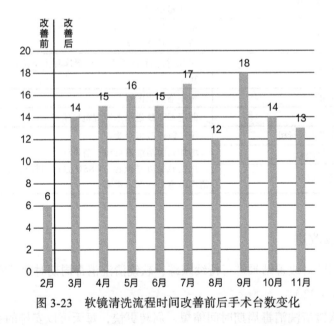

图 3-23   软镜清洗流程时间改善前后手术台数变化

下一步，项目团队计划进一步优化洗消流程，缩短软镜清洗消毒周期时间，同时将改善扩展到 CSSD 需要清洗消毒的其他物品类别。

案例 7 提高手术使用外来器械术前送消毒准时率

| 学习要点 |

★ 为了更好地满足医院的日常运营，提升医疗安全和质量，应将外来器械厂商的
行为纳入医院的管理流程中，并制定对应的标准与考核要求。

问题背景

根据医院感染管理要求，要规范对手术使用外来器械的消毒灭菌管理，防止感染发生。某医院随着业务的发展，三、四级手术数量大幅增加，部分手术使用器械需由外来供应商提供，送至医院消毒供应室进行消毒灭菌，检测合格后方可使用，某年上半年使用外来器械的手术达 173 台次，而外来供应商不能准时送达医院消毒供应室，无法完成规范的消毒灭菌流程，导致效率受到影响，同时也存在安全隐患。

现状

项目团队对于外来器械的送消毒时间做了如下定义：

A 类：术前 1 日 12:00 前送消毒（达标）

B 类：术前 1 日 12:00—15:00 送消毒（导致加班）

C 类：术前 1 日 15:00 后消毒（导致加班并额外开启消毒炉）

D 类：手术当日送消毒（急诊手术，导致加班并额外开启消毒炉）

团队对目前的 10 家外来供应厂商的数据进行了统计分析，发现厂商 1、厂商 2、厂商 5 器械供应量最大，而不达标率也较高（见表 3-6）。

表 3-6 各厂商送消毒时间分类表

	厂商 1	厂商 2	厂商 3	厂商 4	厂商 5	厂商 6	厂商 7	厂商 8	厂商 9	厂商 10	总计	占比
A 类	13	10	2	2	1	1	/	/	/	/	29	16.8%
B 类	39	28	6	4	11	7	8	4	2	1	110	63.6%
C 类	11	4	1	/	1	1	/	/	/	/	18	10.9%
D 类	9	3	2	1	/	/	/	/	/	/	15	8.7%

术前 1 天 12:00 之前送消毒的 A 类比例仅为 16.8%，B 类占比最多为 63.6%（见图 3-24）。

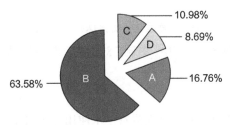

图 3-24　前半年外来医疗器械送消毒情况

目标

项目团队将目标设定为在 3 个月内将 A 类比例从 16.8% 提升至 60%。

原因分析

团队经过分析发现，外来器械的送消毒主要涉及三方，即手术科室、供应商以及消毒供应室，从这三方展开分析根本原因，如图 3-25 所示。

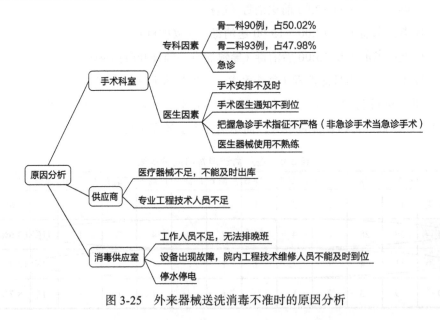

图 3-25　外来器械送洗消毒不准时的原因分析

改善行动

项目团队针对分析的原因，采取相应的对策（见表 3-7）。

表 3-7　外来器械送洗消毒不准时的改善措施列表

序号	原因类别	原因	改善措施
1	手术科室	手术安排不及时	召开手术相关科室协调会； 针对择期手术，主管医生需在手术前 1 日 9:00 前开具手术通知单并提交至手术室，同时电话通知相应器械供应商按要求提供手术所需器械
		手术医生通知不到位	
		把握手术指征不合格（非急诊手术当急诊手术）	主管医生严格把握急诊和非急诊手术指征，降低急诊手术率
		医生器械使用不熟练	临床医生应提前接受外来手术器械的使用培训，熟练掌握使用方法，减少供应商提供的专业技术人员进手术室指导的情况
2	供应商	医疗器械不足，不能及时出库	在协议有效期内严格按照《××医院手术使用外来器械及植入物消毒灭菌管理制度》执行，准确提供手术所需器械，并按要求于术前 1 日 12:00 前送至医院消毒供应中心进行消毒灭菌和检测 重点跟进厂商 1、厂商 2、厂商 5 的落实情况
		专业工程技术人员不足	在使用前，该公司需免费提供手术器械使用技术培训，并保证使用的临床科室医生能熟练使用
3	消毒供应室	工作人员不足，无法排晚班	完善工作流程，合理排班，做好科室相关应急预案，保障工作正常进行
		设备出现故障，院内工程技术人员不能及时到位	设备科安排工程师排班，做到及时维修消毒设备和保障设备安全运行
		停水停电	总务科针对消毒供应室制定停水停电应急预案，确保消毒供应室能正常工作
		—	负责告知各相关器械供应商医院相关规定的详细内容，并督促供应商按规定流程送消毒及处理术后手术使用器械
			做好设备的日常维护，保持与设备和总务科沟通，保障设备正常运行

结果与持续改进

随着改善对策的落实，A 类（12:00 前送消毒）比例提升至 58%（见图 3-26）。

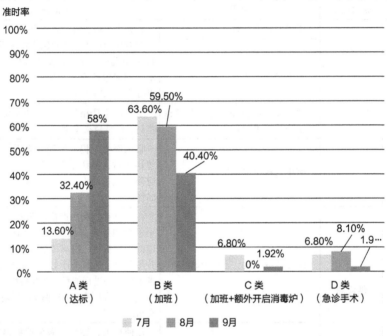

图 3-26　改善后外来器械送消毒准时率

下一步，项目团队将继续落实改善措施，巩固现有改善成果，同时进一步分析出现 B 类、C 类、D 类情况的原因，继续提升 A 类比例，在提升送消毒达标比例的同时，降低员工加班时间，降低医院消毒成本。

案例 8　提高骨科住院患者 10:00 前换药完成率

| 学习要点 |

★ 提高 10:00 前换药完成率，需要关注换药的整个流程。

★ 去现场，通过价值流图分析流程中的浪费是解决此类问题的关键。激发一线员
工参与和思考的积极性，能够带来更多创新性的建议。

问题背景

某医院骨科手术量年增长 20%，医生人数却并无增长，因此需要换药的
患者每天等候换药时间长，患者担心感染，焦虑急躁，频繁催促，满意度低至
65%；医生、护士反复处理尽快换药的患者诉求，增加工作量，护士满意度低
至 50%。缩短患者换药等候时间成为关系科室医务、患者满意度以及科室发展
的重要问题。

现状

项目团队去现场观察了 4 月 1 ～ 10 日共 75 名患者查房换药流程，从早上
8:00 开始到换药完成，患者等待换药的平均时间为 240 分钟，患者换药需求比
较集中的时间段为 11:00—15:00，甚至有 8% 的患者当日未能完成换药，10:00
前（2 小时内）换药完成率仅为 42%。

项目团队将换药流程绘制成了现状价值流图（见图 3-27）。

改善前，换药由主管医生个人独立完成，换药流程中的主要爆炸点有
三个：

（1）医护、医患相互等待，查房耗时长。

（2）反复来回，换药折返多。

（3）频繁干扰，工作常中断：请假、门诊、新收患者及各种其他问题。

目标

项目团队将目标设定为在 3 个月内将患者 10:00 前换药完成率从 42% 提升
至 90%。

原因分析

针对以上三个爆炸点，项目团队采用"五个为什么"进行根本原因分析
（见图 3-30、图 3-31、图 3-32）图中的每一纵列代表一个"为什么"。

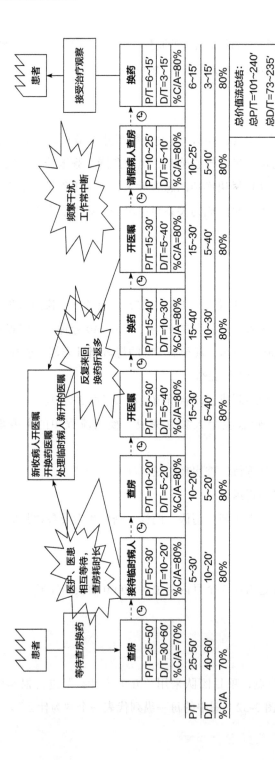

图 3-27　医生查房换药现状价值流图

（1）相互等待，查房耗时长（见图 3-28）。

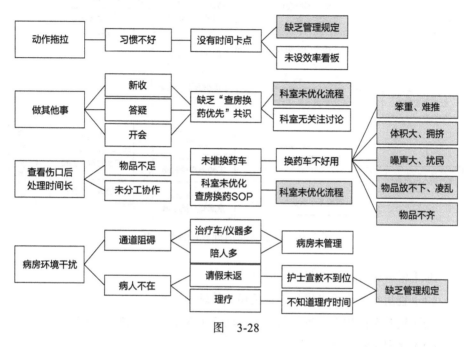

图 3-28

（2）反复来回，换药折返多（见图 3-29）。

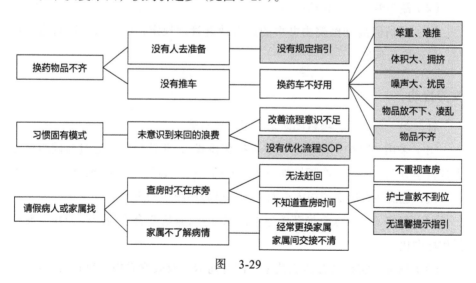

图 3-29

（3）频繁干扰，工作常中断（见图 3-30）。

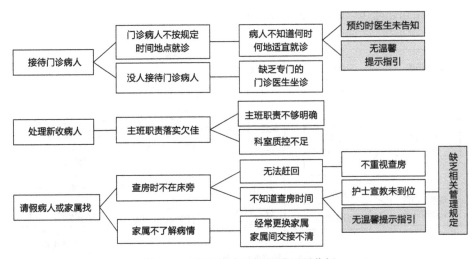

图 3-30   换药等待时间长的原因分析

对于根本原因，归纳起来有以下几点：

（1）查房换药流程未优化，缺乏相关管理规定。

（2）换药车体积大、重、吵、乱，物品不齐全，不能满足换药需求。

（3）指引告知不清。

（4）缺乏专门的门诊医生坐诊。

（5）对请假离开医院去办事的患者缺乏管理规定，医生来换药时患者不在，导致换药延迟。

改善行动

针对第一点原因，项目团队采取了三项对策：

（1）采用"医护一体查房 – 联合换药模式"，非首台医生通过与同组医务人员科学分工、协作，在不增加查房时间的同时，高效完成换药工作，减少患者等候，也能使查房更加深入全面。具体措施如图 3-31 所示。

（2）制定《查房联合换药医务工作职责》《查房联合换药配合 SOP》并将操作标准化。

（3）培训、实践磨合达成共识，设时间卡点及效率看板，每日公布情况，跟进不足，激励先进。

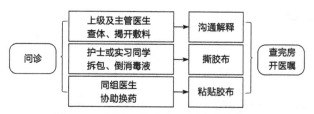

图 3-31　医护一体查房 – 联合换药模式

针对第二点原因，设计轻巧静音的换药车（该车设计方案已申请专利）、按操作顺序摆放物品、明确补充物品指引及职责、确保物品齐全。

针对第三点原因，提前做好患者预约检查的时间安排及病情、换药时间告知。

针对第四点原因，安排经验丰富的教授在门诊坐诊。

针对第五点原因，多次向患者及家属宣讲沟通请假管理规定，需要于查房时间返回病房。

结果与持续改进

项目团队跟进改善情况，8 月时 10:00 前换药完成率能够达到 100%，如图 3-32 所示。

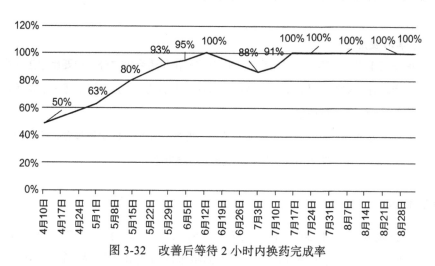

图 3-32　改善后等待 2 小时内换药完成率

如图 3-33 所示，换药平均等待时间从 240 分钟下降至 98 分钟，患者满意度从 65% 提升至 90%，护士满意度从 50% 提升至 91%。

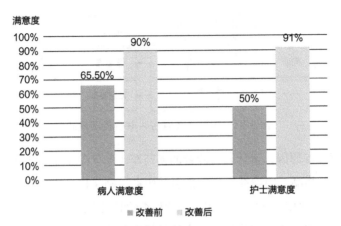

图 3-33   骨伤科改善前后满意度对比

下一步，项目团队计划帮助科室的医务人员在实践中进一步提高配合的熟练度，并维持改善成果。

案例 9   缩短 ICU 白班护士的走动时间

|学习要点|

★ 员工工作负荷高，除了检查对工作量的安排是否合理之外，也要反思工作中是否存在大量的浪费，这些浪费不但消耗员工的精力，还会影响患者的体验，甚至影响医疗安全质量。

★ 科室发展速度往往高于人员增长速度，要想满足科室的发展需要，不能仅靠加班解决，重点在于消除工作中的浪费，提高效率。

问题背景

某医院 ICU 护士 2018 年离职 7 人，离职率 16%。护士普遍反映工作量大，工作负荷高。初步调查发现，护士们将来回行走和不断寻找物品当作工作的一部分，这使得工作中的无效时间增加了很多，导致护士没有时间去研究患者真正需要的护理关怀，存在大量的浪费。

现状

项目团队调查了 4 月份 ICU 白班护士（责任班 4 人，辅助班 1 人）的走动情况，5 人累计总走动时间约 10.5 小时，人均 126 分钟（约 24 000 步，15 公里）。

改善前责任班护士走动时间汇总如表 3-8 所示。

表 3-8　改善前责任班护士走动时间汇总

责任班护士（4 人）走动时间汇总			
事件	走动用时（秒）	百分比	累计百分比
配药	4991	27.43%	27.43%
鼻饲 / 服药	2235	12.28%	39.71%
擦浴	1358	7.46%	47.18%
记录	1013	5.57%	52.75%
取物	777	4.27%	57.02%
翻身	652	3.58%	60.60%
基础护理	628	3.45%	64.05%
协助医生纤支镜检查	610	3.35%	67.40%
接待家属	567	3.12%	70.52%
准备备用床	480	2.64%	73.16%
帮患者订餐	465	2.56%	75.71%
协助患者下床活动	388	2.13%	77.85%
转科	347	1.91%	79.75%
收拾环境	300	1.65%	81.40%
气压泵治疗	260	1.43%	82.83%
收回输液空瓶子	260	1.43%	84.26%
巡视	235	1.29%	85.55%
抽血	230	1.26%	86.82%
处理新开医嘱	209	1.15%	87.96%
交班	190	1.04%	89.01%
插胃管	165	0.91%	89.91%
处理仪器报警	161	0.88%	90.80%
协助排尿	158	0.87%	91.67%
肺部物理治疗	155	0.85%	92.52%
抄写检验值	135	0.74%	93.26%
处理多余药物	125	0.69%	93.95%
处理病人发热	112	0.62%	94.56%
核对下午用药	100	0.55%	95.11%

（续）

责任班护士（4人）走动时间汇总			
事件	走动用时（秒）	百分比	累计百分比
指导下级护士	100	0.55%	95.66%
灌肠	95	0.52%	96.19%
吸痰	73	0.40%	97.54%
医护查房	70	0.38%	97.92%
PICC 换药	68	0.37%	98.30%
振痰治疗	60	0.33%	98.63%
新收病人交班	47	0.26%	98.88%
拍片	40	0.22%	99.10%
消毒呼吸机用物	38	0.21%	99.31%
测血糖	30	0.16%	99.48%
宣教	25	0.14%	99.62%
准备新收病人	20	0.11%	99.73%
穿刺	20	0.11%	99.84%
护理查房	15	0.08%	99.92%
看排班／报告	15	0.08%	100.00%
合计	18 022	1	100.00%

从表 3-8 中可以看出，前面的 11 项工作，占用了 75% 的时间。从面条图
（见图 3-34）中也可以看出，责任班护士走动范围很广，主要集中在分管的病
床周围。

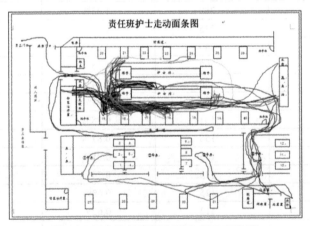

图 3-34　改善前责任班护士走动面条图

辅助班护士走动时间汇总如表 3-9 所示。

表 3-9　改善前辅助班护士走动时间汇总

辅助班护士（1 人）走动时间汇总			
事件	走动用时（秒）	百分比	累计百分比
物品补充	3665	18.72%	18.72%
配药	3477	17.76%	36.48%
接待家属和取物	2248	11.48%	47.96%
准备备用床	2190	11.19%	59.15%
核对次日医嘱	1577	8.06%	67.21%
早上过新开医嘱	970	4.95%	72.16%
检查物品有效期	918	4.69%	76.85%
借 / 还物品	605	3.09%	79.94%
清点被子和病号服	600	3.06%	83.01%
找护工	515	2.63%	85.64%
检测除颤仪及血气机并登记	340	1.74%	87.37%
登记仪器使用情况	300	1.53%	88.91%
准备来访者参观用品（如一次性鞋套）	300	1.53%	90.44%
检查通道门窗（下大雨时）	250	1.28%	91.71%
仪器维修跟踪	240	1.23%	92.94%
放一次性无菌物品	233	1.19%	94.13%
配 TPN	185	0.94%	95.08%
修改登记表	177	0.90%	95.98%
辅助 25 床转科过床	120	0.61%	96.59%
整理环境	120	0.61%	97.21%
检查纤支镜车及气管插管盒	110	0.56%	97.77%
血氧探头检测及维修登记	100	0.51%	98.28%
接听门铃	90	0.46%	98.74%
检测血糖仪	60	0.31%	99.04%
登记表格	60	0.31%	99.35%
OA 仪器报修	35	0.18%	99.53%
给 26 床做 CVC 冲封管及转科前准备	32	0.16%	99.69%
查看处置室	30	0.15%	99.85%
检查无创呼吸机	20	0.10%	99.95%

（续）

辅助班护士（1人）走动时间汇总			
事件	走动用时（秒）	百分比	累计百分比
血气机归位	10	0.05%	100.00%
合计	19 577	1	100%

从表3-9中可以看出，前面的7项工作，占用了76%的时间。从面条图（见图3-35）中也可以看出，辅助班护士走动范围也很广，会在整个科室区域内多次走动。而且，责任班与辅助班的班种间存在重复工作现象。

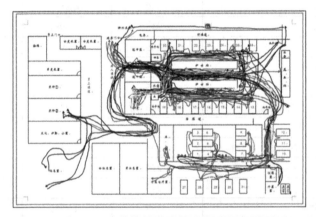

图3-35 改善前辅助班护士走动面条图

目标

项目团队将目标设定为在6个月内将ICU白班护士的平均走动时间缩短50%，从126分钟缩短至63分钟。

原因分析

项目团队对占用责任班护士最多时间的11项工作（见图3-36），以及占用辅助班护士最多时间的7项工作（见图3-37）采用"五个为什么"进行了根本原因分析，发现这些工作中存在大量的走动浪费。识别并消除浪费能够较大幅度地提高效率。图中阴影标注的即为根本原因。

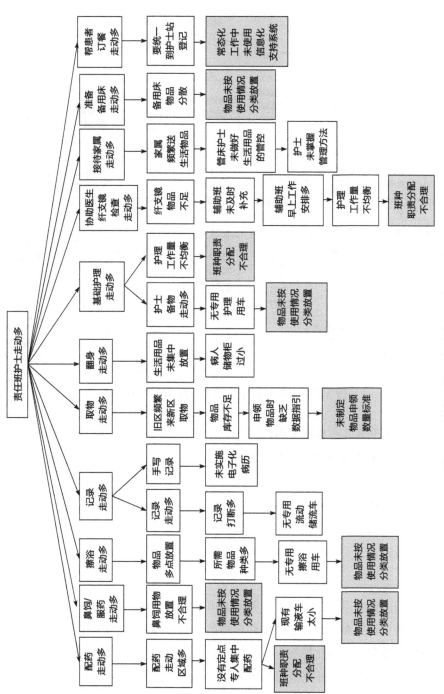

图 3-36　责任班护士走动多的根本原因分析

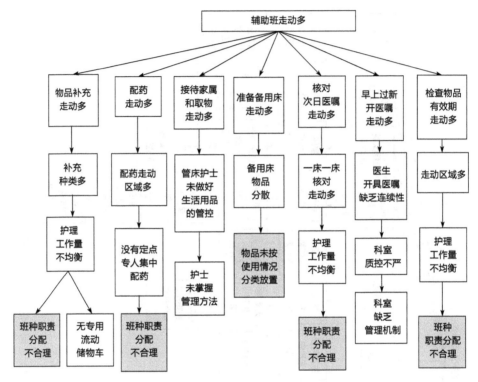

图 3-37　辅助班护士走动多的根本原因分析

归纳起来共有 4 项根本原因：

（1）物品未按使用情况分类放置。

（2）班种职责分配不合理。

（3）未制定物品申领数量标准。

（4）常态化工作中未使用信息支持系统。

改善行动

针对四点根本原因，项目团队制定了相应的改善对策。

（1）优化科室布局设计，库房存放物品实施 5S 管理，将工作流程标准化；改良静脉输液车、一体化擦浴车、一体化护理车；改良移动储物车，车内应装有标准物资，明确物品补充指引与职责。

（2）优化护士人力组合，健全科室"静脉输液配置站"，辅助班分离出治疗班与护理班，治疗班负责静脉输液配置并发放至床边，护理班负责协助责任班完成护理，明确各班种职责。

（3）根据 ABC 分析法[⊖]对物品进行分类，设定申领周期，制定物品申领数量标准，设定每次订购量，每季度更新一次基数。

（4）开发订餐小程序，优化订餐流程。

结果与持续改进

采取改善行动后，项目团队跟踪改善结果，发现 ICU 白班护士平均走动时间明显降低，9 月份时降到 36.2 分钟（见图 3-38）。

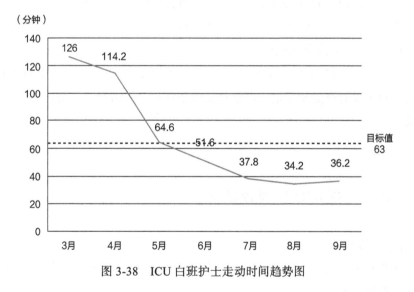

图 3-38　ICU 白班护士走动时间趋势图

改良后护士的走动面条图如图 3-39 所示，可以看出责任班护士在分管病床附近的分布更加集中（见图 3-39a），治疗班护士和护理班护士的走动也比之前辅助班护士的走动明显减少了（见图 3-39b）。人均走动从 24 000 步减少至 7000 步。

⊖　详见本书 9.4.4 小节 ABC 分析法。

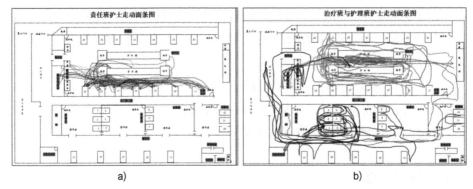

图 3-39   改善后护士走动面条图

此外，由于护士的时间从"走动浪费"中解放出来，人均减少了 90 分钟左右，一方面护士的劳动强度下降，工作负荷降低；另一方面他们可以将更多时间留给患者，提供更优质的护理服务，指导患者开展康复训练，将患者平均住院日从 7.1 天下降至 5.8 天。

下一步，项目团队计划进一步将护士操作的动作标准化，减少动作浪费；继续检测每天的物品使用量，调整物品的基数；巩固措施落实情况，维持改善效果。

案例 10   提高 ICU 医嘱合格率

|学习要点|
★ 提升医嘱合格率，不能靠简单地"罚钱"解决，而要分析根本原因，才能真正有效解决。

问题背景

某医院 ICU 护士长发现日常工作中经常出现医嘱不合格的问题，当护士追着医生去修改医嘱时，会浪费医务时间，影响工作质量与效率。有些不合格医嘱未被及时发现，容易引发不良事件及医患矛盾，存在安全隐患。ICU 的医生面对的患者病情经常突然变化，他们工作节奏变化快且强度大，因此他们做了很多口头医嘱，事后补录导致了一些医嘱的不合格。

现状

项目团队调研了 2018 年 6 月的 1994 条医嘱，其中不合格医嘱共 238 条，合格率仅为 88%。

分析数据发现，不合格医嘱中超过 50% 的问题集中在收费项目上。

目标

项目团队将目标设定为 3 个月内将医嘱合格率从 88% 提升至 98%。

原因分析

项目团队针对医嘱不合格进行了"五个为什么"的分析（见图 3-40）。其中每一列为一个"为什么"。

项目组归纳出以下六点根本原因：

（1）信息系统缺乏防错功能。

（2）针对医生、护士无培训考核制度。

（3）医嘱不合格，未责任到人。

（4）规培生开医嘱未经审核。

（5）信息系统组套不适用，无专人负责定期更新。

（6）医护之间缺乏有效沟通。

改善行动

项目团队经过讨论，针对根本原因，对应采取了对策（见表 3-10）。

结果与持续改进

采取改善行动后，项目团队跟进改善情况发现医嘱合格率稳定在 98% 以上（见图 3-41）。

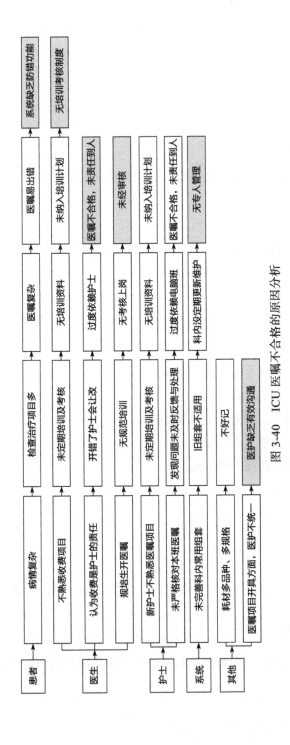

图 3-40 ICU 医嘱不合格的原因分析

表 3-10　ICU 医嘱不合格改善对策

根本原因	改善对策
信息系统缺乏防错功能	①收集错误医嘱情况，汇总归类，制定针对性的改善措施 ②针对容易出错的医嘱做醒目的提醒，贴在每台电脑显眼的位置上 ③每天早晨交班时反馈前一天医嘱情况，每周总结
针对医生、护士无培训考核制度	①制定医嘱培训制度 ②医生护士分开培训，定期考核 ③规范新入职医生、护士及规培生的带教与管理
医嘱不合格未责任到人	①每位医生固定一台电脑，不用他人工号开医嘱 ②医嘱错误责任到人，错误率高者按医嘱管理制度进行绩效扣罚
规培生开医嘱未经审核	①规培生必须在带教老师的指导下开医嘱，经审核合格才可提交 ②如有错误，责任由带教老师承担
信息系统组套不适用，无专人负责定期更新	①指派工程师协助及指导组套维护 ②指派医生负责创建新组套，并将旧组套删除，统一标准 ③开展新项目新技术时相应的收费项目要及时更新，系统要及时维护
医护之间缺乏有效沟通	护士长每周总结医嘱情况，医护共同讨论分析原因及整改措施

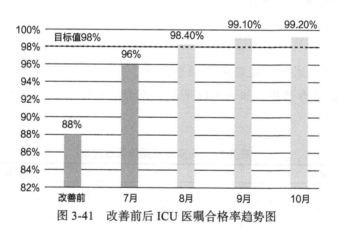

图 3-41　改善前后 ICU 医嘱合格率趋势图

　　下一步，项目团队计划继续收集及分析不合格医嘱数据，进一步完善医嘱组套，并将改善案例分享给医院其他科室。

案例 11　缩短药库库存周转天数

| 学习要点 |

★ 库存第一目的是保障临床使用，不能盲目追求所谓的"零库存"。

★ 仓库管理过程中，ABC 分析法是针对静态库存结构的大杀器，非常有效；对于动态的库存结构，无非入库与出库，分别进行分析与管理，能够事半功倍。

问题背景

医院药库管理过程中，经常遇到的问题一方面是缺货，影响临床使用；另一方面是爆仓，无论多大的仓库都会填满，与此同时每次盘点耗费时间很长，而且账物相符率还不高。衡量一个仓库管理效率的核心指标是库存周转天数。在保障临床使用的情况下，库存周转天数越少，说明管理得越好。

某医院药品库存周转天数多，药品库存占用资金量大，成本高。等级医院评审标准中明确指出，85% 的药品库存周转天数需要少于 15 天，该医院改善前明显无法满足评审要求。

现状

项目团队到药库现场进行调查，统计药库 2017 年 9 月至 2018 年 4 月共 8 个月的库存数据，如表 3-11 所示。改善前 8 个月库存平均周转天数是20.06 天。

表 3-11   药库库存周转天数现状

年份	月份	周转天数
2017	9	25.48
2017	10	15.74
2017	11	16.52
2017	12	15.15
2018	1	13.47
2018	2	26.90
2018	3	30.51
2018	4	16.74

库存周转天数的计算公式如下：

$$库存周转天数 = \frac{月平均库存金额（或数量）}{月出库金额（或数量）} \times 30 \text{天}$$

由于月出库金额（或数量）是为满足临床使用需要，一定程度上无法人为控制，所以库存周转天数高的主要原因在于月平均库存金额（或数量）高。

目标

基于等级医院评审标准，项目团队将目标设定为在 6 个月内将库存平均周转天数从 20.06 天降至 10 天以内。

原因分析

项目团队对"库存金额高"进行了"五个为什么"的根本原因分析（见图 3-42）。

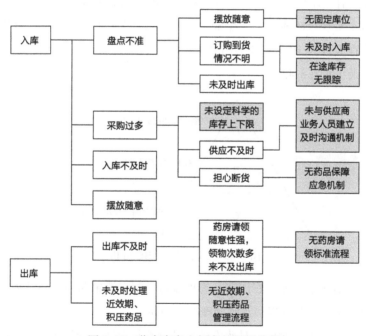

图 3-42　药库库存金额高的原因分析

项目组归纳出以下八点根本原因：

（1）未设定科学的库存上下限。

（2）无近效期、积压药品管理流程。

（3）无固定库位。

（4）未及时入库。

（5）在途库存无跟踪。

（6）未与供应商业务人员建立及时沟通机制。

（7）无药品保障应急机制。

（8）无药房请领标准流程（药房向药库请领药品，药库是医院的药品总库）。

改善行动

针对以上根本原因项目团队拟定了如下改善对策：

（1）针对无科学的库存上下限，运用 ABC 分析法对在库药品进行分类。在库药品共有 487 种，其中 A 类 89 种，使用金额占 70%；B 类 83 种，使用金额占 20%；C 类 315 种，使用金额占 10%。根据公式计算，对 A、B 类药品设定最高库存天数为 10 天，C 类药品最高库存天数为 15 天，最低库存天数统一设定为 5 天（见图 3-43）。

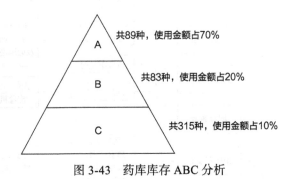

图 3-43　药库库存 ABC 分析

（2）针对无近效期、积压药品管理流程，制定滞销药品、异常采购药品记录表，制定相应管理流程，及时处理积压药品。

（3）针对无固定库位，对药库药架进行重新规划，分类摆放，在库药品增加库位码，使用可视化方法对在库药品进行有效区分。

（4）针对未及时入库，制定标准工作流程与工作指引。

（5）针对在途库存无跟踪，制定采购药品追踪记录表，及时追踪到货信息。

（6）针对未与供应商业务人员建立及时沟通机制、无药品保障应急机制，加强业务沟通，确保药品信息互通；制定紧缺药品目录，并为紧缺药品目录设置两个备选配送商，尽量避免出现供应短缺的问题；制定紧缺药品目录替代品种目录，及时在微信群发布相关短缺信息，加强用药沟通；制定药品供应的应急预案与流程，及时补充紧急短缺药品。

（7）针对无药房请领标准流程，在药库、药房、医药公司药品库存量间建立三者联动，要求医药公司增加配送次数，有效控制采购量；药房制定最高请领数量标准；对药房、药库计划数量药品实行可视化管理。

结果与持续改进

采取改善行动后，药库药品周转天数持续下降，在保障临床用药的前提下，8 月底药品库存周转天数降至 9.18 天（见图 3-44），药品库存金额减少超过 100 万元，药品占用空间从 125 平方米减少至 93 平方米。

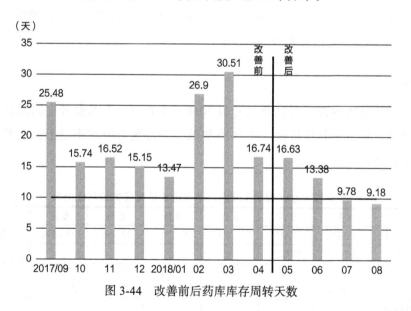

图 3-44　改善前后药库库存周转天数

下一步，项目团队希望创造条件实现药品二维码扫描出入库，全流程监控，减少人为差错，进一步加强药品库位码可视化，纸质变电子可视化管理。

案例 12 降低小儿骨科 I 类切口手术抗菌药物预防使用率

| 学习要点 |

★ 对 I 类切口的手术类别进行分析，有助于识别抗菌药物预防使用中的不合理情况。

★ 对改善结果进行持续监控，避免反弹是重点。

问题背景

I 类切口手术患者抗菌药物预防使用不合理，将增加药物不良反应发生率及细菌耐药性，增加医疗费用，同时加大患者健康安全隐患。儿童处于生长发育期，很多药物属于禁用或者慎用药，选择余地小，因此降低抗菌药物预防使用率和加强抗菌药物的合理使用对儿童尤为重要。根据国家卫健委等级医院评审要求，I 类切口手术患者抗菌药物预防使用率应不超过 30%。某医院小儿骨科 2018 年 I 类切口手术患者抗菌药物预防使用率为 33.42%，未达等级医院评审要求，其中存在使用不合理的情况。

现状

项目团队调查了医院小儿骨科 2018 年 I 类切口手术患者抗菌药物预防使用率，其中 6 个月超标，且 2019 年前 3 个月预防使用率呈上升趋势，如表 3-12 所示。

表 3-12 小儿骨科 I 类切口手术患者抗菌药物预防使用率

	1 月	2 月	3 月	4 月	5 月	6 月	7 月
2018 年	27.08%	14.81%	32.26%	13.33%	22.50%	19.05%	47.27%
2019 年	36.73%	26.92%	34.40%				
	8 月	9 月	10 月	11 月	12 月	全年	
2018 年	31.03%	33.33%	21.43%	44.83%	53.85%	33.42%	
2019 年							

2018 年该科室共开展各种 I 类切口手术 404 例，有 135 例预防使用抗菌药物，其中 35 例不合理，如表 3-13 所示。其中，"内固定取出术"和"切除术"

不合理使用例数共 29 例，占不合理使用总数的 83%。

表 3-13　Ⅰ类切口手术分类抗菌药物预防使用率

手术类别	2018 年例数	预防使用例数	不合理使用例数	2018 年预防使用率	目标预防使用率	备注
内固定取出术	109	25	21	22.9%	5%	原则上不需要预防使用
切除术	25	10	8	40.0%	10%	原则上不需要预防使用
内固定术	200	80	0	40.0%	40%	
松解术	38	6	5	15.8%	10%	
关节镜手术	9	9	0	100.0%	100%	
其他手术	23	5	1	21.7%	20%	
汇总	404	135	35	33.4%	26%	

目标

项目团队根据不同手术类别的目标预防使用率计算得出，总的目标预防使用率为 26%，故将目标设定为在 6 个月内将Ⅰ类切口抗菌药物预防使用率从 33.42% 降低至 26% 以下。

原因分析

项目团队运用五问法对"内固定取出术"和"切除术"不合理使用的原因进行了"五个为什么"的分析（见图 3-45）。

项目组归纳出以下三点根本原因：

（1）科室未制定相关制度。

（2）未建立统一医嘱模板。

（3）预防用药适应症培训不足。

改善行动

（1）针对科室未制定相关制度，制定《小儿骨科Ⅰ类切口手术预防使用抗菌药物管理制度》，将各类手术用药指引放在每个医生的桌面以示提醒；原则上不推荐使用抗菌药物，如需使用，应科内申请，经主任同意后方可用药；临床药学每月公布Ⅰ类切口不合理用药情况；查房时重点点评使用率超标的医生；对于指标下降的医生予以表扬，指标超标的医生予以约谈。

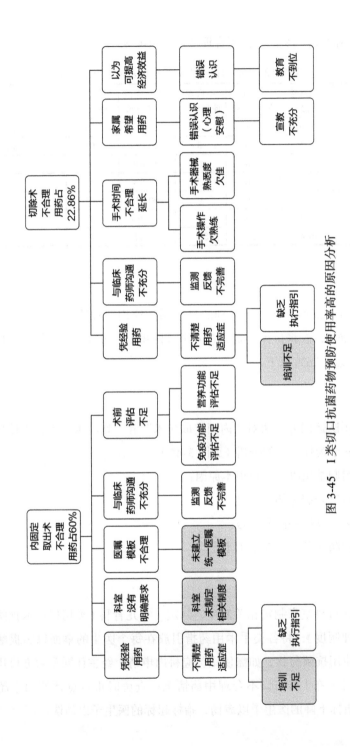

图 3-45 I 类切口抗菌药物预防使用率高的原因分析

（2）针对未建立统一医嘱模板，科室人员讨论医嘱模板设置，制定统一的医嘱模板。

（3）针对预防用药适应症培训不足，制定常见手术使用抗菌药物的简明指引，组织全科室人员对此内容进行培训、考核。

结果与持续改进

经过干预，Ⅰ类切口抗菌药物预防使用率由 2018 年的 33.42% 下降至 2019 年 8 月的 22.03%，低于目标值 26%。同时，小儿骨科手术相关性感染未见升高（见图 3-46）。

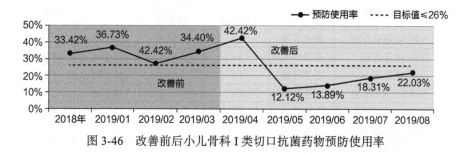

图 3-46　改善前后小儿骨科Ⅰ类切口抗菌药物预防使用率

下一步，项目团队继续落实科内制度，建立长效机制，避免反弹；加强监督医生准确填写切口类别，避免因切口填写错误未能纳入监控范围。

案例 13　提高住院部保洁员院感防控措施依从性

|学习要点|

★ 保洁员院感防控措施依从性[一]的评价，需要关注评价方法的有效性，否则如果评价依从性高，但是细菌消毒无效，那么依从性评价就没有意义。因此，采用物品细菌培养法验证评价有效性就显得很重要。

★ 保洁员的操作也需要标准化、规范化，培训、检测、考核联动。

[一] 依从性：顺从性、顺应性，原指病人按医生规定进行治疗、与医嘱一致的行为，习惯称依从性高的病人比较"合作"（即配合工作）。这里指保洁人员按规定工作。

问题背景

某医院发现清洁、消毒工作是医院保洁员的薄弱环节，在对全院院感工作进行排查中也发现保洁员对院感工作执行不标准、不规范。

现状

改善前，项目团队发现医院感染物表细菌培养达标率不到60%，存在很大改善空间（见表3-14）。

表3-14 医院感染物表培养检测报告对比

序号	物品名称	环境类型	培养结果（cfu/cm²）		参考范围	达标情况
			消毒前	消毒后		
1	外科37床床头柜	Ⅲ类环境	42	32	≤ 10.0	不达标
2	外科37床床栏	Ⅲ类环境	47	30	≤ 10.0	不达标
3	外科37床床垫	Ⅲ类环境	18	13	≤ 10.0	不达标
4	内科32床床头柜	Ⅲ类环境	28	6	≤ 10.0	达标
5	内科32床床栏	Ⅲ类环境	27	18	≤ 10.0	不达标
6	内科32床床垫	Ⅲ类环境	8	6	≤ 10.0	达标
7	儿科7床床头柜	Ⅲ类环境	/	3	≤ 10.0	达标
8	儿科7床床栏	Ⅲ类环境	/	0	≤ 10.0	达标
9	儿科7床床垫	Ⅲ类环境	/	36	≤ 10.0	不达标
10	妇产科8床床头柜	Ⅲ类环境	/	8	≤ 10.0	达标
11	妇产科8床床栏	Ⅲ类环境	/	10	≤ 10.0	达标
12	妇产科8床床垫	Ⅲ类环境	/	1	≤ 10.0	达标
13	手外科20床床头柜	Ⅲ类环境	/	3	≤ 10.0	达标
14	手外科20床床栏	Ⅲ类环境	/	34	≤ 10.0	不达标
15	手外科20床床垫	Ⅲ类环境	/	3	≤ 10.0	达标

项目团队根据中华人民共和国卫生行业标准 WS/T512-2016，结合医院具体情况制定了住院部保洁员院感防控措施评价表（简称"评价表"见附录A）。

分别对5个科室抽取样本，每个科室抽取9个位置，对物表按上述保洁员院感防控评价表的要求进行标准化作业，采样细菌培养平均合格率为96%（45个样本中有43个样本达标），验证了该评价表的有效性（见表3-15）。

医院各科室护士长采用上述"评价表"，分别对5个科室共10名保洁员改善前的日常保洁工作进行现场观察评分，发现保洁员依从性仅为 23%（保洁员依从性 = 已合格完成项目 / 应合格完成项目 × 100%）。

表 3-15　医院感染物表培养抽样检测报告对比

序号	物品名称	环境类型	培养结果（cfu/cm²）		参考范围	达标情况
			消毒前	消毒后		
1	外科 10 床床垫上部	Ⅲ类环境	10	5	≤ 10.0	达标
2	外科 10 床床垫下部	Ⅲ类环境	105	0	≤ 10.0	达标
3	外科 10 床凳子	Ⅲ类环境	>500	15	≤ 10.0	不达标
4	外科 10 床床头板	Ⅲ类环境	1	4	≤ 10.0	达标
5	外科 10 床床栏	Ⅲ类环境	3	8	≤ 10.0	达标
6	外科 10 床床头柜拉手	Ⅲ类环境	138	5	≤ 10.0	达标
7	外科 10 床床头铃	Ⅲ类环境	30	8	≤ 10.0	达标
8	外科 10 床床头柜	Ⅲ类环境	80	1	≤ 10.0	达标
9	外科 10 床输液架	Ⅲ类环境	13	10	≤ 10.0	达标

目标

项目团队将目标设定为在 6 个月内将保洁员院感防控措施依从性从 23% 提升至 73%。

原因分析

项目团队对于"评价表"中保洁未达标的工作情况进行了统计分析，发现问题主要集中在地面、物表清洁，清洁工具使用，终末消毒以及污物处理四个方面，各自所占比例如表 3-16 所示。

表 3-16　未达标情况分析

未达标情况分析	占比
地面、物表清洁	25.00%
清洁工具使用	25.00%
终末消毒	20.83%
污物处理	16.67%
其他	12.00%

注：四舍五入有出入

项目团队采用"五个为什么"对上述问题进行了分析（见图 3-47）。

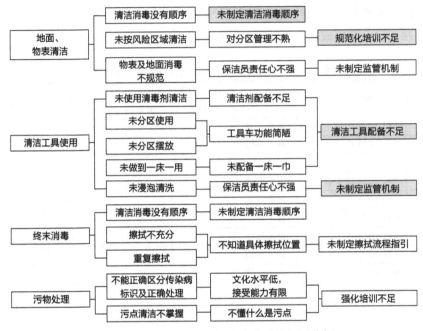

图 3-47   保洁员院感防控措施错误的原因分析

项目组归纳出以下四点根本原因：

（1）未制定清洁消毒顺序。

（2）规范化培训不足。

（3）清洁工具配备不足。

（4）未制定监管机制。

改善行动

针对根本原因，采取相应的对策（见表 3-17）。

表 3-17   保洁员院感防控措施错误的改善对策

根本原因	改善对策
未制定清洁消毒顺序	①制定 2 本物表清洁消毒操作流程标准化工作书
	②将清洁消毒操作流程可视化，拍照片编排顺序
	③制作 1 个基本清洁与终末消毒的操作视频
规范化培训不足	①采用边工作边指导的方式，对在岗清洁工进行 4 次培训
	②集中学习操作规范视频 4 次，确保人人过关后离场

（续）

根本原因	改善对策
清洁工具配备 不足	①配备 10 个有刻度的工具桶
	②配备足球抹布，确保一床一用一清洗，按颜色区分区域范围
	③按要求配备足够的清洁剂
	④配备 8 部功能齐全的工具车
	⑤用 6S 方法（5S + safety）统一规范工具车，将各个清洁工具定位放置
	⑥增加两个专用清洁间
	⑦配备清洗消毒干燥间，集中清洗消毒
未制定监管机制	①运用荧光笔检测是否落实消毒
	②制定双方监管措施，制度考核标准，细化院感监管制度
	③建立层级管理架构制度
	④建立奖惩机制：每月考核保洁员

其中床单元终末清洁与消毒流程见图 3-48。

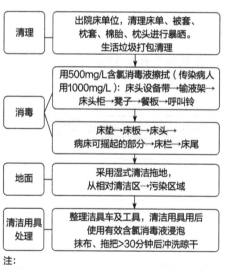

注:
1. 清洁消毒顺序：上→下，内→外，轻度污染→重度
   污染。擦拭方式："S"形顺序，避免重复往返擦拭，
   一床一用一抹布。
2. 传染病人或多重耐菌感染病人使用后的织物装入红
   色感染性织物双层胶袋内，并注明是××传染病或
   ××多重耐药菌感染。

a)

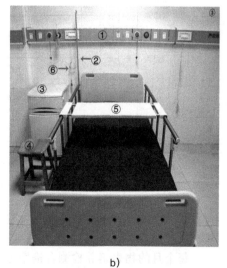

b)

图 3-48　床单元终末清洁与消毒流程

运用荧光笔检测是否落实消毒的示意图见图 3-49a，改进后的清洁车示意图见图 3-49b。

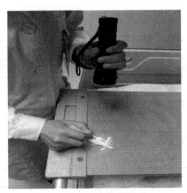

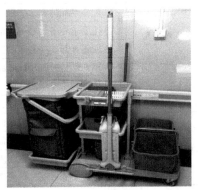

a）运用荧光笔检测是否消毒   b）改进后的清洁车

图   3-49

结果与持续改进

至 2019 年 11 月，保洁员院感防控措施依从性上升至 75%（见图 3-50）。

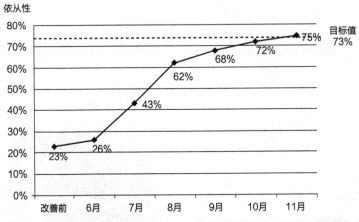

图 3-50   改善前后院感防控措施依从性趋势图（6 ～ 11 月为改善期）

每个月的物表培养检测合格率也上升至 86.7%（见图 3-51）。

下一步，项目团队计划落实层级管理制度，持续改进集中清洗消毒场地，继续提升院感防控措施依从性与物表细菌培养合格率。

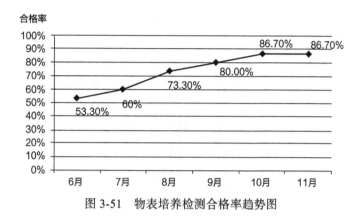

图 3-51 物表培养检测合格率趋势图

案例 14 缩短出院办理时间

| 学习要点 |

★ 出院流程牵涉面广，医生、护士、药房以及结算处都在其中，解决问题的难点在于对当前的真实现状达成共识。

★ 从试点科室开始，组建跨科室的团队，采用价值流图去现场调查现状。识别浪费，才能更好地达成共识，推动问题的有效解决。

问题背景

某新成立的医院出院流程不畅，患者等待时间长，折返次数多，办理出院最长达 8 小时，直接影响患者体验。同时，由于出院流程不畅，新患者住院住不进来，从而影响医院的发展。

现状

项目团队选取神经内科、肾内科、胃肠肛肠外科、儿童耳鼻喉科、血液科、泌尿外科六个科室作为试点科室，根据 2019 年 3 月 20 日～ 3 月 28 日的数据绘制现状价值流图（见图 3-52）。

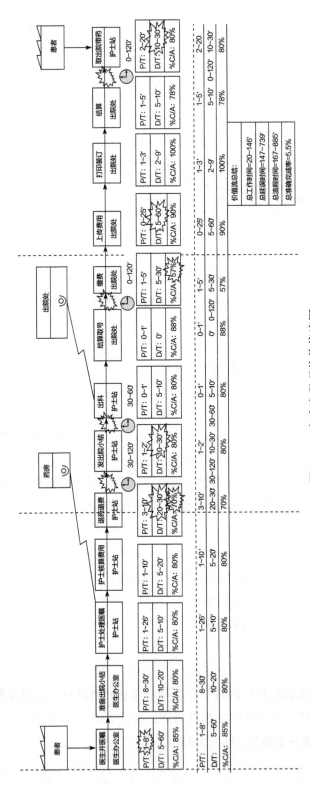

图 3-52　出院流程现状价值流图

从下达出院医嘱开始到患者办理完结算，总流程平均时间为 284 分钟，10点完成结算的患者比例为 13%，12 点完成结算的患者比例为 40%。

其中，主要有四个爆炸点导致时间延误：

（1）等待退药时间长，30 ～ 120 分钟。

（2）等待出院带药时间长，0 ～ 120 分钟。

（3）等待出院小结时间长，30 ～ 60 分钟。

（4）等待结算时间长，0 ～ 120 分钟。

目标

项目团队将目标设定为 6 个月内，将出院办理总流程的平均时间从 284 分钟缩短至 120 分钟以内。

原因分析

项目团队对以上四个爆炸点分别进行了"五个为什么"的分析（见表 3-18、表 3-19、表 3-20、表 3-21）。

表 3-18　等待退药时间长原因分析

问题	为什么	为什么	为什么	为什么	为什么
等待退药时间长	药房退药处理不及时	退药分时间段	没有具体退药流程规定		
	退药手续烦琐	冷藏药不能退	缺少冷链工具（短期无法解决）		
	退药多	医生随意开停医嘱	没有具体流程规定开停医嘱时间		
		与上级医生诊疗计划不一致	与上级医生沟通不够	没有具体退药流程	
		患者不需要	医患沟通不够	没有具体退药流程	
			患者病情变化（无法解决）		

（续）

问题	为什么	为什么	为什么	为什么	为什么
等待退药时间长	护士业务不熟练	培训不足	没有办公班具体流程		
		办公流程不熟悉	护士轮流上办公班	没有固定办公班	缺少文员岗位（暂时无法解决）
	护士处理不及时	护士工作繁忙	护士人力不足	没有固定办公班	缺少文员岗位（暂时无法解决）
		工作中断次数多	咨询人多、电话多	没有固定办公班	缺少文员岗位（暂时无法解决）
		没有每天清理退药	没有办公班具体流程		

针对等待退药时间长共发现了 2 个根本原因：

（1）没有具体流程规定开停医嘱时间，没有具体退药流程。

（2）无办公班具体流程。

表 3-19　等待出院带药时间长原因分析

问题	为什么	为什么	为什么	为什么	为什么
等待出院带药时间长	医生开出院带药时间晚	诊疗计划不一致	与上级医生或患者沟通不足	预出院比例太低	无具体流程规定
	药剂科处理不及时	分时间点提取医嘱	出院带药流程不清晰		
	药品漏发	打包无双人核对	由运送员进行打包	出院带药流程不清晰	
	带药医嘱护士未及时确认	医生下达医嘱系统无提示	出院带药流程不清晰		
		办公护士忙于其他工作	同一时间段工作量大	工作安排不合理	预出院比例太低，流程不清晰
	物流小车调车时间长	小车使用频率高	上午为繁忙时段	预出院比例太低	
		站点存放过多	科室没有小车使用规范	流程不清晰，科室没有小车使用规范	
	护士出院带药发放不及时	护士在病房工作	工作量在同一时间内	工作安排不合理	流程不清晰
		护士找不到出院带药	出院带药没有固定存放点		

针对等待出院带药时间长共发现 3 个根本原因：

（1）预出院比例太低，没有具体出院流程规定。

（2）出院带药流程不清晰。

（3）出院带药没有固定存放点。

表 3-20　等待出院小结时间长原因分析

问题	为什么	为什么	为什么	为什么	为什么
等待出院小结时间长	医生不清楚出院小结的完成时间点	没有规定具体工作时间节点	没有具体出院流程		
	医生忙，没时间写	患者要求临时出院	医患沟通不够	没有具体出院流程	
		出院患者多安排了手术、查房	工作时间统筹不够	不知道具体时间节点	没有具体出院流程
	等上级医生查房	要上级医生决定才能出院	诊疗计划有冲突	与上级医生或患者沟通不够	没有具体出院流程
	医生等当天检查结果	看到结果才能决定是否出院	疾病治疗指南规定（暂时无法解决）		
	医生未及时交给护士	没有具体存放点	没有具体流程		
	护士没有及时发放	办公班护士忙	工作量累积	统筹不够	没有具体出院流程
			费用未审核完	没有审核	

针对等待出院小结时间长共发现 2 个根本原因：

（1）没有具体出院流程规定医生的工作时间节点和工作流程。

（2）医患沟通不够，没有相关出院流程规定要求。

表 3-21　等待结算时间长原因分析

问题	为什么	为什么	为什么	为什么	为什么
等待结算时间长	收费处结算时间长	需人工录入疾病诊断	ICD10 编码未上线	新建医院尚未制定出全院标准	
		费用上传有误	办公护士核错费用	未提前核费	流程不清晰
		修改费用需 OA 申请，耗时长	制度要求（暂时无法解决）		

（续）

问题	为什么	为什么	为什么	为什么	为什么
等待结算时间长	排队等候人员多	窗口少	场地限制（暂时无法解决）		
		病人取错号	取号处无人指引（暂时无法解决）		
	护士未点出科	业务不熟练	办公班不固定	护士需倒晚夜班	无标准化工作流程
			办公班无规范流程		
	护士核错费用	护士工作被打断	临时医嘱较多	医生开医嘱不规范	流程不清晰
		信息系统耗材不能捆绑收费	信息系统版本限制（暂时无法解决）		
		信息系统费用收错无提醒	信息系统版本限制（暂时无法解决）		
	患者结算资料不全	患者不知道	流程不清晰	缺少出院流程指引	
		患者忘记带资料或丢了	没有固定存放处		

针对等待结算时间长共发现 2 个根本原因：

（1）预出院比例太低，缺乏标准出院流程。

（2）患者资料不全，缺少出院流程指引及资料固定存放处。

经过以上分析，项目组将根本原因归纳为以下三点：

（1）医生、护士、药房以及结算处没有标准化工作流程，预出院率低。

（2）出院带药、出院小结和结算资料没有固定存放处。

（3）没有结算资料存放处和结算指引。

改善行动

针对以上根本原因，项目团队分别制定了改善对策。

（1）多科室讨论，制定医生、护士、药房、结算环节标准化工作流程，达成共识。

针对医生、护士环节，改善对策如图 3-53 所示：

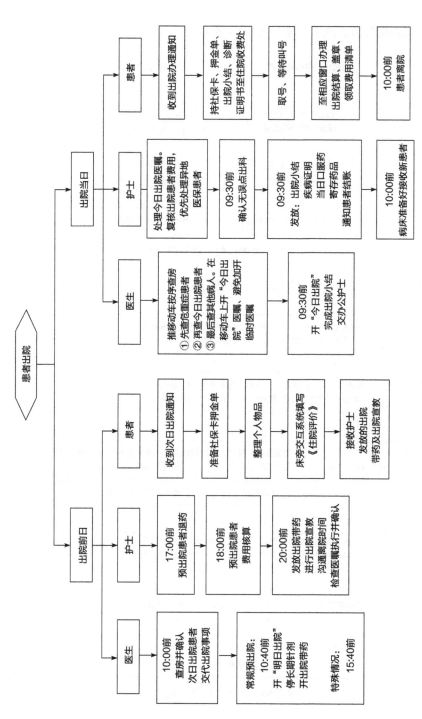

图 3-53　改善后的患者出院流程

针对药房环节，改善对策如图 3-54 所示：

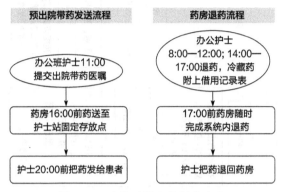

图 3-54   改善后的发药退药流程

针对结算环节，改善对策如图 3-55 所示：

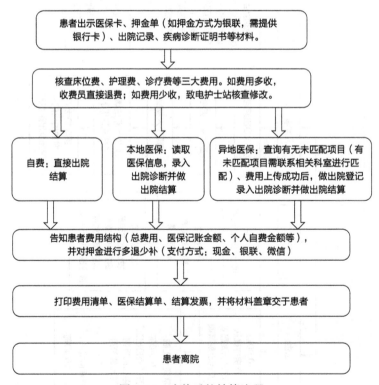

图 3-55   改善后的结算流程

（2）固定科室出院小结和出院带药存放处，示例如图 3-56 所示。

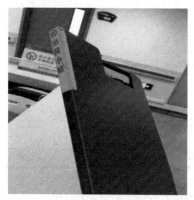
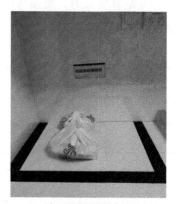

a）出院小结存放点示例　　　　　b）出院带药存放点示例

图　3-56

（3）住院温馨袋和结算指引的参考样式如图 3-57 所示。

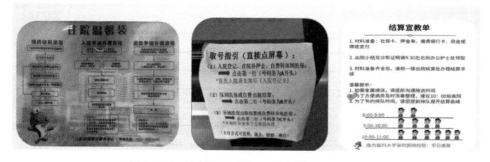

图 3-57　住院温馨袋和结算指引的参考样式

结果与持续改进

随着改善对策的逐步落实，项目团队追踪改善效果显著。出院患者出院手续办理的平均总时长由 284 分钟降低至 117 分钟（见图 3-58）。预出院患者 10 点结算完成率由精益管理前的 13% 上升至 57%（见图 3-59），12 点结算完成率由精益管理前的 40% 上升至 86%（见图 3-60）。

　　下一步，项目团队计划将改善成果推广至其他科室，然后推进上线结算自助机，补充结算员人力，加强与患者家属沟通，进一步巩固改善效果，提高患者满意度。

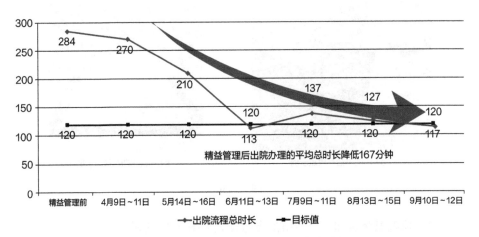

图 3-58　改善前后出院办理的平均总时长

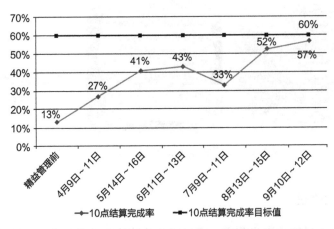

图 3-59　试点科室 4～9 月 10 点结算完成率变化图

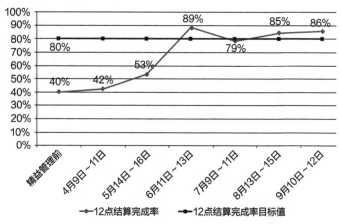

图 3-60　试点科室 4 ～ 9 月 12 点结算完成率变化图

案例 15　缩短报销等待时间

| 学习要点 |

★ 财务科应更好地支持医务人员。报销流程中，提交报销的医务人员是其内部顾客。

★ 医院领导应在合规范围内减少审批环节，优化流程。

问题背景

某医院财务科从员工投诉、员工满意度调查、行政查房等多个途径中得知，员工外出学习及出差的报销手续烦琐、流程长、返单率高，报销时间基本都超过原定标准 15 个工作日，有些员工甚至长达 3 个月拿不到报销费用，员工意见较大。

现状

项目团队从 2018 年 9 月～ 2019 年 3 月报销的差旅费资料中共抽取 43 单，总流程时间在 13 ～ 98 天不等，平均 45 天，其中 15 天以下有 7 单，占 16%；15 天至 1 个月有 27 单，占 63%；1 个月以上有 9 单，占 21%。

团队绘制了报销的现状价值流图（见图 3-61），科教科审核最长 25 天，返单 12 单，占 28%，审计审核最长 21 天，返单 11 单，占 26%。

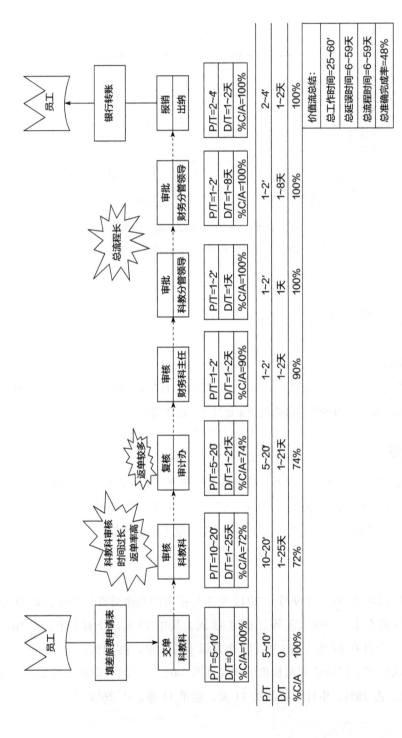

图 3-61 差旅费报销现状价值流图

当前报销流程的问题主要集中在两个方面，一是返单率高，二是流程步骤多。

目标

在 6 个月内，将从员工提交报销单到报销款转入员工账户的报销平均等待时间从 45 天缩短至 7 天以内。

原因分析

项目团队采用"五个为什么"对上述两个主要问题爆炸点进行了分析（见图 3-62）。

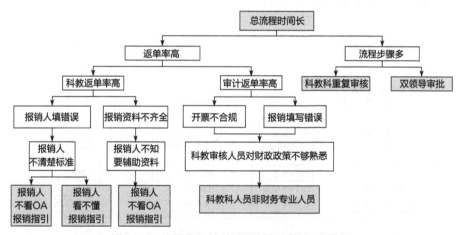

图 3-62 差旅费报销总流程时间长的原因分析

问题可归纳为以下五点：

（1）报销人不看 OA 报销指引。

（2）报销人看不懂报销指引。

（3）科教科人员非财务专业人员。

（4）科教科重复审核。

（5）双领导审批。

改善行动

针对以上五点根本原因，采取相应的改善对策（见表 3-22）。

表 3-22 差旅费报销时间长的改善对策

根本原因	改善对策
报销人不看 OA 报销指引	通过微信发送个性化报销须知
报销人看不懂报销指引	将标准固定在报销申请单上，对易出错的项目采用选项的方式进行填写 科室固定报销秘书，规范培训科室报销秘书
科教科人员非财务专业人员	取消科教科审核
科教科重复审核	
双领导审批	减少科教分管领导审批环节

改善后的差旅费报销价值流图如图 3-63 所示。

报销须知示例如图 3-64 所示。

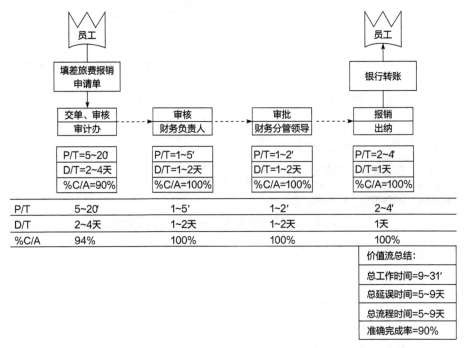

图 3-63 改善后的差旅费报销价值流图

结果与持续改进

未来状态的价值流图提交院长办公会讨论通过后，于 2019 年 6 月 1 日起

外出学习

亲爱的××同事，您如此次（2019年09月）到广州市"艾力彼管理学院"学进外出学习属于个人公务性质，请熟知以下报销事项，请熟知以下报销标准，如要分开报销，如要分开报销按各自比例填写（以下报销费用可以2人一起报销，如要分开报销按各自比例填写）：

项目	温馨提示	报销标准
培训费		凭发票实报
城市间交通费（往返两程）		①如使用公共交通工具，凭有效票据实报 ②如使用个人交通工具同本次2人费用150元/天，当天来回计一天；往返两程共300元
市内交通补助		①使用公共交通工具，市内交通补助80元/天人；往返两程，共160元/人 ②使用个人交通工具则此次不再补助
住宿费		请按会议上酒店通知标准，凭合规发票实报。（限额450元/天人）
伙食补助费		100元/天人，不含餐点不补助；会议包午、晚其中一餐另外补助，以上请按实际填写
报销必交资料		填报《外出学习费用报销汇总单》（院内OA共享下载）有效票据（背面经办人、证明人签名）

请您在学习回来后的15天内交齐以上资料直接送行政楼三楼财务科××办理报销（注明：报销汇总单上出差事由填写号）。如逾期3个月不足半年的须补书面报院领导审批，超过半年不予办理报销。

进修

亲爱的××同事，您如此次，您如外出学习属于个人申请，请熟知以下报销事项，请熟知以下报销标准，如您分开报销按各自比例填写（以下报销费用可同以2人一起报销，3人一起报销，不建议分开报销）：

项目	温馨提示	报销标准
培训费		凭发票实报
城市间交通费（往返两程）		①如使用公共交通工具，凭有效票据实报 ②如使用个人交通工具可补助每人160元/天
市内交通补助		①使用公共交通工具，市内交通补助80元/天人，各往返两程160元/人 ②使用个人交通工具则此次不再补助
住宿费		进修单位内住宿，先述修单位开具则有效票据实报
报销必交资料		填报《外出学习费用报销汇总单》（院内OA共享下载）有效票据（背面经办人、证明人签名）

请您在学习回来后的15天内交齐以上资料直接送行政楼三楼财务科××办理报销（注明：报销汇总单上出差事由填写号）。如逾期3个月不足半年的须补书面报院领导审批，超过半年不予办理报销。

专科护士培训

亲爱的××同事，您如此次（2019.9.7-12.16）到广州××大学参加的培训属于专科护士培训，请熟知以下报销事项：

项目	温馨提示	报销标准
培训费		凭发票实报
城市间交通费（往返两程）		①如使用公共交通工具，凭有效票据实报 ②如使用个人交通工具可补助每四人160元/天（含4人以下），往返两程共300元
市内交通补助		①使用公共交通工具，市内交通补助80元/天人，往返两程160元/人 ②使用个人交通工具的此次不再补助
住宿费		2019年5月1日起住宿费按进修标准1200元/月定额包干
报销必交资料		填报《外出学习费用报销汇总单》（院内OA共享下载）有效票据（背面经办人、证明人签名）

请您在学习回来后的15天内交齐以上资料直接送行政楼三楼财务科××办理报销（注明：报销汇总单上出差事由填写号）。如逾期3个月不足半年的须补书面报院领导审批，超过半年不予办理报销。

图 3-64　报销须知示例

予以实施新的流程，截至 9 月 30 日共收到 95 单报销申请，每个月报销平均等待时间降至 7 天以内（见图 3-65）。

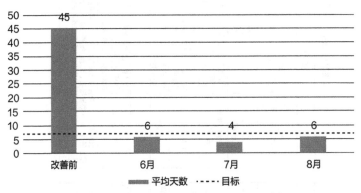

图 3-65 改善前后报销平均等待天数

其中 7 天及以下的有 83 单，占 87%，7 天以上 15 天以下的有 12 单，占 13%（见表 3-23）。

表 3-23 改善前后报销平均等待天数分类

改善前	15 天及以下		15 天至 1 个月	1 个月以上
	16%		63%	21%
改善后	7 天及以下	7 天至 15 天	15 天至 1 个月	1 个月以上
	87%	13%	0%	0%

下一步，项目团队计划寻求电子审批系统，以便实施远程审批。

培养团队科学解决问题的能力

纸上得来终觉浅，绝知此事要躬行。

——陆游《冬夜读书示子聿》

■ **内容摘要：**

- 医院工作人员长期疲于奔命的主要症结在于缺乏科学解决问题的能力。
- 解决问题就是缩小现状与期望水平之间的差距。
- 各个角色应该各司其职。
- 提升个人科学解决问题的能力与构建组织科学解决问题的方法论和平台同步推进。

4.1 医院管理问题的症结：缺乏科学解决问题的能力

领导层制定了医院的发展战略或者年度战略计划，然而在实施过程中总会遇到各种各样的问题，导致计划无法有效落实下去；各种跨科室的问题仅凭举办大量的协调会并不能得到有效的解决；医院总在做一些或零星或成规模的持续改善项目，但是各种问题还是反复发生，医院整体在管理方面的提升有限；从书记、院长到一线人员都特别忙，长期处于疲于奔命的状态……

这种现象的出现，归根结底在于缺乏科学解决问题的能力。个人缺乏科学解决问题的能力，组织缺乏科学解决问题的方法论与平台。

第一方面，在医院的战略发展过程中，一定会出现一些变化，会改变一些人做事的方式，会触动一部分人的既得利益，计划实施过程存在各种挑战是必然的。遇到问题之后，各负责人如果不能围绕目标具体问题具体分析，只是两手一摊"我也尽力了"，就会真的"没办法"，当各负责人有足够的能力、足够的信心解决问题时，上述情况就不会出现了。就好像你能很轻松地搬起 20 公斤的重物，当面对 10 公斤的物品需要搬动时，你不会也不需要找各种理由推脱。跨科室的问题协调会往往都是在尚未触及各科室根本利益的情况下更能起到作用，而在面对深层切实存在的问题时，并不能很好地解决问题。

第二方面，如图 4-1 所示，当各个层级的个人解决问题的能力不足时，就会将问题往上堆积。例如普通医务工作者（一线员工）遇到解决不了的问题时，就会找组长来帮忙；组长在工作中遇到问题时，由于能力和精力不足（去解决本该一线解决的问题了），主任或护士长需要来帮助组长；当主任或护士长在工作中遇到问题时，他们也会因为同样的理由寻求医院领导的帮助；那么最后谁来解决医院领导的问题呢？

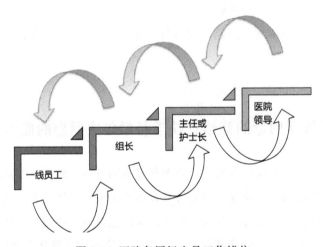

图 4-1   医院各层级人员工作错位

每一层级的管理者都需要辅导下一层级的员工去解决问题，而不是代替他们去解决问题。

因此培养科学解决问题的能力就变得非常有必要。理想情况下，一线员工有能力解决一线该解决的问题，甚至还有部分余力能够帮助组长解决一部分问题。以此类推，主任或护士长有能力解决自己该解决的问题，甚至还有余力帮助医院领导解决一部分问题。那么，医院领导将有更多的精力用来思考全院的、战略层级的问题，更好地推动医院的发展，由此形成良性循环。

4.2　如何提升个人科学解决问题的能力

科学解决问题，首先需要发现问题、准确定义问题，从而清晰沟通问题。如果连问题都发现不了，解决问题就无从谈起。

4.2.1　理解什么是问题

你认为下列 6 句话描述的是问题吗？为什么？

（1）地上有一张纸。

（2）3 月西药房调配差错率 0.16%。

（3）4 月手卫生依从性为 80%。

（4）办公桌上有灰尘。

（5）5 月份病案首页 24 小时及时率 87%。

（6）6 月份会诊及时率 80%。

第一个，地上有一张纸可能是问题，我们需要保持卫生环境干净整洁，但是如果这张纸是某位艺术家设计的一件艺术作品呢？暂且不论这个作品的艺术性如何，可它的确是特意被设计放在此处的。

第二个，3 月西药房调配差错率 0.16%，虽然我们知道差错率是质量问题，同时我们也知道只要是人在调配，出错就难以避免，只是希望差错率尽可能低。如果去年差错率是 0.3%，今年目标要求降低到 0.18%，通过 3 个月的努力已经下降到 0.16% 了，这在管理上还是问题吗？

第三个，4 月手卫生依从性为 80%。可能你已经意识到如果没有目标，好像没办法确认问题。但是，手卫生依从性问题在等级医院评审中有明确规定，三甲的要求是 100%，而在该三甲医院手卫生依从性只有 80%，显然存在问题。

第四个，办公桌上有灰尘，看起来和第一个类似，但又不完全一样，毕竟特意在办公桌上留一些灰尘实在有违常理，但如果这是一张存放在仓库里的办公桌，管理标准是当需要使用时在搬出仓库前清理干净即可，那么办公桌上有灰尘也不一定是问题。

第五个和第六个描述与第二个类似，是否是问题，需要看要求或者目标是怎样的。

对问题达成共识是解决问题的前提。在项目团队所在的医院里，大部分问题都是跨科室、跨岗位的，解决这些问题需要多个人以及多个科室的共同努力，如果这些人和科室对问题无法达成共识，即"你认为的问题，他并不认为是问题"，那么要协调大家解决问题就无从谈起。

还有一种现象，当医院领导或者科室领导去临床视察的时候，总是感觉满眼都是问题，而临床一线的人似乎对这些问题习以为常，视而不见。一部分领导一方面因为一线无动于衷而备感焦虑，另一方面又庆幸自己到现场及时发现了这些问题；还有一部分领导只能不断进行自我催眠，"这些都是小问题，临床一线会自己发现解决的"。这两种领导都需要有一颗"大心脏"，才能睡得安稳。临床一线的医务人员也很辛苦，每次领导来都如临大敌，总会被指出一堆问题，刚开始可能还提前自我检查一下，久而久之，干脆等领导来指出问题，因为不管怎么自我检查，都还是会被指出问题。出现这种现象的原因是什么？关键在于领导与临床一线对于问题的理解不同，对于什么是问题没有达成共识。

精益思想中对于问题有一个简单易懂的定义，现状与期望水平之间的差距就是问题，其中期望水平包含目标或者标准（见图 4-2）。

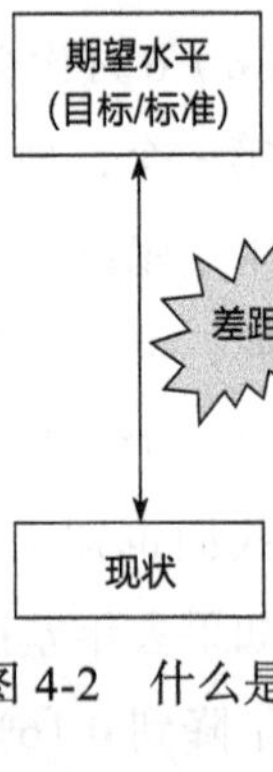

解决问题就是缩小现状与期望水平之间的差距。

此时再来判断前面的 6 句话中是否存在问题，就更明确了。

医院或科室领导去临床一线总能看见很多问题，而一线医务人员看不见这些问题，这是因为二者对于问题的理解不同。现状与期望水平的差距叫作问

图 4-2 什么是问题

题，那么对于问题的理解不同，就是对于现状和期望水平的理解不同。临床一线存在问题，即现状与目标或标准之间存在差距。领导在临床一线能够一眼看到问题，说明现状是清晰可见的，领导用其脑中的目标或标准进行判断就会发现问题。然而，领导脑中的目标或标准与一线医务人员脑中的目标或标准不一定一致，所以一线医务人员看不见问题。

例如，科室护士站放了几盒耗材。领导看到有几盒耗材在护士站工作台上，而他脑中的标准是工作台上不应该放耗材，耗材应该放在仓库或者治疗车上，现状与标准之间存在差距，因此存在问题。然而一线护士脑中的标准是，为了工作方便临时把耗材放在工作台上是可以的，这不影响医疗安全质量，也不影响患者体验，现状与标准之间没有差距，因而没有问题。这种情况下，首先要确认是否有标准，然后要确认大家对标准的理解是否一致，最后才是要搞清楚为什么没有按标准执行。如果是因为标准不符合实际工作需要，那就应对标准进行修订。否则被临时收起来的耗材，很快又会再次出现在护士站工作台面上。

4.2.2　解决问题的能力提升路径：知识—技能—能力

说起能力，每一位医务人员都是一身专业技能，武艺高强，这些高强的武艺是怎么练成的呢？回顾医生和护士的成长历程，多年苦读考取医师资格、规培、职称考试、进修学习，然后救死扶伤，一路升级打怪，练就一身本领。

以护士为例，他们并不是天生就会打针。以基本的护理技术"皮下注射"为例，在一位护理"小白"在从手抖、心颤开始，修炼成能够"一针见血，打针不疼"的护理"老手"的整个过程中，需要经过理论学习（学"知识"）和实践操作（练"技能"），在自己身上、同学朋友身上练针，最后才会给患者打针，过程中还会得到来自学校老师、科室带教老师的及时指导。只有经过这样一个漫长的过程，才可能成为一个经验丰富的护士，可以应对和处理不同复杂的情况，在出现特殊情况时也可以解决，这就成了"能力"。

如同护士打针，管理者也不是天生就会解决问题的。从面对各种管理问题的手足无措到从容不迫，他们也需要学习、实践，将解决问题的动作形成内隐记忆[⊖]。

被誉为"世纪经理人"的通用电气前董事长兼 CEO 杰克·韦尔奇曾说过，"你们知道了，但我们做到了"。掌握知识只是"知道"，"知道"离"做到"还有很远的距离。

4.2.3　提升解决问题能力的三个要点

（1）系统学习。学习理论知识是前提，但仅有知识是不够的，从知识到能力有一个转化过程，这个过程就是动手实践。"纸上得来终觉浅，绝知此事要躬行。"

（2）刻意练习。有科学的指导思想，掌握有效的方法论和各种具体工具，反复练习。反复长时间训练，让自己的动作形成肌肉记忆，大大提升稳定度。

著名心理学家埃里克森在"专业特长科学"领域潜心几十年，研究了一系列行业或领域中的专家级人物：国际象棋大师、顶尖小提琴家、运动明星、记忆高手、拼字冠军、杰出医生等。他发现，不论在什么行业或领域，提高技能与能力的最有效方法全都遵循一系列普遍原则，他将这种原则命名为"刻意练习"。[7]

练习就是不断重复吗？不是。不断重复只是"天真的练习"，无法带来进步。"正确的练习"需要好导师，有目标、有反馈。

罗杰·费德勒获得了网球大满贯男子单打冠军 20 次，各类比赛冠军 102 次，被认为是史上最伟大球员之一。在他获得无数冠军，站在网球世界之巅时，仍然有教练，仍然会进行刻苦的训练。作为网球最厉害的球员，费德勒的技术、心态都已经炉火纯青，为什么还需要教练？教练的作用是发掘球员的优势并让优势发挥得淋漓尽致，同时做出有针对性的调整，就球员的弱项进行强化训练，使球员保持一个较为稳定的竞技状态和水平，简言之，教练扮演的是一个旁观者的角色。球员在训练和比赛的过程中，需要保持专注，无法看到除自己之外的事情，即使动作、战术等出现偏差，也很难及时发现，这时教练的作用就是给予球员及时反馈，以便球员及时调整。

⊖　内隐记忆：根据过去经验对当前任务自动产生的记忆。

"培养科学解决问题的能力"也需要我们刻意练习，系统学习理论知识，亲自动手落地实践，找到合适的指导老师，及时反馈，长期坚持，将解决问题的行为变成内隐记忆。

（3）通过解决实际问题培养能力。理解了什么是问题，通过现场实践，发现问题的能力将会得到明显提升；发现问题之后，就需要解决问题，要提升解决问题的能力，最有效的途径就是通过解决实际问题培养能力，在实践中学习，在学习中成长。再好的书本，再好的案例设计，也不如实际问题更能反映真实情况。

实践过程中各种因素错综复杂，往往不是理论能够简单概括的，所以照着做很难，但做的不合原则的地方往往能被有方法或经验的旁观者识别出来。在实践过程中老师可以从旁观者的角度发现并指出需要不断调整改进的地方，形成正向反馈，加速促进学习。

以上任何一点都不可能凭空获得，而需要我们投入精力和时间，学习理论知识，动手实践，持续改善。

4.3　如何构建组织科学解决问题的方法论与平台

医院是一个藏龙卧虎之地，总有很多能力很强的人，组织需要做的是搭建一个让员工可以积极面对问题、科学解决问题的平台，统一方法论，让这些人的聪明才智能够更好地发挥出来。能否搭建一个这样的平台就要看组织是否有解决问题的能力。

4.3.1　不同角色解决不同类型的问题

从患者的角度看，患者来到医院需要解决健康问题，一线医务人员的工作是行医、发现并解决问题；中高层管理者则为一线医务人员提供支持。这就是精益组织中的两种工作类型：问题解决者与相应的支持人员。[8]

从医院发展的角度来看，医院领导需要解决医院层面的战略问题，中层需要解决科室、部门层面的问题，一线医务人员需要解决患者的问题。不同的角色解决不同类型的问题，医院的发展战略分解到每一天每个人的日常工作，高质量地完成这些个人的日常工作使得医院整体能保持高绩效水平；每个人都以解决医院不同类型问题的方式参与医院管理，贡献自己的力量，团队就能获得更高的成就感，形成更加高涨的士气（见图4-3）。

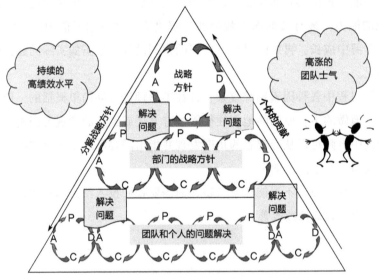

图4-3   不同角色解决不同类型的问题

4.3.2   精益人才培养计划

不同角色解决不同类型的问题，不同类型问题可以采用不同的解决方法。领导层解决医院层面的大问题，可以用方针管理、A3等方法，科室负责人解决科室层面的中问题，可以用A3、QCC、PDCA等方法，一线人员解决日常工作中的小问题可以用QCC、快速改善等方法。关于精益A3、QCC、PDCA之间的关系，本书在第5章有详细介绍。

精益人才培养计划旨在系统性提升个人科学解决问题的能力，精益医疗绿带计划即是为了达到这一目的的计划。该计划可以分为以下六个部分：

（1）选人选题。根据当前医院迫切需要解决的运营问题，从患者与医务人员满意度、医疗质量以及运营效率三个方面选取。学员带着题目参与培养计划。

（2）课堂培训。以问题为导向，通过系统化的课程培训，让学员掌握基本的工具，并且在理念与方法上达成共识。

（3）理论考试。通过理论考试检验学员的基本理论掌握水平，作为后续参与实践的准入条件。

（4）现场辅导。专业老师进行定期现场辅导，帮助学员按照精益 A3 解决问题的方法进一步将理论与实践更好地结合理解，将理念落实到具体工作中。

（5）评估认证。绿带评估认证以"是否有效掌握精益方法"为主要导向，为基本掌握了精益问题解决方法并取得有效改善成果的学员颁发绿带证书。

（6）认可奖励。对取得明显改善成果的团队，予以多维度的认可与鼓励，荣誉结合物质，建议荣誉上的肯定多于物质上的奖励。

4.3.3 组织保障

医院领导的支持和医院一把手的绝对参与是项目顺利进展的重要保障。

医院成立精益管理小组，医院领导作为组长，跟进领导或科室主任担任副组长，有相关科室负责整体推进精益管理项目。

建立督导机制、协调机制与汇报分享机制。

4.4 小结

缺乏科学解决问题的能力，会导致日常管理陷入越忙越乱、越乱越忙的死循环，只有提升科学解决问题的能力，才能真正练好医院管理的内功，增加医院竞争力。解决问题的能力在于用熟练的工具、科学的方法，以及精益的思想武装团队，找到一位合适的指导老师（最合适的老师就是上级管理者），落地实践，通过解决实际问题，在实践中提升能力。

根据问题的定义，选取你自己工作中的一个问题，带着这个问题进入本书的第二部分，开始你自己的精益改善之旅。

问题讨论：

1. 如何提升个人解决问题的能力？

2. 如何构建组织解决问题的方法论与平台？

3. 你所在的组织，有哪些促进个人主动解决问题的好做法？

4. 精益思想如何定义"问题"？

关键概念：

知识—技能—能力　　　　　　　　　问题

刻意练习

第二部分

如何在医院消除浪费、解决问题

A3 方法在医院的应用

一个人如果从肯定开始，必以疑问告终；如果他从疑问开始，则会以肯定结束。

——弗朗西斯·培根

■ **内容提要：**

● A3 方法的核心是做减法，在我们之前工作的基础上去繁就简、消除浪费，使得 A3 方法既能变得更简单高效，又能保持核心内容不变。这样撰写报告的效率提升，阅读沟通的效率也得到提升。

5.1 遇到这个问题你怎么办

医院病区急临医嘱（st 医嘱）用药下送不及时，流程不顺畅，造成患者不满意、医生不满意、护士不满意、药师不满意。医院领导在多次会议上强调要规范急临医嘱的开具，不能随意占用急临绿色通道，要将急临医嘱用药送达时间控制在 15 分钟以内。临床投诉药房送药太慢，药房推说人员不够，需要增加至少 10 个人，才能保证 15 分钟内将药送到。加人似乎不可能，争吵一直在持续，问题依然得不到解决，真正需要急临用药的患者因此被置于风险中。

请将你解决该问题的思路写下来：

_____

_____

5.2　解决问题的过程"黑洞"

　　急临医嘱用药下送不及时的问题，涉及所有病区医生、护士、药房以及运送人员。如果你在上一页列出了具体的几项措施，扪心自问，你有几分把握能够通过采取上述措施真正有效地解决这个问题？（这个问题本身并不是特别复杂，也许你所在的医院并不存在这个问题，但是整个解决问题的思路与方法值得借鉴。）

　　遇到问题，直接跳到解决方案，这是人类的天性。我们常常是感觉有问题，但不会去确认真正的问题是什么。我们只了解很少一部分事实，对于这个问题是怎么发生的并不了解，所以整个过程就是一个黑洞，我们基于自己的印象和假设得出了理论上的解决方案（见图 5-1）。

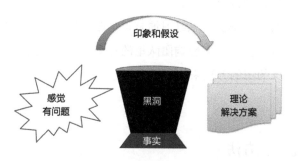

图 5-1　从问题直接跳到解决方案

　　假设我们回到原始部落时代，夜幕降临，大家围坐在火堆旁分享一天的生活。这时，附近不远处传来一声老虎的吼叫，大家会怎么做？少部分人会去看一看或者拿起火把，大部分人会拔腿就跑，而那些跑不动的人会在自然选择下被淘汰。而能否跑得过老虎并不重要，重要的是要比旁边的人跑得快。这样想来，在感觉有问题时，直接跳到解决方案——跑，似乎已经深深地根植于我们的潜意识中了。

　　怎样才能真正有效地解决问题呢？问问题能帮助我们观察真正发生了什么，我们真正知道什么。我们要确定什么是真正问题，搞清楚事情发生的流程，不要基于印象和假设，而要基于事实得出有效的解决方案（见图 5-2）。

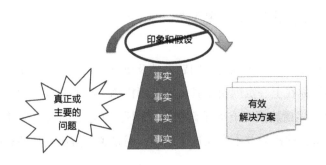

图 5-2　基于事实解决问题

　　遇到问题时不能直接跳到解决方案。有人会说，需要分析根本原因，但是我们建议还要再往后退一步。在分析根本原因之前，还需要深入调查现状。这就好像询问患者主诉症状之后，不能立即诊断与鉴别诊断，还需要询问病史、查体以及进行各种辅助检验、检查。

　　人类在进化过程中形成的思维习惯是很难改变的。我们首先要认识到这两种思维方式的差异，然后再去影响团队里的每个人。要做到这一点，就需要一个更加结构化而又简单的方法来统一语言。

5.3　什么是 A3 方法

　　问题是指现状与期望水平之间的差距，解决问题就是缩小这种差距。具体来说，我们需要运用科学的方法和思路，基于数据与事实，按逻辑解决问题。一般来说，我们把解决问题的步骤划分为：明确问题背景、分析现状与目标、进行原因分析、采取改善行动、关注结果与持续改进（见图 5-3）。

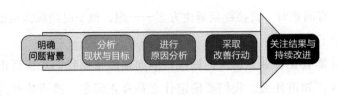

图 5-3　解决问题的步骤

A3[9] 指的是 297mm × 420mm 的纸张，大小相当于两张 A4 纸。而 A3 报告即为运用 A3 方法制作的报告。在精益管理范畴内，A3 报告有更多的含义：

（1）一页纸的标准化报告。

（2）相关人员就 A3 报告中的内容达成共识。

（3）不断更新，讲述一个故事。

（4）A3 报告形式背后有其解决问题的逻辑。

一页纸的标准化报告，表示要在一页纸的篇幅内将某件事情汇报清楚。难点在于从纷繁复杂的内容里提取出最核心的思路与语句，将事情讲清楚。很多时候讲不清楚的原因在于没有想清楚。采用一页纸的标准化报告格式，可以将大家的报告格式相对统一，便于形成统一的思路。

A3 报告也是在讨论过程中可以现场使用的文件，有任何建议或者新的想法，都可以白纸黑字地写下来。同时，A3 的篇幅决定了内容需要非常精练，需要表达的意思会更加精确简洁，利于团队成员对此达成共识。

A3 报告也是不断更新的报告，讲述如何解决一个问题的完整故事。因此 A3 报告的内容是随着问题解决的进展而不断更新的。有一次我们在某三甲医院为医院领导层以及核心职能科室主任讲解 A3 报告，上完课是晚上 8 点，院长认为这个方法很好，而大家手边都有正在解决的问题，就要求大家都回去写一份 A3 报告。结果，第二天早上上班，所有人都提交了一份 A3 报告。令人好奇的地方有两点：①大家什么时候写的 A3 报告？②某份 A3 报告中描述的问题得到解决了吗？原来大家都是前一天晚上 10 点回到家，写了两个小时写到 12 点完成的。那么第二点的答案也就很显然了，问题没有解决。这样的 A3 报告就单纯是为了完成作业而套用模板罢了。如果还在分析当前问题的根本原因，那么 A3 报告就应该只写到原因分析部分，而不是胡乱诌出一整份报告。

A3 报告形式是其次，真正关键的是形式背后解决问题的科学逻辑。当你能够熟练掌握这种逻辑后，你怎么修改格式都可以，只要遵循其逻辑就行。当你刚开始学习使用的时候，我们建议还是按照本书中的模板开启你的精益改善之旅。

那如何运用 A3 方法解决问题呢？你可以将解决问题的思路与 A3 报告的特点结合起来，将解决问题的五个步骤放在一张纸上，形成单页纸的报告。如图 5-4 所示即为一张常用的 A3 报告模板。

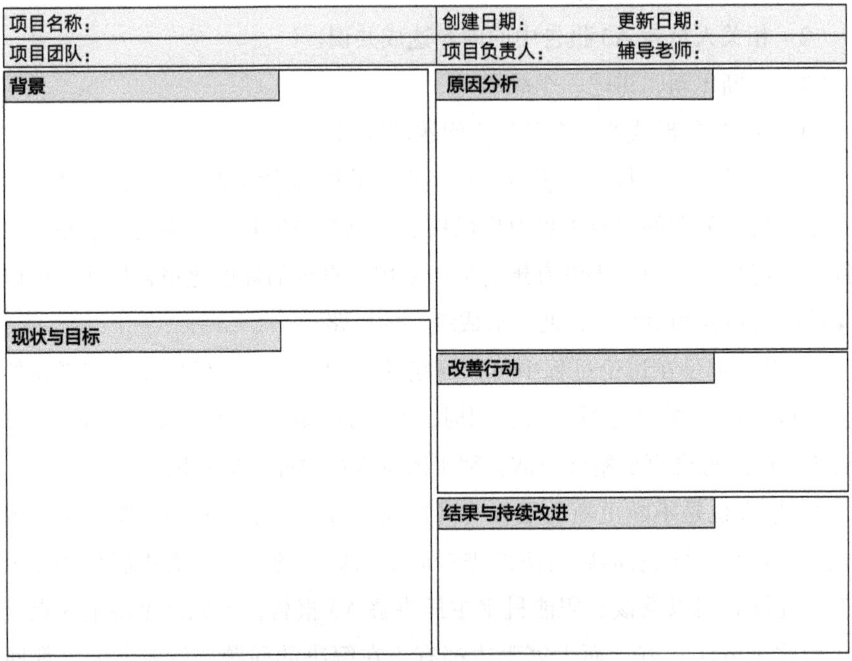

项目名称：		创建日期：	更新日期：
项目团队：		项目负责人：	辅导老师：
背景		**原因分析**	
现状与目标		**改善行动**	
		结果与持续改进	

图 5-4　A3 报告模板

整个 A3 报告的模板分为六大部分。第一部分是最上面的"表头"，包含项目名称、项目团队、创建日期、更新日期、项目负责人以及辅导老师；后面的部分依次是背景、现状与目标、原因分析、改善行动，以及结果与持续改进。

5.4　为什么使用 A3 报告

也许有人会有疑问，我们已经有各种各样的报告格式、模板了，为什么还要学习一个 A3 报告？精益不是需要删繁就简、消除浪费吗？其实学习并使用 A3 报告的过程恰恰就是一个精益改善过程。A3 报告并不是做加法，让我们再另外学一个东西，因为 A3 报告本身的逻辑就是符合 PDCA 循环的，与其他科学管理方法一脉相承；A3 报告是做减法，在我们之前工作的基础上去繁就简、消除浪费，让报告的格式变得更简单高效，而保证核心内容不变。这样撰写报告的效率提升了，阅读沟通的效率也将得到提升。

曾经有一家巨型企业，为落实国资委的部署，全面推进精益管理，降本增效。在实施了 3 年的精益管理之后，他们的其中一个项目团队做了一个很大的精益改善项目，通过财务核算，该项目每年能够为公司节省 4 亿元的成本，可是在项目结束后的半年内，团队没有得到任何表彰，原因在于公司董事长不知道这个项目的成果。一个企业就算年收入 300 亿元，净利润按 10% 计算，节省 4 亿成本，相当于净利润增加 4 亿元，净利润增长了 13%，平时需要做多少工作才能换来这种程度的净利润增长？为什么董事长会不知道呢？原来，当项目完成时，他们做了一份非常精美的 PPT，将项目过程非常详细地展示了出来，只是这份 PPT 共有 110 页。当他们试图找董事长汇报工作时，董事长问需要多久，他们说要一个小时。"那改天再来，今天没有这么长时间"，董事长说。经过两次拒绝之后，项目负责人把 PPT 缩短到了 60 页，跟领导汇报说我们只需要半小时，但是需要找一个有投影仪的会议室来汇报。当领导好不容易有时间时，却临时找不到空闲的会议室，只好作罢。最后，他们把 110 页的 PPT 打印了出来，放到董事长办公桌上。如果你是这位董事长，拿到这份 110 页的详细报告，你会仔细看吗？

所以，A3 报告非常重要的一个特点就是简洁清晰，并且包含了 PDCA 循环科学解决问题的逻辑。

A3 报告在解决问题的过程中，能帮助培养具有创造性解决问题能力的员工。

A3 报告能够使组织内部拥有统一的解决问题的语言。在一个团队内部，语言不统一是很麻烦的事情。遇到问题时，讨论如何解决问题永远不在一个频道上，这会严重降低管理的效率。

A3 报告从一开始就把视线集中在解决问题上了。运用 A3 方法不是为了写另外一份报告，也不是为了精益而精益，归根到底，是希望能解决日常管理过程中的问题，并通过解决具体问题培养人的能力。

5.5   A3 方法的六个步骤

请大家回顾本章开头的问题（5.1 节）。

基于该问题，我们将用一个虚拟案例来介绍 A3 方法的六个步骤及每个步骤的要点。每个步骤中需要用到的具体工具，会在后续章节详细介绍。

5.5.1   第一步：选择题目与组建团队

如果采用 A3 方法来解决这个问题，第一步我们需要完成表头，选定一个题目，组建一个团队，正式启动精益项目改善（见图 5-5）。

项目名称：缩短急临医嘱用药送达护士站的时间	创建日期：2019 年 3 月 18 日 更新日期：2019 年 3 月 30 日	
项目团队：刘××，×××，×××，×××，××××	项目负责日：毛××	辅导老师：罗伟

图 5-5   A3 表头

5.5.2   第二步：明确问题背景

我们需要搞清楚该项目的背景，在背景部分需要重点回答两个问题：一是为什么要做这个项目？大家精力有限，而要解决的问题很多，如果问题无关痛痒，那将很难说服团队成员投入精力来解决它，尤其当涉及多个科室的时候，更需要将此问题的严重性和紧急性向团队成员讲清楚；二是项目涵盖哪些范围？例如该项目主要关注的流程中哪里是起点，哪里是终点，或者应重点关注哪几个科室等。

在关于急临医嘱用药下送不及时的问题中，由于牵涉面广，我们不可能"煮沸整个海洋"，因此需要抓住主要矛盾予以重点突破。基于数据与讨论，我们决定选取神经内科作为试点科室，原因在于，一方面神经内科的急临医嘱数量占据全院前三，具有代表性；另一方面神经内科的刘主任很支持精益改善，也希望借此机会提高患者急临医嘱用药的安全性。流程方面，严格说来应关注从"医生开出医嘱"到"药用到患者身上"的整个过程，但考虑到项目的复杂性，项目该阶段先关注从"医生开出医嘱"到"药品送达护士站"的这一过程。据此，项目团队明确了这是一支由来自医务部、神经内科、药剂科、信息科、运行保障部、运送组的人组成的跨科室项目团队，并对目前的问题背景达成了共识（见图 5-6）。而项目名称则拟定为"缩短急临医嘱用药送达护士站的时间"。

项目名称：缩短急临医嘱用药送达护士站的时间	创建日期：2019年3月18日　更新日期：2019年3月30日
项目团队：刘××，×××，×××，×××，×××	项目负责人：毛××　辅导老师：罗伟
背景 • 病区急临医嘱下送不及时，流程不顺畅，造成医生、护士、药师、患者都不满意 • 院领导多次强调规范急临医嘱的开具，问题依然没有解决 • 急临医嘱下送由医、护、药、信息、物流等人员共同完成，各环节对接不顺畅 范围：选取神经内科为试点科室，关注从神经内科医生开出医嘱到急临药品送到护士站的流程	**原因分析**
现状与目标	**改善行动**
	结果与持续改进

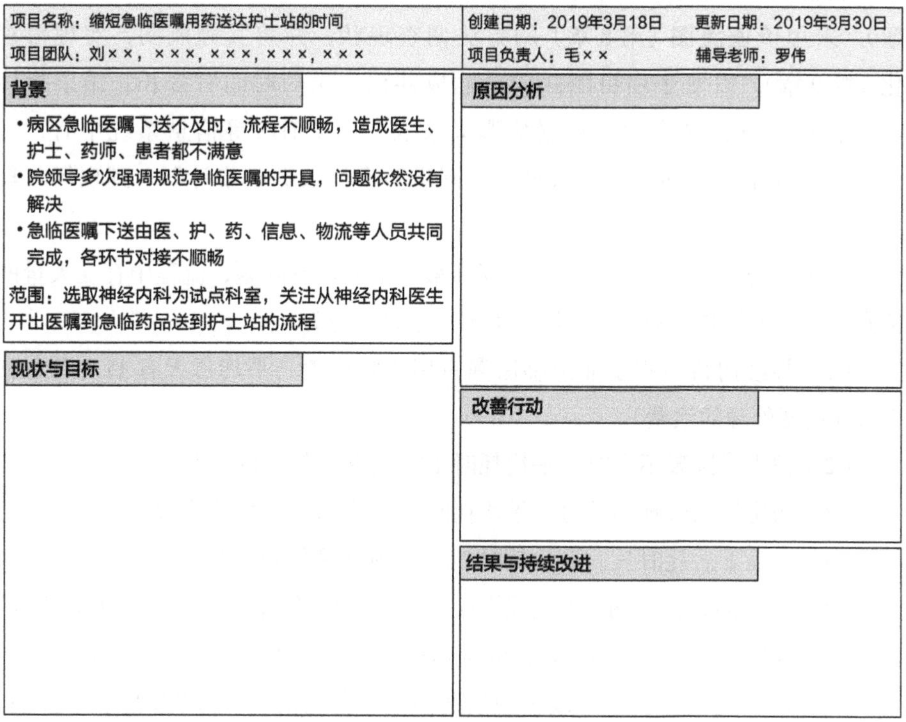

图 5-6　A3 的背景部分

5.5.3　第三步：调查现状与设定目标

要想有效解决问题，跨科室的团队对真正的"问题"达成共识是第一步。前文提到，问题的定义是现状与目标（标准）之间的差距。要对问题达成共识，也就是需要对"现状"和"目标"都达成共识。"目标"是 15 分钟内送达，这在三甲标准里有很明确的要求，容易达成共识，但是对于"现状"，要达成共识却很难。

在该问题中，我们从以前多次的沟通中发现，临床指责药剂科送药太慢，药剂科表示自己人手不足，是临床开的急临医嘱太多，双方都会指责运送组送药太不及时，信息系统也有很多问题影响了送药的及时性，信息科总是最后"背锅"的那一个。至于什么是"事实"，大家不知道，也缺少调查。

精益 A3 方法要求大家组建跨科室的团队（第 6 章），去现场（第 8 章），采用**价值流图**（第 8 章）的方法调查现状，并将其画成图，实现可视化（第 9 章），以便于项目团队成员达成共识。送药时间有多长？结果指标与过程指标分别是多少？数据从哪里获取？如果 HIS 等信息系统中有，则可以直接导出处理使用，如果没有，则需要设计数据收集计划，到现场收集数据。

在现场观察的过程中，大家发现原来每个人都有问题，流程中存在大量的浪费，主要的爆炸点有 4 个（详见第 8 章小结部分）：

（1）神经内科有很多非急临医嘱占用急临通道，平均每天有 11.7 条急临医嘱（过度处理的浪费）。

（2）护士过医嘱不及时，平均耗时 15.8 分钟（等待的浪费）。

（3）药房提取医嘱不及时，平均耗时 17.7 分钟（等待的浪费）。

（4）药品下送耗时长，平均耗时 10.3 分钟（等待的浪费）。

设定目标部分，有两条指导原则：一是根据上级单位、专业、患者要求，例如急临医嘱用药需要在 15 分钟内送达；二是以实现显著性改善为目的，一般以改善 50% 为目标。如果改善的幅度不大，会直接带来两个影响：一方面，项目团队认为可以随便糊弄，领导强调一下，短期数据会变得好看一些，甚至在数据处理时，直接删除异常值，使数据发生变化；另一方面，改善只是停留在纸面上，流程涉及的所有人都不觉得该流程真正改善了，患者、医务人员等都没有切身感受。以改善 50% 为目标，一方面激励大家需要用心投入，真刀真枪地解决这个问题；另一方面，在改善之后也能让大家都体会到改善带来的效果。

对此进行讨论之后，团队明确目标是将急临医嘱用药送达护士站的总流程时间控制在 15 分钟之内，需要分别做好如下步骤（见图 5-7）：

（1）医生需要规范急临医嘱的开具办法。

（2）护士在 2 分钟以内需要过医嘱。

（3）药房需要在 5 分钟以内提取医嘱并调配好药品。

（4）药品下送到达护士站的时间需要控制在 7 分钟以内。

5.5.4　第四步：分析根本原因

在现状调查与原因分析的阶段，很多人习惯使用"头脑风暴"与"投票法"，对此我们需要持谨慎的态度。

头脑风暴适用的场景是当团队对于问题缺乏头绪时，需要广泛征求建议，以及调动团队参与讨论。头脑风暴出来的建议只能作为参考，每一条都需要经过验证才能确定是否与实际情况吻合。投票法适用的场景是当需要对某些方案或建议进行权衡的时候。A 和 B 都可以，各有优劣，这时候选 A 还是选 B，可以用投票的方法听取多数人的建议。在实际工作中，我们发现很多人习惯性地将项目团队召集在会议室，对当前的问题进行头脑风暴，然后投票选出主要原因，似乎投票出来的主要原因就是真正导致问题的根本原因了。

调查现状时简单粗暴地采用头脑风暴，可能导致根本原因被遗漏。医生诊治患者时，先会询问病史、查体与辅助检查，然后才是做出诊断与鉴别。诊断是最需要花费精力的部分，如果诊断准确，找到了病因，治疗起来是很快的（如果属于可以治疗的范围）。如果患者病情一直没有好转，医生会反复检查，排查各种可能的原因。我们在解决管理中的问题时也是一样，需要在现状调查部分尽可能地深入探究，然后通过分析找到问题的根本原因，针对根本原因对症下药，解决起来才有成效并且能维持下去。如果问题一直没办法得到有效解决，可能就是因为没有找到根本原因，而寻找根本原因往往是大家在实践中感觉最痛苦、最困难的部分。我们认为根本原因的寻找是一个水落石出的过程，如果根本原因一直没找到，那一定是因为现状调查得还不够深入，而现状调查不够深入，则是因为现场去得还不够多。

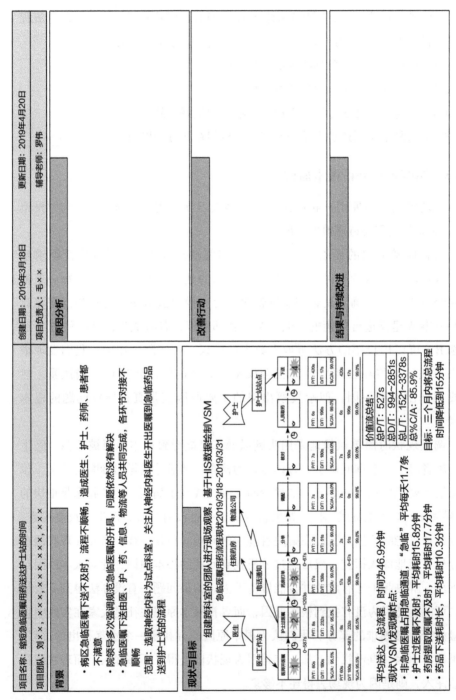

图 5-7　A3 的现状与目标部分

注：A3 完整大图见图 5-11。

团队对于当前的现状问题达成共识后，就要对暴露出的问题进行深入分析，找到根本原因。结合现场观察与五个为什么（详见第 9 章），对此进行深入分析，找到了五个根本原因（详见第 9 章小结部分）：

（1）护士缺乏急临医嘱提醒方法。

（2）科室备药品种少且未及时更新。

（3）医生开医嘱不规范。

（4）药房系统没有提示急临医嘱。

（5）缺乏科学的药品下送路线。

原因分析阶段，常用的基本工具有五个为什么、鱼骨图[⊖]、节拍时间、ABC分析法、未来状态价值流图 / 面条图、文献查阅以及假设检验等（详见第 9章）。A3 的原因分析部分见图 5-8。

5.5.5　第五步：采取改善行动

找到根本原因之后，就需要"药症相符"，与原因一一对应地制定相应改善对策，并落地实施。

在具体的改善过程中，改善对策往往并没有特别复杂，也没有很多高精尖的技术革新。精益讲究较少的投入获取更大的回报。我们需要的是发动大家的智慧，这时候可以采用"头脑风暴"的方法。而且，针对某一个根本原因，我们建议不能只有一个对策，大家应集思广益至少找出 3 个对策，然后再根据实际情况予以选择。

在这个阶段，首先需要制订改善行动计划，俗称"3W 表"（见图 5-9），写清楚需要做什么事情、谁负责、什么时候完成，及时跟踪进展状态，并用颜色进行管理（绿色表示进展正常、黄色表示预警、红色表示延误拖期）。

当改善计划已经完成，在最终的 A3 报告中呈现的可以是"改善行动"（见图 5-10），即针对某种疾病的治疗措施，而不需要完整地按时间序列的治疗方案。

⊖　鱼骨图：它看上去有些像鱼骨，问题或缺陷标在"鱼头"处。在鱼刺上按问题出现机会的多少列出这些问题及其产生原因，有助于说明各个原因是如何影响后果的。

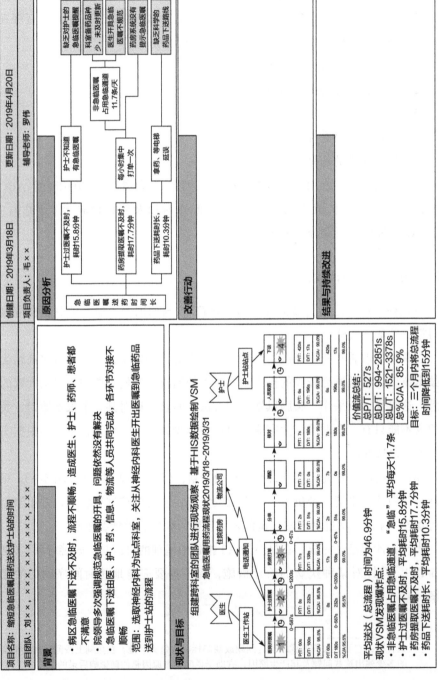

图 5-8　A3 的原因分析部分

序号	事情	负责人	计划完成时间	状态
1	×××	张三	12 月 1 日	已完成
2	×××	李四	12 月 8 日	延误
3	×××	王五	12 月 15 日	进行中
4	×××	赵六	12 月 22 日	进行中

图 5-9　3W 表

这个案例中，针对五点根本原因，分别采取的对应改善行动如下（详见第 10 章小结部分）：

（1）安装呼叫提示系统。

（2）更新备用药品基数。

（3）制定急临黑名单。

（4）增设语音提示功能。

（5）制定科学下送路线。

5.5.6　第六步：跟踪结果与持续改进

实施改善行动后，需要密切跟踪并观察改进指标的趋势，包含结果指标与过程指标的趋势。只有关注改进指标的趋势，才知道改进后的效果是否稳定。如果只是关注改善前的一个数据点，改善后的一个数据点，很难说明改善后的这个数据能够稳定，可能只是团队为了使改善结果好看，选了一个比较好的数字而已，当然更理想的情况是针对改善前后的数据进行假设检验分析。

如果没达到预期目标，那可能是没有找到根本原因，或者对策不够有效，还有可能是在解决问题的过程中面临的内外部条件发生了变化，这时候，我们需要再回到前面的现状调查，再一次开启解决问题的流程。

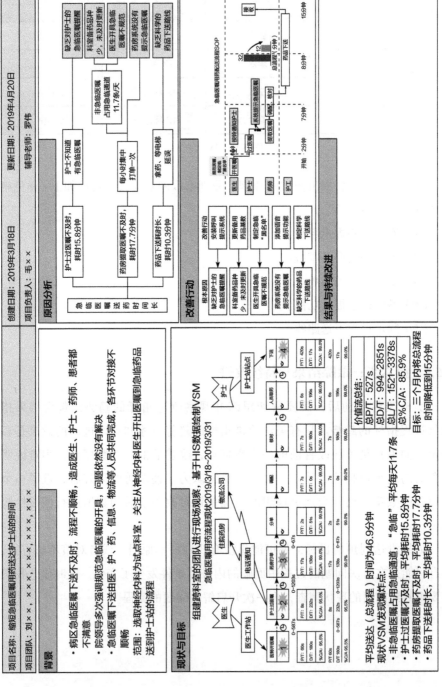

图 5-10　A3 的改善行动部分

如果已经达到预期目标了，那么之后如何维持改善效果？我们需要从流程上和管理上双管齐下。

流程上，当改善行动取得了良好的改善效果，我们需要将这些做法固定，形成标准化流程，并在工作中进行推广。第一次改善之后形成的第一版的标准化流程并不是一成不变的，当再次进行改善之后有了更好的做法时，我们就需要对流程进行更新，形成第二版标准化流程。当然如果在改进过程中，发现新的做法效果还不如第一次的做法，我们还可以继续使用之前的标准，不至于变得更差。改善、标准化、在标准化的基础上继续改善……所以说，标准化是持续改善的基础。

人都是有惰性的，组织内部也是如此，如果我们对改善效果不持续关注，就会逐渐懒散。所以，对于某些我们已经取得了改善效果，而且又是对医院、科室至关重要的指标，我们就需要将其管理日常化，列入每天的交班环节和每周、每月的例会内容。

然后，我们需要考虑如何去分享成功的经验，以帮助更多的人了解、学习。另外，精益是一个持续改善的过程，还应想好在这一次改善之后，下一步改善计划是什么。

案例中，对精益改善项目经过的 3 个月的持续跟踪，试点的神经内科从"开出医嘱"到"药品送达护士站"的时间持续稳定地下降，达到了 15 分钟的目标。项目组乘胜追击，第二阶段扩展到 10 个试点科室，很快全院 15 分钟内的送药完成率就达到了 96.4%。第三阶段再推广至全院，15 分钟内送药完成率达到了 99.7%（见图 5-11）。

之前一直得不到有效解决的问题，在项目负责人的带领下，在医院领导的支持下，从试点科室开始突破，按照 A3 方法的步骤，以精益思想为指导，采用多个改善工具去发现浪费、消除浪费，从 3 月启动到 10 月，全院的急临医嘱送药问题得到了有效解决。更重要的是，整个项目团队学习一种方法，建立了解决复杂问题的信心，也为全院同事树立了示范点。

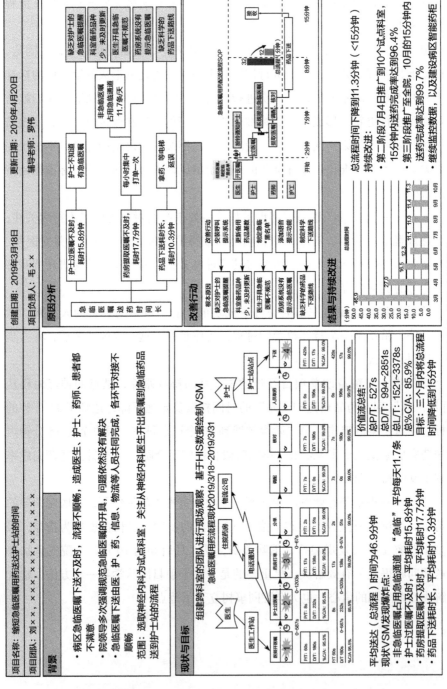

图 5-11 A3 的结果与持续改进部分

5.6　A3 方法与 PDCA 循环的关系

回顾 A3 方法解决问题的整体过程，各个步骤中所采用的具体工具（价值流图、五个为什么、鱼骨图等）是其次，核心是整体的思维方式。本质上来说，A3 方法遵循的依然是 PDCA 循环。在 A3 中，前四步都属于 P（计划），第五步中的"拟订改善行动计划"也属于 P（计划），"落实改善行动"属于 D（执行），第六步中对结果的跟踪属于 C（检查），检查完之后如果没达到目标则继续改善，如果达到目标则标准化，也就是 A（调整或标准化）。

《孙子兵法》中有言："夫未战而庙算胜者，得算多也；未战而庙算不胜者，得算少也。多算胜，少算不胜，而况于无算乎！"毛泽东在著名的《论持久战》一文中曾指出："'凡事预则立，不预则废'，没有事先的计划和准备，就不能获得战争的胜利。"虽然在实际工作中，经常"计划赶不上变化"，但是计划的重要性不言而喻。从 A3 报告的布局来看，计划所占的篇幅比例也一目了然，我们需要花更多的精力在现状调查与原因分析上面，以便做出更好的计划。在整个精益项目改善中，计划部分花的精力一般占到 70%（见图 5-12）。

5.7　怎样的 A3 报告才算好

A3 方法有一个 10/10/10 的规律，意思是写的时候需要 10 小时，看的时候需要 10 分钟，后期拿出来回顾时只需要 10 秒钟。一份好的 A3 报告是对改善过程中的经验的文字记录，是组织内部的经验知识，也是组织发展学习的重要资料。那么怎样的 A3 报告才算好呢？这份 A3 报告需要讲述一个故事，包含客观的事实和数据；解决一个问题，简洁清晰地将解决方法呈现出来。

在 A3 方法应用过程中的一些"可为和不可为"：[9]

（1）不用担心是否使用钢笔、铅笔或电脑。

（2）不拘泥于格式。

（3）务必使信息容易理解。

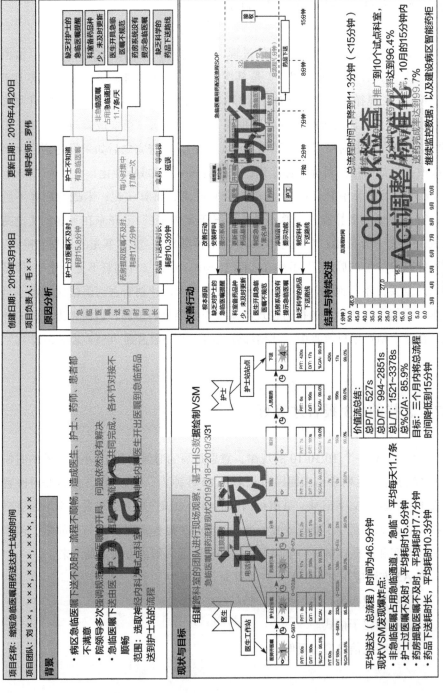

图 5-12 A3 与 PDCA 的关系

（4）务必使用 A3 方法控制会议。

（5）使用 A3 方法"锁定"一致的意见。

（6）为了以后参考和分享，务必保存学到的知识。

但是 A3 报告写得再好，也只是"技术上"的正确，真正重要的是它所反映的思考过程，以及组织内部是否对 A3 方法的应用达成了共识。A3 报告不仅是一份报告，更是一种科学解决问题的方法与语言。组织内部，从上到下，医院、科室的战略发展问题，日常运营中的问题，上级与下级之间的沟通，同事之间的讨论，如果都能采用 A3 方法，才是将个人的主动性与组织的共识联系了起来。

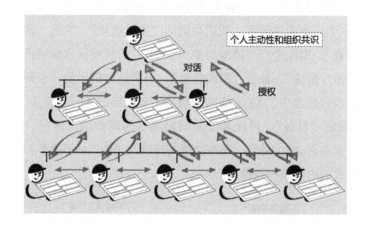

5.8　应用 A3 方法的挑战

很多人反映 A3 报告很难写。其实，难的不是 A3 报告，而是解决问题本身。如果问题很好解决，那应该早就不存在了，既然还需要现在采用 A3 方法来解决，必然是有很多困难需要项目团队去克服。在诸多医院的实践中，我们也发现了一些应用 A3 方法的共有挑战。

（1）无法准确定义问题。

（2）出现问题，容易直接跳到解决方案。

（3）分析问题过程中，较少去现场，更喜欢在会议室或办公室头脑风暴

（鱼骨图、投票）。

（4）难以用简洁语言把故事讲清楚。

面对这些挑战，请你继续阅读后续章节的内容，按照 A3 问题解决方法的六个步骤及其要点，不断实践。

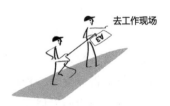

5.9　精益 A3 思维与临床思维的关系

医务人员学习实践精益具有天然的优势。在临床上，我们经常谈到"临床思维"，当一个患者走进诊室，我们会询问"主诉症状"，然后"询问病史、查体、辅助检查"，据此进行"诊断与鉴别诊断"，然后根据诊断结果制订治疗方案，采取"治疗措施"，最后"跟踪疗效"，如果痊愈则出院，否则调整治疗方案。在精益改善过程中，A3 方法的步骤是，首先确定"问题背景"，其次调查"现状"并设定"目标"，再次基于对问题现状的调查情况进行"原因分析"，从次采取"改善行动"，最后"跟踪结果与持续改进"。对比图 5-13，你会发现两种思维方式的内核是一致的。

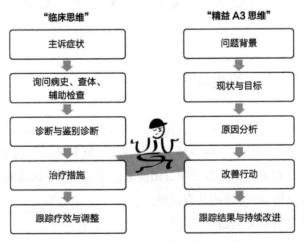

图 5-13　临床思维与精益 A3 思维

在精益管理中，我们说解决问题不能从问题背景直接跳到解决方案，就如同在临床上，我们不能问完患者的症状就直接跳到采取治疗措施。

医务人员解决的是患者的健康问题，精益解决的是流程问题，都是解决问题。医务人员要想做好精益，用好 A3 方法，只需要将临床专业上的思维方式应用到日常管理工作中去就行了。

5.10　小结

遇到问题之后，不能直接跳到解决方案，也不建议直接开始分析原因，而是在分析原因之前调查清楚现状。按照科学的步骤去调查、分析、解决问题，也就是 A3 方法的关键所在。

A3 方法的目的是解决问题，以消除浪费为指导思想，配合一整套具体的工具帮助我们去识别日常管理过程中的问题，识别影响这些问题的浪费，然后消除浪费、解决问题，同时在过程中培养团队的能力。

A3 方法分为六个步骤（见图 5-11）。第一步，选择题目与组建团队，先选取需要解决的问题，然后再根据问题的需要选择相应的团队。第二步，明确问题背景，需要回答两个问题：为什么要做这个项目，以及项目范围是什么。第三步，调查现状与设定目标，需要搞清楚两个问题，现状是什么以及怎么发生的。目标设定要具有挑战性。第四步，分析根本原因，往往真因不等于根本原因。第五步，采取改善行动，改善措施不在于高精尖，而在于合适有效。第六步，跟踪改善结果与持续改进，需要观察改进指标的趋势，进行标准化。整个解决问题的过程，与医生诊治患者疾病的过程基本一致。临床思维解决的是患者的健康问题，A3 思维解决的是运营管理中的问题，都是遵循 PDCA 的科学解决问题的思维方式。

在应用 A3 方法的过程中，每一步其中都有一些具体的工具与要点（见图 5-14），本书会在第 6 ～ 11 章分别介绍。

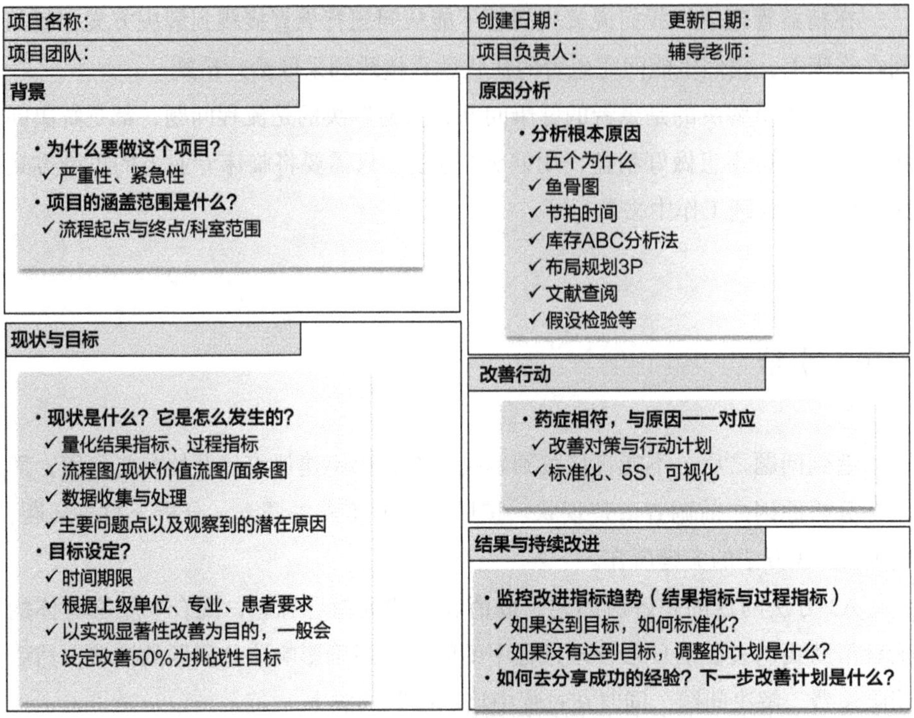

项目名称：		创建日期：		更新日期：
项目团队：		项目负责人：		辅导老师：

背景

- 为什么要做这个项目？
  ✓ 严重性、紧急性
- 项目的涵盖范围是什么？
  ✓ 流程起点与终点/科室范围

现状与目标

- 现状是什么？它是怎么发生的？
  ✓ 量化结果指标、过程指标
  ✓ 流程图/现状价值流图/面条图
  ✓ 数据收集与处理
  ✓ 主要问题点以及观察到的潜在原因
- 目标设定？
  ✓ 时间期限
  ✓ 根据上级单位、专业、患者要求
  ✓ 以实现显著性改善为目的，一般会
    设定改善50%为挑战性目标

原因分析

- 分析根本原因
  ✓ 五个为什么
  ✓ 鱼骨图
  ✓ 节拍时间
  ✓ 库存ABC分析法
  ✓ 布局规划3P
  ✓ 文献查阅
  ✓ 假设检验等

改善行动

- 药症相符，与原因——对应
  ✓ 改善对策与行动计划
  ✓ 标准化、5S、可视化

结果与持续改进

- 监控改进指标趋势（结果指标与过程指标）
  ✓ 如果达到目标，如何标准化？
  ✓ 如果没有达到目标，调整的计划是什么？
- 如何去分享成功的经验？下一步改善计划是什么？

图 5-14　A3 方法各步骤的要点

讨论问题：

A3 方法的六个步骤是什么？

A3 方法与 PDCA 循环有怎样的关系？

关键概念：

A3 管理方法　　　　　　　　　　　PDCA 循环

精益医疗改善项目第一步：
选定题目与组建团队

如果我们一直以来都在做错的事情，经验有用吗？没有！

　　　　　　　　　　　　　　　　——爱德华兹·戴明

■ **内容提要：**

● 选定一个题目和组建一个团队，这两件事情有先后顺序，先选题，后组队。

● 选题需要选取痛点，选定合适的范围，定义问题。

● 组队应根据项目需要，找到感兴趣的同事并注意沟通的技巧来说服合适的伙伴。

对于第 5 章提出的案例"急临医嘱用药下送不及时"，项目负责人来自中心药房，她也深知这个问题就是平常工作中的痛点，但是这个问题牵涉面广，横跨多个科室部门，恰好印证了那句古话"老鼠啃天——无处下口"。问题很大，该从哪里入手？牵涉人多，怎么说服他们来支持改善？运气好的话，能够解决问题，运气不好的话，还要得罪一批人，该怎么办？这都是项目负责人心中的疑问。

我们采用 A3 方法开始精益改善项目，第一步需要做的是完成 A3 报告的表头部分，关键是完成选题与组队（见图 6-1）。

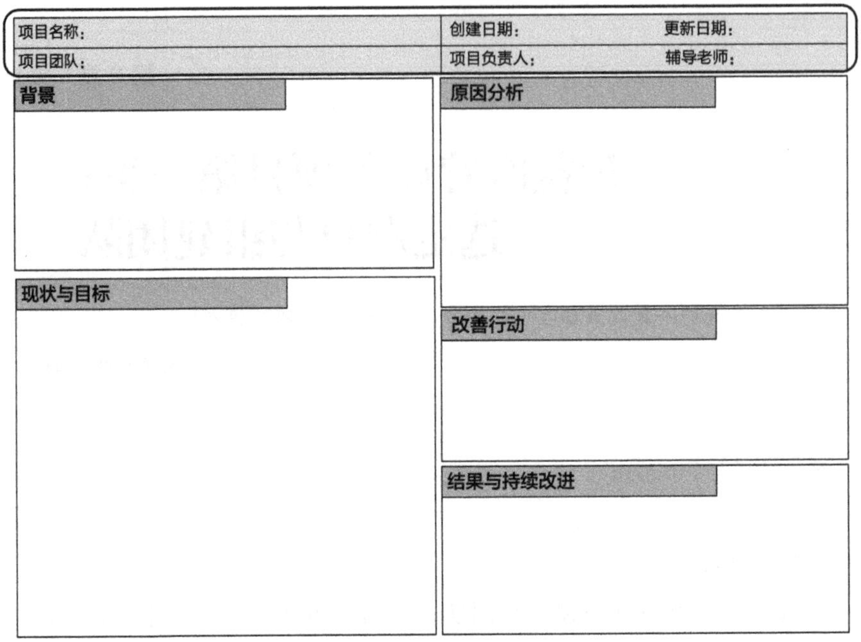

项目名称：		创建日期：	更新日期：
项目团队：		项目负责人：	辅导老师：

背景	原因分析
现状与目标	**改善行动**
	结果与持续改进

图 6-1　A3 表头部分

6.1　先选定题目后组建团队

启动精益改善项目要做两件事，选定一个题目和组建一个团队。这两件事情有先后顺序，先选题，后组队，原因在于精益改善项目需要以问题为导向。选择要消除的浪费和要解决的问题作为项目题目，根据该问题涉及的科室和人员，选取相应的团队成员。而不是反过来，先找几个人组成团队，再看看这个团队可以做点什么。

6.2　如何选题

6.2.1　问题的来源：选取痛点

选取项目以问题为导向，该问题需要选取工作中的痛点。如果项目负责人想解决的是工作中的痛点，那么可想而知，很多人也会"苦其久矣"，解决了这个痛点问题，大家都会获益，项目负责人也将会更加容易获得支持。与此同时，项目具有一定挑战，项目负责人必然打起十二分精神，与此同时也将能够通过该项目提升自己的技能。

如果选择的是一个不痛不痒的问题，所有相关人员都会希望"你别来打扰我"，项目负责人自己也知道就是糊弄一下。那么这样的一个开头意味着改善项目多半做不出什么成效。

问题可以来源于四个方面，一是与患者满意度相关的，患者投诉抱怨最多的事情，如患者等待时间太长等；二是与医疗安全质量相关的，科室大量的安全质量指标，有专业要求的也有医院要求的，其中没有达标的指标都可以选取；三是与员工相关的，工作负荷太高，劳动强度太大等；四是与医院科室运营效率相关的。可以参考第 3 章的案例，根据自己医院科室的实际情况，选取合适的问题。

6.2.2　选题范围："不要试图煮沸整个海洋"

既然不要选择不痛不痒的问题，刚开始实践精益改善的项目负责人很容易跑到另外一个极端，即选一个很宏大的问题。例如，提升全院满意度排名，降低门诊均次费用，缩短全院平均住院日等。这些问题很可能确实是医院当前的痛点，但是问题太大、涉及面太广，对于刚刚开始学习实践精益的人来说，挑战过大，而且医院持续改善的氛围尚未建立，就启动医院层级的大项目进行改善，很容易陷入僵局。所以，在选题时"不要试图煮沸整个海洋"。

如果遇到一个确实很大的问题，我们该怎么办？我们需要基于数据和事实，逐层分解，各个击破。80/20 法则这里也适用，即先找到主要矛盾予以解决。项目团队可以针对问题搜集基本的数据，从其发生的地点、事情、时间以及人员等维度进行统计分析，分析时不需要按照一致的顺序，可以根据需要进行多次尝试，例如可以先科室、病种，再人员，也可以先人员，再病种，最后科室。每一次数据分析之后，找到影响最大的类别，其余的类别先予以搁置；针对该层级影响最大的类别，再分析下一层级影响最大的类别，以此类推。找到最重要的部分之后，就可以将其选定为改善题目，再采用后续的方法一步一步进行解决。对于暂时被搁置的部分，也不是放任不管，而是等到时机合适时，我们再来改善，解决了主要问题再来解决次要问题，即持续改善（见图 6-2）。

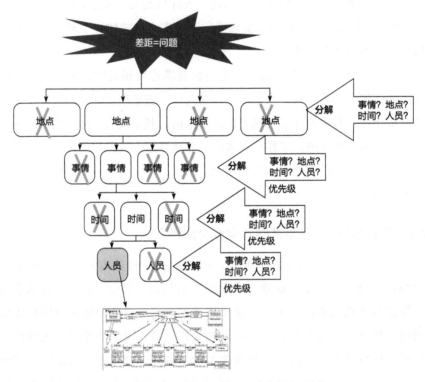

图 6-2   基于数据与事实逐层分解问题

6.2.3   命题：定义问题、拟定题目

问题被定义清楚就解决了一半。要简明扼要地表述到底要解决什么问题，尤其是当一个问题涉及多个科室，项目团队由多科室人员组成的时候，项目负责人如果不能简明扼要地把问题定义清楚，大家很快就会失去耐心。

拟定一个好的项目题目，把要解决的问题定义清楚是有方法可言的。我们先来看看下面这几个常见的题目，这样的表述是否可行？为什么？

（1）优化宣教方式，提高宣教效率。

（2）优化停诊登记流程，改善挂号处办公环境。

（3）规范红灯应答，及时解决患者的需求和问题。

（4）优化深静脉临时血透导管置管流程，减少并发症发生率，显著提高置管成功率。

答案是都不可行。原因在于，上述四个题目都采用了"手段＋目的"的表述方式，这种表述意味着你想解决的是后面的问题，但是你已经清楚应该通过前面的手段去解决了。例如"规范红灯应答，及时解决患者的需求和问题"，目的是及时解决患者的需求和问题，手段是规范红灯应答。这种命题方式有两个问题：一是"手段"本身就是要寻求的解决方案，如果已经知道了，为什么还要立项？既然明确了实现目的的手段，就应该直接执行，而不是成立一个项目组，浪费这些时间；二是这样随意提出的"手段"很可能不仅不能达到"目的"，还会错误引导探寻的思路。"规范红灯应答"真的能够"及时解决患者需要"吗？有了这句话，项目团队就会试图通过"规范红灯应答"来"及时解决患者的需求和问题"，思路会受到严重禁锢，很可能因此错过真正的原因，从而导致无法真正解决问题。

改善项目的题目应该包含三要素：对象、问题、结果，如表 6-1 所示。

表 6-1　改善项目选择题目的三要素

序号	结果	对象	问题
1	提高	ICU 医嘱	合格率
2	减少	门诊西药房	取药等待时间
3	优化	急性脑卒中患者	静脉溶栓治疗绿色通道流程

上述第一个和第二个示例非常清晰，题目表述了对应对象、问题、结果的三要素，第三个示例"优化急性脑卒中患者静脉溶栓治疗绿色通道流程"，其问题和结果要素的表述不是很清晰，使用这种表达方式时首先要思考怎样去衡量"该流程是否被优化了"。

好的题目应该是简洁、明确、一目了然的，而且需要从开始就要考虑数据的应用，做到"可量化""可测量"。

练习1：下面这些改善题目（见表6-2）表述合适吗？如果不合适，请给出一个合适的表述。

表6-2 练习1

1	依托 MEWS、CURB65 精准标定肺炎患者治疗流程，提高肺炎治疗成功率
2	乳腺癌患者术后门诊复查流程的优化
3	降低妇科腹部手术术后留置尿管患者泌尿系统感染率
4	优化放疗前流程，减少患者等待时间
5	小儿推拿康复中心门诊治疗预约制
6	优化手术患者术前交接流程
7	老年髋部骨折快速手术通道
8	运用标准工作程序，提高分诊文员的标准服务合格率
9	完善输血病历质控，保障临床输血安全
10	提高 24 小时尿标本留取合格率
11	优化升压药物续泵更换流程，提高患者用药安全水平
12	优化 24 小时尿记录方法，缩短护士记尿量时间，提高准确率
13	优化心血管科经桡动脉穿刺冠脉造影手术后护理宣教流程，降低介入术后病人桡动脉术口血肿或出血风险率
14	标准化"病区药品管理"，提升"病区药品管理质量"
15	提高医院呼吸机安全调配效率
16	减少机器缺药情况，提高自动配药系统工作效率
17	通过有效措施，提高关节组患者对检查前后知晓率

（续）

18	预防妇科恶性肿瘤住院患者产生自杀行为
19	优化医务服务流程，缩短入院患者首次诊疗护理等待时间
20	优化门诊治疗服务流程，提高管理效率
21	减少职业暴露，降低护士静脉输液操作锐器伤的发生率
22	优化传统治疗项目医嘱，降低病人折返率
23	降低管道固定所致头面部医源性皮损发生率
24	提高中医流派门诊的知晓率
25	优化手术患者术前准备流程，提高患者满意度
26	优化儿科新收患儿接待流程，缩短患儿等待治疗时间
27	优化脊柱手术的安排，整合资源，降耗提效
28	尿源性脓毒血症的早期识别处理流程
29	优化门诊中医特色疗法项目医嘱，降低病人折返率
30	优化住院病人门诊康复流程
31	构建胆石症患者围手术期标准化健康教育项目
32	优化各科室借还物流程，提高工作效率
33	建立门诊发药规范，提高患者合理用药知晓率
34	提高脑卒中患者服药依从性
35	提高住院患者中药精准给药率

练习 2：下面是某医院一位质控科主任的话，描述了他们医院会诊流程的现状，请你帮助他拟定一个精益改善项目的题目。

"我们医院的会诊流程需要改善，现在提出会诊申请的科室医生需要填写纸质会诊申请单，然后交给自己科室的护士，由护士呼叫工友运送，送到会诊科室后工友负责把申请单交给会诊科室的护士，再由护士交给医生。这个过程中，经常发生的问题有：由于信息很多，忙起来之后医生可能错过了会诊的时间，或者等医生去会诊时，病人已经离开了，流程中也可能出现会诊单遗失等问题。"

6.3　如何组队

6.3.1　先找到对变化感兴趣的伙伴

美国传播理论学者埃弗里特·罗杰斯（Everett Rogers）教授经研究得出创新扩散理论（diffusion of innovation）[10]：总有一些人对新鲜事物表现出明显的热情，对新的电子产品、新的工作内容、新的管理方法等都有兴趣。其中2.5% 的人是接受新事物的先驱，被称为创新者（innovator）。而 13.5% 的早期采用者（early adopter）紧随创新者之后，也对于新鲜事物持有积极的态度。这两部分人占总人数的 16% 左右，我们将其合称为积极分子，这部分人是项目团队最需要的人，项目负责人要积极争取。

精益改善项目会改变很多人做事情的方式，这种项目大概率会遇到很多阻碍，而且大家平时也很忙，不愿意被改善打乱工作节奏。虽然精益改善做好了能够帮助大家减轻工作负荷，但是刚开始的时候还是需要投入很多额外的精力去推动改善。阻碍多，精力耗费也多，这时就非常需要积极分子的热情，来帮助团队克服这些困难。

中间部分是观望分子，占比高达 68%，其中包括了 34% 的早期大众（early majority）和 34% 的晚期大众（late majority）。也就是说，人群里大部分人都属于观望分子，他们属于不愿意尝鲜的人，他们要观望。一般来说，他们主要在观望两点：一是这件事是不是真的要做，是否可以躲过去，医院里三分钟热度的事情太多了，先看一看，说不定三个月之后，主任就不提了；二是看这件事做了对自己有没有好处，最起码不能对自己有坏处。如果等他们看到了前期的试点，明白了精益将长期坚持下去，而且做了之后对自己确实有帮助，他们就会逐步加入精益医疗的团队。

最后面部分是顽固分子——落后者（laggards），占比为 16% 左右，这部分人属于死硬派，抗拒改变。对于这些人，项目团队可以选择战略性放弃（见图 6-3）。

如果在一个医院、一个科室，经过一段时间，精益医疗的大团队能够争取到 16% 的积极分子，然后吸引到观望分子中的一半，那么整

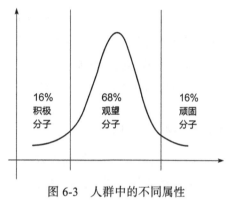

图 6-3　人群中的不同属性

个组织已经有一半人都在实践精益医疗了，此时消除浪费、解决问题的氛围就初步形成了。

6.3.2　说服合适的同事加入项目团队

对于上述与项目相关的占比 16% 的积极分子或者少部分观望分子，项目负责人应该怎样说服他们加入团队呢？毕竟加入项目团队，就意味着接受一种挑战。

经典的管理学研究[11]已经指出了 9 种常见的"影响方式"（power tactics）。为帮助项目负责人更好地组建团队，基于项目实践的经验，我们认为这几种是比较常用且有效的：

（1）激励吸引（inspirational appeal）。每个人都期望获得回报，并不一定是经济上的回报，做精益改善项目基本上也不能直接带来经济回报。可能有的人在特定阶段需要论文、专利，有的人需要更多地与其他科室人员交流、上台展示的机会，有的人需要早点下班回家照顾孩子，也有的人就是希望借这个机会真正解决问题。了解对方的价值观、需求、期望和感兴趣的回报，向你想要说服的对象展示他们参加这个项目能够得到什么样的回报。

（2）请求帮助（consultation and ingratiation）。很多时候，大家可能习惯了发号指令，表现出自己强势、不好欺负的一面。但是，人是很奇怪的动物，在与人沟通的时候，有时适当示弱，能事半功倍。对方对于项目很重要，而你又没有什么可以回报时，可以试着去诚恳地请求帮助。肯定对方的价值、可能给项目带来的贡献，并让对方真正参与到决策和问题的改善过程中来。

（3）私人关系（personal appeals）。中国毕竟是熟人社会，尤其公立医院里。建立了朋友关系，对方也可能基于友情"拔刀相助"。

（4）领导协调，其实就是施压（pressure）。这一招是"王炸"，容易炸伤对方，也容易炸伤自己，不到最后不要轻易使出"王炸"。

6.3.3　项目沟通要点

（1）项目团队去现场收集数据时，很容易招致大家的不理解，因此要向大家表明，团队是来帮助大家解决工作中的痛点的，不是来找碴儿的。有一位手术室护士长，希望提高手术室首台手术的准点开台率，进而提高手术室的利用率，减少择期手术病人的等待时间。首先面临改善的临床科室是骨科，然而骨科主任是有名的"强硬派"，护士长不敢与骨科主任沟通。后来采取的策略是，护士长与骨科主任沟通时，不提建议与自己的想法，而只是把收集到的数据和客观事实摆出来，表示希望骨科能够帮助解决这个问题，也需要主任的支持。事实证明这个策略很有效：沟通很顺利，项目推进也很顺利。

（2）把相关的人都拉到项目团队里，关键节点会议上的内容需要让大家都了解。如果某个其他科室的人对于项目的关键节点不了解，等到项目进行到"改善行动"阶段时，对方就会感到莫名其妙：为什么需要做这件事？为什么需要我来做？可能有些人不会明面上拒绝，但是也会采取"拖字诀"。只有让项目成员从最开始就了解项目的来源、现状以及根本原因，与根本原因对应的改善行动才会成为水到渠成的事情。

（3）建议项目的核心团队建立每日或每周的例会制度。常规性的会议机制，能够有效地推进项目。例会不用很长时间，而且鼓励开短会，如果是每天的例会，可以利用午饭前后10分钟的时间进行，如果是每周例会，也不要超过30分钟。

6.4　小结

　　第一步包含选题与组队，以问题为导向，先选题再组队。选题时要选取工作中的痛点，不要试图煮沸整个海洋，可以基于数据和事实对大的问题进行分解。在拟定项目题目时，需要注意三要素，即对象、问题与结果。组队时，需要找到对新鲜事物富有激情、愿意改变的同事，采用常用的四种"影响方式"邀请其加入项目团队，并建立日常的沟通机制，为后续项目推进奠定基础。

　　针对"急临医嘱用药下送不及时"的问题，项目负责人毛××选定题目为"缩短急临医嘱用药送达护士站的时间"，并在后续的项目团队会议中进一步讨论确定。随后，她根据项目需要与自己的观察结果，选定了项目团队成员，并得到了神经内科刘主任的大力支持。于是，项目负责人毛××完成项目 A3 的表头，即第一步选题与组队（见图 6-4）。

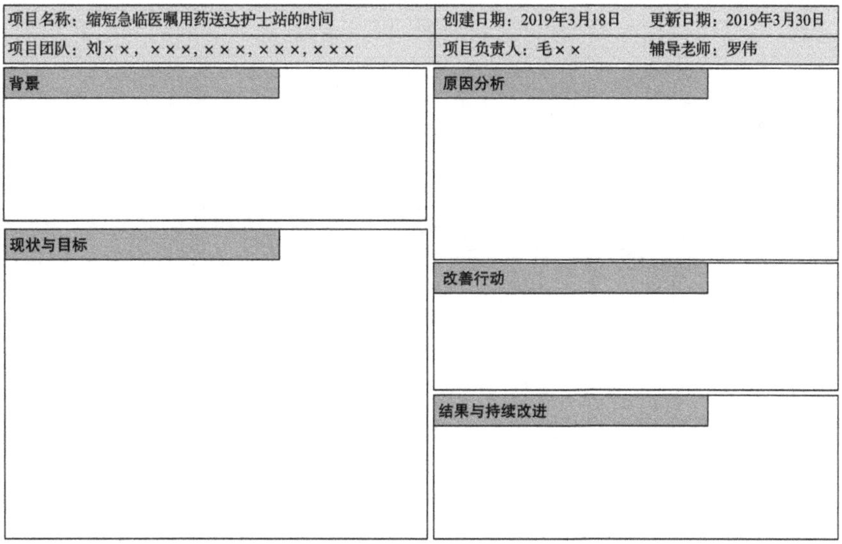

项目名称：缩短急临医嘱用药送达护士站的时间	创建日期：2019年3月18日　　更新日期：2019年3月30日
项目团队：刘××，×××，×××，×××，×××	项目负责人：毛××　　辅导老师：罗伟
背景	**原因分析**
现状与目标	**改善行动**
	结果与持续改进

图 6-4　A3 的表头部分

讨论问题：

选题部分应当注意哪些问题？

组队中沟通的要点有哪些？

关键概念：

选题三要素

创新扩散理论

影响方式

精益医疗改善项目第二步：明确问题背景

在所有事情之前，准备是成功的关键。

——亚历山大·格拉汉姆·贝尔

■ **内容摘要：**

● 选择项目应注意紧急性和严重性。

● 确定项目的覆盖范围需要做一些初步的调研以及数据分析，大致了解问题的主要点。

在精益医疗改善项目的第二步中，我们需要完成 A3 报告的"背景"部分（见图 7-1）。针对"急临医嘱用药下送不及时"的案例，项目负责人完成了选题和初步的组队之后，召集大家开第一次项目会议。在会议上，大家反复提到的问题是，我们大家都这么忙，还有很多其他问题，为什么只解决这个问题？还有人给负责人泼冷水，"这个问题牵涉面这么大，院长在大会小会上强调过多次了，一直也没解决，我们几个人肯定解决不了的"。项目负责人陷入了沉思："怎样才能在第一次会议上简洁清晰地表达清楚改善思路和方向，更好地凝聚整个项目团队的力量呢？"

第一步选择题目与组建团队与第二步明确问题背景通常会一起进行，或者前后交错，两个步骤之间没有明确的时间界限。实际场景中可能出现这样的情况，项目负责人心中想好了想要解决的问题，聚集了核心团队，讨论之后完成了第一步。然后项目负责人召开了精益改善项目启动会，在会上与团队成员讨论了为什么要选取这个项目，其严重性与紧急性，以及项目在这一阶段的关注范围，经过讨论，项目名称可能要修改，或者项目团队成员有所增减。这些都是正常的情况。

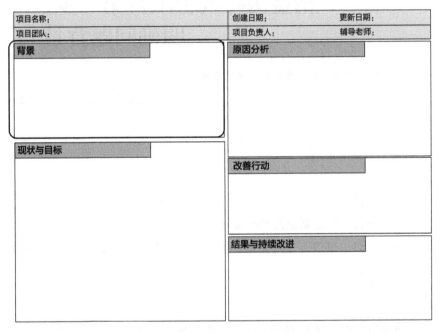

图 7-1 A3 的背景部分

7.1 为什么要做这个项目

大家精力有限，问题很多，如果准备解决的这个问题无关痛痒，那将很难说服团队成员投入精力来解决它。尤其当涉及多个科室的时候，更需要将此问题的严重性和紧急性说清楚。说明严重性，我们可以采用"以小见大"的方式，某件事情在当下的直接影响是什么，除了事件本身，对于患者、医务人员、科室、医院、医疗安全质量的影响分别是什么？例如，某医院某病区的治疗车上的 5S（详见第 10 章）做得不好，这实际上会影响护士在病房的采血过程中扎上止血带之后寻找物品的时间，进而影响标本的合格率，影响对患者病情的及时诊断，也会给医生、护士与检验科带来返工的浪费，增加大家的工作负荷。重要的事情也分为紧急与不紧急，所以还需要说明紧急性。一种方法是采用递进铺陈的方式强调随着时间发展，事态逐渐变化会越来越严重；还有一种方法是采取与评审标准对比的方式。例如根据国家卫健委《2012 年全国抗菌药物临床应用专项整治活动方案》要求，Ⅰ类切口手术患者抗菌药物预防使用率应小于 30%，某医院小儿骨科 2018 年Ⅰ类切口手术患者抗菌药物预防使用率为 33.42%，未达到国家标准，且从 2019 年的数据统计可见该指标呈上升趋势。

7.2　项目的涵盖范围是什么

虽然有些问题既严重也紧急，但是冰冻三尺非一日之寒，解决问题也没办法一蹴而就。项目核心团队需要做一些初步的调研以及数据分析，大致了解问题的主要原因是什么。

这里可以考虑该问题的"相关方"，在管理学中也叫"利益相关者"，这是指那些①被该问题影响的；②影响该问题的；③认为会被该问题（包括解决该问题的过程）影响的人或科室。找出所有的相关方，并分析他们的诉求是什么，有助于确定最应该参与改善项目的人和科室，以及预见改善中可能会遇到的阻力和是否有绕开阻力的方式。

一般来说，如果项目本身涉及科室不是很多，主要关注的项目范围是流程中某起点到某终点；如果项目涉及科室较多，需要重点关注某几个科室。

例如，某医院临床科室反映急查标本的 TAT 过长，超过 2 小时，影响医生对患者诊断和治疗的及时性。而事实上，在医院等级评审中明确要求急查标本的 TAT 小于等于 2 小时，于是项目团队对数据做了初步的统计分析，发现医院住院部呼吸内科的急查标本最多，其中生化项目占 61%，因此项目团队将项目聚焦于"提高呼吸内科急查生化标本的 TAT 2 小时达标率"。由于急查标本是为了应对患者的病情变化而采取的动作，所以项目团队选取的流程范围并不是一般检验科采取的 TAT 的范围，即从签收标本到审核发生报告，而是选取从医生开出急查医嘱到检验科审核发送报告作为研究范围（详见第 3 章案例 2）。

综上，在背景部分需要回答两个问题：一是为什么要做这个项目；二是项目的涵盖范围是什么（见图 7-2）。

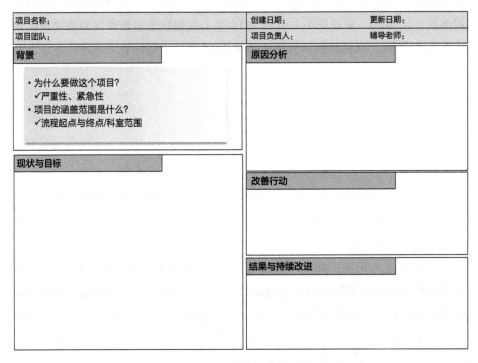

图 7-2　A3 背景部分的要点

问题背景如同临床上的"询问主诉症状"环节，即要搞清楚患者的基本情况。针对"急临医嘱用药下送不及时"的案例，由于牵涉面广，需要抓住主要矛盾予以重点突破。基于数据与讨论，项目团队选取了神经内科作为试点科室。流程方面，严格说来需要关注从"医生开出医嘱"到"药用到患者身上"的全流程，但考虑到项目的复杂性，项目该阶段先关注从"医生开出医嘱"到"药品送达护士站"这一小段（见图 7-3）。

完成了第一步和第二步，这个精益改善项目就算正式启动了，接下来就要进入第三步"如何调查现状与设定目标"。

项目名称：缩短急临医嘱用药送达护士站的时间		创建日期：2019年3月18日	更新日期：2019年3月30日
项目团队：刘××，×××，×××，×××，×××		项目负责人：毛××	辅导老师：罗伟
背景		**原因分析**	
• 病区急临医嘱下送不及时，流程不顺畅，造成医生、护士、药师、患者都不满意 • 院领导多次强调规范急临医嘱的开具，问题依然没有解决 • 急临医嘱下送由医、护、药、信息、物流等人员共同完成，各环节对接不顺畅 范围：选取神经内科为试点科室，关注从神经内科医生开出医嘱到急临药品送到护士站的流程			
现状与目标		**改善行动**	
		结果与持续改进	

图 7-3　A3 背景部分示例

讨论问题：

如何将问题的紧急性和严重性说清楚？

关键概念：

问题的严重性与紧急性

项目范围

精益医疗改善项目第三步：
调查现状与设定目标

在副社长室里冥思苦想，倒不如到生产现场的各个角落，直接获取第一手生产信息和直接感受现场的刺激。因为一直不脱离现场的缘故，所以在那里更能获得满足。现场主义正符合我的个性，这也是多年所养成的习惯。[12]

——大野耐一

■ **内容摘要：**
● 调查现状需要用数据和事实说话，要去现场发现浪费。
● 价值流图不仅仅是一张图，更是一个帮助大家去现场发现浪费、达成共识的工具。

针对"急临医嘱用药下送不及时"的案例，在前两步中，项目团队已经拟定了题目为"缩短急临医嘱用药送达护士站时间"，组建了团队，完成了"背景"部分。项目团队核心成员再次聚集在一起，他们记得老师在课堂上讲过，不能直接从"问题背景"跳到"解决方案"，而是要先找到"根本原因"，再针对性地采取措施。按照往常的做法，大家针对问题开始头脑风暴，并画了鱼骨图，一个小时过去了，并没有找到什么有价值的信息，这些类似的讨论已经进行过很多次了，项目负责人总感觉哪里不对，原因分析总像在"隔靴搔痒"。她突然想起来，分析根本原因要基于数据和事实，那么在这个项目中数据和事实意味着什么？又该怎样去收集数据和事实，从而帮助团队找到根本原因呢？精益医疗改善项目的第三步，我们需要完成 A3 报告的"现状与目标"部分（见图 8-1）。那么"现状"部分需要调查一些什么数据和事实？怎么去调查？目标怎么设定？

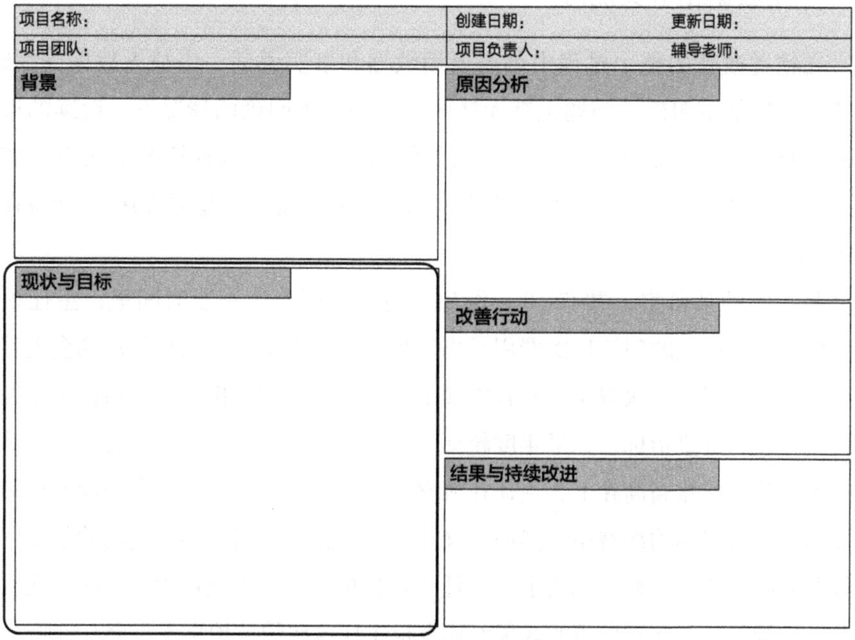

项目名称：		创建日期：	更新日期：
项目团队：		项目负责人：	辅导老师：
背景		**原因分析**	
现状与目标			
		改善行动	
		结果与持续改进	

图 8-1　A3 的现状与目标部分

问题背景明确之后，不能直接跳到解决方案。有人可能会说："对，我们要先分析根本原因。"其实我们在分析根本原因之前，还要往后退一步调查现状。"没有调查，没有发言权"[13]也是这个道理。在这一步，需要调查清楚现状，并据此设定目标。在调查现状时只用一句话来描述某个问题改善前的数据，例如某流程的总时间为 234 分钟，某步骤的达标率为 80%，是不够的。调查现状，我们既需要知道现状是怎样的，还需要知道这种现状是怎么来的。换句话说，如果你现在在上海虹桥机场，我们还需要知道你是怎么到上海虹桥机场的，因为你可能是坐飞机从北京来的，也可能是坐地铁从上海市区来的，还有可能是从上海虹桥火车站步行走来的。现状调查包含现状是什么以及现状是怎么发生的。本章将从调查现状的原则、现状数据收集与处理、价值流图、布局调查以及设定目标五个部分展开讨论，其中价值流图是精益管理体系中最核心的工具之一。

8.1　调查现状的原则

8.1.1　用数据和事实说话

在精益改善的整个过程中都需要用数据和事实说话。当缺乏数据支撑时，现状和目标都不明确，问题也就无法明确，问题不明确的情况下，后续的根本原因分析就是无的放矢，改善措施自然没有"疗效"，这种情况下人们很容易落入精益的怪圈——"我们都很努力推动了，我早就说过精益没用""精益在我们医院不适合"。

某医院的某科室，共有10位医生，轮流出门诊。一段时间里，主任根据监测数据发现科室的门诊均次费用超出了目标值。于是，主任在科室例会上就强调了这件事，门诊均次费用上升直接增加了患者就医的负担，这个指标也是医院对科室考核的重要指标，如果年度超标了，影响挺严重。一个月过去了，门诊均次费用的数据依然高高在上，主任在科室例会上变得很严厉，再次强调各位医生要控制自己的门诊均次费用。然而，又一个月过去了，门诊均次费用的数据依然大红灯笼高高挂，在科室例会上，主任只好拍桌子了。你觉得为什么前面两次主任的"强调"没有起到期望的效果？你觉得主任这次的"拍桌子"会有效吗？

想象一下，如果你是该科室的一名医生，当主任在科室例会上反复"强调"的时候，你会有怎样的内心活动？如果你自己的门诊均次费用控制得很好，你可能会想，"嗯，主任说的这个是重要，但是我做得挺好的，主任说的跟我没什么关系"。如果你就是那位导致门诊均次费用超标的罪魁祸首呢？你可能会想，"主任说的这个事情，虽然我知道自己的数字有点问题，但是这么多人，主任说的不一定是我，而且主任也还没找过我，说不定别人比我更严重，目前跟我也没什么关系"。这就出现了诡异的局面，主任在会上多次"强调"，然而参会人员都认为跟自己"没什么关系"，"强调"自然无法解决问题。

后来主任从系统中调出所有医生的门诊均次费用数据逐一进行分析，很快就发现，连着几个月数据超标的罪魁祸首都是A医生。主任拿着这个"证据"找A医生谈话，然后用"临床用药指南"的方式解决了门诊均次费用超标的问题。

从这个故事中我们可以看到，管理上用数据和事实说话的重要性。基于数据和事实逐步聚焦问题，重点突破，成效显著。

8.1.2　去现场

被称为丰田生产方式之父的大野耐一写道："与其在副社长室里冥思苦想，倒不如到生产现场的各个角落，直接获取第一手生产信息和直接感受现场的刺激。因为一直不脱离现场的缘故，所以在那里更能获得满足。现场主义符合我的个性，这也是多年所养成的习惯。"[12]

精益改善既然需要用数据和事实说话，那么数据和事实怎么获得？答案是"去现场"。精益书籍中常常见到的"Gemba"这个英文单词实际是从日语演变来的，表达的意思就是"现场"。现场指的是事件或行动发生的地点，也指从事生产、工作、试验的场所，是事件或行动发生的地点，也是需要行动的地点。医院里某项具体工作发生的地点就是现场，门诊医生的现场在门诊的诊室里，手术室护士的现场在手术室，药师的现场在药房或者患者身边，信息工程师的现场在机房或者办公室。包含着导致问题原因的数据和事实，就在现场，因此我们需要多去现场观察。

8.1.3　发现浪费

收集数据是对问题量化的过程，在解决问题的步骤里，我们需要从在现场收集的数据中发现问题，找到造成问题的潜在原因。在第 1 章中，我们讨论了精益解决问题的思路是消除流程中的浪费，医疗领域常见的八大浪费包括不合格、过量生产、等待、未利用、运输、库存、动作、过度处理。通过去现场，我们用数据量化当前工作的实际情况，从中发现导致问题的浪费。

例如，某项目团队拟定了改善题目"缩短门诊 B 超等待时间"，我们要缩短等待时间，其中很重要的是提升门诊 B 超的效率。然而，医生与患者的沟通以及给患者做检查的时间是必不可少的，而且提升效率不能以影响医疗安全质量为代价，不能简单地要求医生加快速度。因此，我们盯着 B 超检查室，观察从上一位患者进入检查间完成检查出来，直至下一位患者进入检查的整个过程中有哪些等待，这就是浪费。我们需要去现场观察、采集数据、发现这些浪费，为后续分析产生浪费的原因、消除浪费奠定基础。

练习1：请探究在下面案例中，"数据"的使用方面存在什么问题？

项目名称：提高手卫生依从性

∷ 背景

提高手卫生执行率⊖，降低医院感染率已成为行为科学研究的热点。某科通过设置科内手卫生观察员，观察医务人员执行手卫生的现状，发现整体的手卫生执行率较低，小于60%；接触患者前的执行率为35.6%，接触患者后的手卫生执行率为56.5%；接触无菌物品前为49.7%，接触其他病房物品后的手卫生执行率只有30%，脱手套后为40%。

起点：医务人员接触患者前、接触无菌物品前

终点：医务人员接触患者后、接触其他物体或表面后、脱手套后

∷ 现状与目标

手卫生依从性影响因素如图8-2所示。

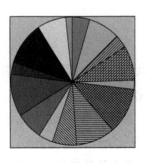

图 8-2　手卫生依从性影响因素

手卫生依从性不高的原因分析鱼骨图如图8-3所示。

∷ 改善行动

（1）创造氛围，提高手卫生意识。分发小册子，张贴宣传画、提示语，让高年资医务人员树立榜样作用。

⊖　手卫生执行率（M）：M= 医务人员的实际手卫生次数 / 应该进行的手卫生次数 ×100%。

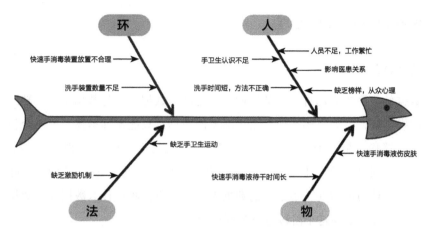

图 8-3 采用鱼骨图分析手卫生依从性不高的原因

（2）加强培训，考核知识掌握情况。经常、多形式针对不同对象进行培训，定期考核相关知识掌握情况。

（3）改善洗手设施。多处设置感应式流动水洗手池，配备充足洗手液、一次性擦手纸；在病人床头、床尾、病房门口、办公桌等处提供免洗手消毒液，使其随手可得。

（4）加强监督、反馈。设置监察专员，每天不定时抽检，并每周点评、反馈手卫生情况。

∷ **结果与持续改进**

手卫生依从性改善结果如图 8-4 所示。

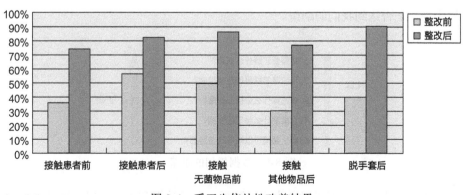

图 8-4 手卫生依从性改善结果

8.2　现状数据收集与处理

8.2.1　数据规划

在数据的收集中有两种明显的倾向，一是缺乏数据，二是数据泛滥。缺乏数据比较好理解，就如上述案例，缺少必要的数据，只能定性描述，原因分析也只能隔靴搔痒，是一种极端表现。数据泛滥则是另一种极端，"既然强调数据的重要性，我就不管三七二十一，先收集一堆数据再说"，这样的做法实际上是将有限的精力浪费在了不必要的数据上。那么应该收集什么数据呢？数据来源是什么？我们要在这个阶段进行数据规划。

数据规划是指明确了需要测量哪些数据之后，对数据进行定义，然后制订相应数据收集计划。一般来说，数据收集计划需要包含以下内容：数据名称、定义（计算公式）、数据来源、收集目的、收集人、收集周期以及样本量。

数据不是越多越好，"为数据所累"不是我们需要的，我们要坚持"数据为我所用"。制订数据收集计划时，可以采用以终为始的思路。如图8-5所示，制订计划时从上往下，依次进行如下思考："我需要了解什么信息"；为了清晰地向人们展示信息，"我应该怎样呈现这些数据"；要这样呈现数据的话，"我选择什么分析工具最好"；如果采用该工具，"它需要什么类型的数据，我从哪里可以获取这些数据"。当采取行动时，首先要"获取原始数据"，其次将其"整理成需要的数据格式"，再次"使用合适的工具进行分析"，最后选择合适的方式来"呈现数据分析结果"，进而帮助人们更好地理解，并从数据分析结果中判断是否达到我们的期望。

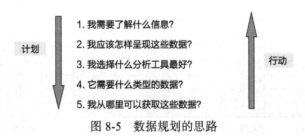

图8-5　数据规划的思路

按时间来分，数据可以分为历史数据、当前数据和未来数据。每种类型的数据，在收集和使用时都有一些注意点（见表 8-1）。

表 8-1　按时间分的数据类型

类型	注意点
历史数据	有时包含大量错误数据 有时无法反映当前情况
当前数据	当前情况的数据量不够
未来数据	有时必须采集新的数据 应反复问"需要通过数据知道什么"

按数据来源分，数据可以分为自动电子数据、非自动电子数据和手工数据。自动电子数据指那些不需要人工参与的原始数据，从 HIS、LIS 等系统里导出来可以直接使用的数据，例如"复诊预约率"。非自动电子数据指那些从各信息系统中只能导出间接数据，还需要进行预处理之后才能使用的数据，例如"首台手术准点开台率"，医院的系统不能直接导出这个数据，而是需要人为对从手术麻醉系统导出的数据进行计算才能得到。手工数据指需要人工手动收集的数据，处理之后才能电子化，然后才能进一步分析，例如"手术室护士的走动次数与原因"。

接下来就可以制作数据收集表了（见表 8-2）。

表 8-2　数据收集表

数据名称	定义（计算公式）	数据来源	收集目的	收集人	收集周期	样本量

练习 2：请你根据以下内容列出"急临医嘱用药下送不及时"案例中的"数据收集表"。

在"缩短急临医嘱用药送达护士站时间"项目中，首先我们需要知道现状，即在选定试点的神经内科，当前急临医嘱用药从医生开出医嘱到急临药品送到护士站的时间是多长。

如果该时间是 × 分钟，那么我们还需要知道 × 分钟是怎么发生的，是怎么组成的；医生开出医嘱之后，都经历了哪些环节，每个环节需要多少时间。另外，抛开数量只谈速度是不合理的，我们还需要关注急临用药医嘱的数量，以及对应的药品。

8.2.2   时间研究

从数据来源看，自动电子数据与非自动电子数据都属于电子数据，可以从各种信息系统中导出，那么手工数据应如何去现场收集呢？我们介绍一种时间研究◯的方法。现场数据收集主要关注两个方面，即质量和效率，质量数据比较好理解，也比较好收集，效率数据可以采用时间研究的方法。

我们先来看一个生活中的小例子。现在人们工作压力比较大，城市生活节奏比较快，晚上睡不着，早上起不来，很容易因贪睡而迟到。小王每天早上 8 点上班，他设定了两个起床闹钟，分别定在 6:50 和 7:00，他基本没有迟到过，而且也会不提早达到医院。他是怎么做到的呢？

原来他对自己从早晨起床到抵达医院的过程做了细致的时间研究。他记录自己每天早上的活动时间如下：

起床穿衣 3 分钟→刷牙 3 分钟→洗脸 2 分钟→剃须 2 分钟→上厕所 7 分钟→吃早餐 10 分钟→穿鞋 1 分钟→走路去地铁站 5 分钟→等车 0～5 分钟→地铁上的时间 19 分钟→出地铁站步行至医院 3 分钟

总时间是 55～60 分钟，他又给了自己 10 分钟的富余量，用来应对突发情况，最后计算出从起床到抵达医院最短用时为 65 分钟，最长为 70 分钟。因此，他把第一个闹钟设定在 6:50，如果 6:50 没有起床，7:00 时他也必须起床了。如果 7:00 起床，他就需要在吃早餐的时候加快动作。

时间研究让小王每天早上过得比较从容，那么工作中为什么也需要做时间研究呢？这是因为，医院、科室的管理每天都要面临各方面的考核要求，等级医院评审、认证审核、绩效考核，还需要根据情况来排班，更好地满足患者需

◯　时间研究是指以设计最佳工作方法为目的对作业动作和时间进行的测定和研究。

求等。然而，无论医院、科室的发展有多么宏大的愿景，归根到底都需要落地于每人每天的工作。如果不对每人每天的工作进行研究，我们如何更加科学地排班？如何能既不浪费人力也不让医务人员超负荷工作，又要保证医疗安全质量？由此可知，时间研究是各项工作的基础。

曾经有一家国内著名的私立护理公司，为失能与半失能的老年人提供照护服务，该公司的愿景是成为全国的标杆。当时面临的困境是这样的，公司考察了全球高端老年照护机构之后，按照国际的床护比配备了相应数量的护士，每层楼住有近 30 位老人，他们每天有大量的药物或者保健品需要由护士摆好药之后送至床边服用。原来护理部的要求是每周集中摆药一次，每次需要 2 名护士集中花费 4 小时才能完成，后来新来的护理部主任发现每周摆药一次存在安全风险，更改要求为每天摆药，只摆次日的用药。护士们发现，虽然摆药的量从一周降到了 1 天，但是每天摆药的时间并没有下降多少，而工作频率却从每周一次增加到每天一次，加上原来每天依然存在的其他护理工作，护士们完全没办法完成既定的工作，在此接受照护服务的老人们的不满情绪也开始显露出来。

护理部主任在学习精益之后，开始对护士摆药进行时间研究。她在现场观察了护士的摆药过程，发现过程中超过 50% 的时间，护士们都在反复做一件事情——"找药"，而翻找物品属于典型的"动作浪费"（八大浪费之一）。

基于这个发现，她采取了一系列的措施：

- 制定药品摆放标准与顺序
- 制定摆药的规则
- 登记老人不常使用的药物
- 登记护士摆药情况（时间与差错），持续改善
- 表扬与奖励摆药优良的护士
- 降低护士工作负荷，提升工作质量

经过大家一周的共同努力，摆药时间就从 2 名护士耗费 4 小时降低到 1 名护士花费 2 小时，药柜也比之前整齐了很多（见图 8-6），且她们还在持续改善。

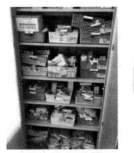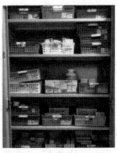

图 8-6   药柜整理前后对比

这个小故事让公司高层理解了一件事情，公司宏大的愿景也与护士每日摆药密切相关。

时间研究中需要理解两个关键概念，周期时间与工作时间。

周期时间：在一个重复工作的过程中，选取某一个具体的动作节点，从该动作节点结束到下一次该动作节点结束的时间。

工作时间：某项工作从动作开始到动作结束的时间。

例如某位医生出门诊，周期时间是从这一位患者进诊室门到下一位患者进诊室门，或者是从上一位患者出诊室门到这一位患者出诊室门。而对于一位患者来说，门诊的工作时间是从医生与其沟通开始到沟通或者操作结束。如果周期时间与工作时间的时间差过大就是"浪费"，是可以改善的地方。

此外，我们在设定时间时需要考虑宽放，一般来说宽放分为针对人们因疲劳导致效率下降的疲劳宽放，和针对人们生理需求而设的生理宽放，因此设定的时间一般要在工作时间的基础上增加 10% ～ 15%。

练习3：下列关于门诊采血的描述，哪一项是周期时间？哪一项是工作时间？

（1）从患者来到采血窗口到患者离开采血窗口的时间。

（2）从护士与患者打招呼到完成采血告知患者可以离开采血窗口的时间。

（3）从上一位患者起身离开采血窗口到这一位患者起身离开采血窗口的时间。

要进行时间研究，我们往往会去现场观察工作对象，或者采用录像分析的方法。一般来说，我们需要在每个循环中记录工作开始时间与结束时间，然后再计算。对于耗时比较久的操作，例如 5 ～ 10 分钟的无痛胃镜检查，一个循环只需要记录一次操作即可。对于时间比较短的操作，例如门诊窗口核对发药，用时 3 秒，一次操作时间不好记录，可以选择一个循环中测量 10 次操作，用重复的 10 次操作作为一个整体来计时，最后再进行换算即可。一般来说，针对某个时间研究对象，建议测量 10 ～ 25 个循环。

常用的时间研究表格如表 8-3 所示：

表 8-3　时间观察记录表

观察对象：_____
观察时间：_____
观察人员：_____

序号	开始时间	结束时间	时长	备注

8.2.3　基础数据统计与分析

当项目团队通过信息系统导出以及现场观察拿到所需的原始数据之后，我们需要进行数据预处理，然后进行统计分析。

数据属性是一个数据的特性，例如文本、数字、时间等，属性不同的数据间无法进行简单的加减运算。

当我们拿到一组数据之后，需要明确其变量名和变量值。例如，最近一周门诊患者的年龄是多少？如果答案是 50 岁，那么，年龄是变量名，表示研究单位的研究特征；50 岁是变量值，表示变量的观察结果。

此外，如果最近一周只来了一位患者，那么患者年龄很好描述，直接就是该患者的年龄；如果最近一周来了 300 位患者，那么年龄的变量值怎么确定呢？这时候，我们一般都会说平均年龄 40 岁。平均年龄就是代表这 300 位患者年龄的一个特征值，与平均值类似的还有年龄的中位数——300 位患者年龄按大小顺序排列之后中间的数；年龄的众数——出现次数最多的年龄数字。平均值、中位数、众数，能够告诉我们这一组数据的集中趋势。平均值的特点是容易受到数据中极端值的影响，可能一个很大的数字就把平均值拉低或者拉高了；中位数不受极端值的影响，但有时候无法反映所有数据的特点；众数也不受极端值的影响，但也只包含了部分数据的特点。

如果遇到诸如最大最小年龄、年龄差距有多大之类的问题，这几个数值就失效了，这时候就需要另一个概念——离散趋势。它反映了各个变量值远离中心值的程度，常见的有极差、标准差（方差）以及四分位距。极差，是最大值与最小值的差；标准差，数字越大说明观察值的波动越大；四分位距，指的是一组数组按大小排序之后，处于25%、50%、75%位置上的数，中位数即为处于50%位置上的数。

一般来说，此处常见的数据统计是指寻找一组数据的平均数、中位数、最大值、最小值、标准差，并据此进行相关性分析、假设检验等。

日常改善工作中，EXCEL就能解决我们遇到的大多数常见问题，如果对数据处理有更高的要求，还可以使用SPSS、minitab、matlab等软件。

需要注意的是，统计会撒谎。马克·吐温曾经引用过前英国首相本杰明·迪斯雷利的一句话："谎言有三种，谎言、该死的谎言，以及统计学！"我们可以通过下面三个小故事来理解统计中可能存在的问题。

（1）A和B谁的回答更有助于问路者？

问路者：加油站在哪里？

A. 往东731米。

B. 顺着这条路往前开3分钟左右，看到一个麦当劳右转，加油站就在右前方100米左右的地方。

（2）针对同一城市的教育情况，A和B谁说的对？

A. 我们的教育水平正变得越来越糟！去年有6成学校的年级平均分低于前一年。

B. 我们的教育水平正变得越来越好！去年有8成学生的考试成绩高于前一年。

（3）针对同一餐厅里工作人员的收入，A和B谁说的对？

A. 我们的收入水平挺高的，年收入的平均数达到100万元了。

B. 我们的收入水平一点儿都不高，年收入的中位数才6万元。

第一个故事是关于"准确"和"精确"的差异，虽然 A 的说法更精确，但是明显对于问路者来说，帮助没有 B 的大。第二个故事是关于统计分类对象"学校"与"学生"的差异，两个人拿到的可能是同样的数据，但是 A 是按照学校来分类统计分析，B 是按照学生来分类统计分析，对象不同，结论完全不同。第三个故事是关于"平均数"和"中位数"的差异，很明显餐厅里有极少数人的收入特别高，大部分人都是"被平均"了。

随着信息的过载、传播速度的加快，以及数字化的普及，我们能够抓取到的数据量比 20 年前多了很多倍，这导致了一个新概念的出现——大数据。大数据对我们的统计分析，至少带来两个方面的影响。一方面是面对某一问题，由于数据量太大，以前只能采取抽样的方式进行处理，但是现在可以直接抓取全部的数据，采用计算机进行建模计算，这样可以避免抽样方法带来的误差；另一方面是对于影响因素的判断，以前只能通过分析寻找有限的因素之间的关系，例如医院门诊量与天气的关系，但是现在可以通过大数据找到更多以前没有想到的影响因素，例如房价与医院门诊量的关系、外卖数量与医院门诊量的关系等。大数据可以帮助我们从更多、更深、更全的视角去寻找各种因素之间的关系，从而帮助我们建立预测、管理的模型，更好地为患者服务，提升医院竞争力。

8.2.4　数据可视化

项目团队对数据进行了预处理后整理出的数据表如表 8-4 所示，你的体验和结论分别是什么？

表 8-4　患者等待时间数据表

日期	病人数量（人）	等待时间平均数（秒）	等待时间中位数（秒）	阶段
6/17	1 235	1 176	1 165	改善前
7/1	1 310	1 061	1 044	改善前
7/8	1 213	1 015	1 037	改善前
7/15	1 384	957	875	改善中
7/22	1 357	1 009	904	改善中
7/29	1 185	665	545	改善中
8/5	1 249	766	689	改善中
8/12	1 296	770	662	改善中

（续）

日期	病人数量（人）	等待时间平均数（秒）	等待时间中位数（秒）	阶段
8/19	1 305	932	775	改善中
8/26	1 241	667	582	改善中
9/2	1 258	661	539	改善中
9/9	1 302	771	691	改善中
9/16	1 222	706	642	改善中
9/23	1 165	631	509	改善中
9/30	1 111	1 030	1 031	改善中
10/7	816	428	326	改善中
10/14	1 185	934	974	改善中
10/21	1 090	719	645	改善中
10/28	1 097	693	608	改善中
11/4	1 183	825	788	改善中
11/11	1 114	590	522	改善后
11/18	1 021	748	658	改善后
11/25	1 052	794	717	改善后
12/2	1 088	686	622	改善后
12/9	1 174	836	735	改善后
12/16	881	460	399	改善后
12/23	1 029	554	461	改善后

　　从这个数据表中你能得出什么结论？这还只有27条数据，如果有27 000条数据呢？你无法管理你看不见的事情，其实数据也一样。我们需要对数据进行可视化处理，利用各种图表将数据进行图形化地展示。

　　可视化可以让数据更可信。如果我说"从上表可以看出等待时间的平均数明显降低"，你可能会怀疑，但是如果我说"从图8-7中可以看出等待时间的平均数下降趋势很明显"，你会更容易相信，因为当数据可视化后，数据背后的含义变得更直观了。

　　好的图表，不仅能帮助你快速理解，还能帮助你看到之前没有看到的东西。例如在图8-7中，我们可以看到从改善前进入改善中时，平均等待时间下降幅度更大，后面改善接近尾声，下降幅度变小了。这样的结论是难以通过观察数据本身判断出来的。

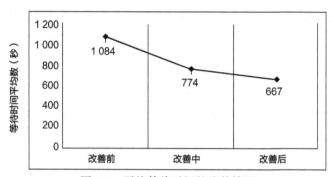

图 8-7　平均等待时间的改善情况

　　如何进行数据可视化？有一条核心原则就是"不选最酷的，只选最适合的"。质量管理的"老七大工具"，即查检表、柱形图、柏拉图、鱼骨图、折线图、散点图以及层别法，都是经过无数前人验证过的非常好用的图表。网络上也可以很容易找到"质量管理新七大工具"⊖的相关内容，这些工具都是精益改善过程中可以活学活用的好工具。新老七大工具不是本书重点，故不在此进行详细介绍。

练习 4：图 8-8a 和图 8-8b 分别代表了 A 病种与 B 病种的出院人数每月的变化情况，请问哪一个病种的每月出院人数变化波动更剧烈？

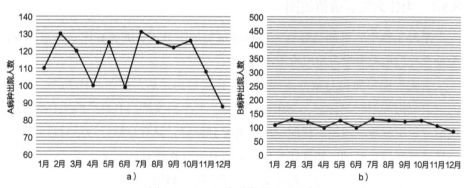

图 8-8　A、B 病种每月出院人数

　　精益改善需要用数据和事实说话，要想获得真实的数据和事实，最有效的方式就是去现场，去现场发现浪费，寻找改善的机会。收集数据之前，项目团队需要思考项目想要解决什么问题、需要什么数据、分别要从哪里获取数据，

　　⊖　新七大工具：层别法、查检表、柏拉图、直方图、因果分析图、散布图、控制图。

以及制订数据收集计划；对于系统中已有的数据，可以直接导出使用，对于没有的数据，需要团队去现场收集，时间研究是其中一个很重要的方法；数据收集之后，我们需要对数据进行初步的处理、统计和分析，帮助团队快速易懂地理解数据，是"数据可视化"最重要的目标和最高追求，质量管理的"老七大工具"和"新七大工具"都可以帮助我们更好地理解数据。

8.3　价值流图

有了前文"数据收集与处理"的基础之后，我们来讨论"价值流图"[14]这一核心工具。

价值流是指提供医疗服务的整个过程中的所有增值与非增值步骤。

价值流图是一个将医疗服务的价值流用简单的图标方式描述出来的工具。如图 8-9 所示是某医院产妇大出血后输血的现状价值流图（value stream map，VSM），该图描绘了当产妇出现大出血需要输血时医生从开出医嘱到输血完成的整个过程。

8.3.1　为什么需要价值流图

平时工作中，可能已经有一些描绘流程的工具了，如流程图、泳道图等，为什么我们还需要学习使用价值流图？

首先，医院架构与服务流程之间存在天然的矛盾。如图 8-10 所示，医院的组织架构按照职能科室、临床科室设置，每个科室部门有自己的主任以及对应的分管院领导。然而，任何一个患者来到医院，只有少数行为是只需要与单一科室或部门接触的，如复印病历。患者从其他医院转诊过来，或者是心肌梗死抢救，这些"就医行为"都需要经历多个科室部门。医院架构与服务流程之间的矛盾就在于，科室设置是纵向的，各自管理各自的区域，然而患者的就医流程是横穿多个科室的。那么谁来管理患者就医的整个流程？谁对患者不同的就医全流程的体验与质量负责？可能有人会说"医务科、护理部、质控科，或者分管院领导"，但是仔细想一想，这些人真的在关注患者就医的全流程吗？他们真的在对患者不同的全流程的体验与质量负责吗？

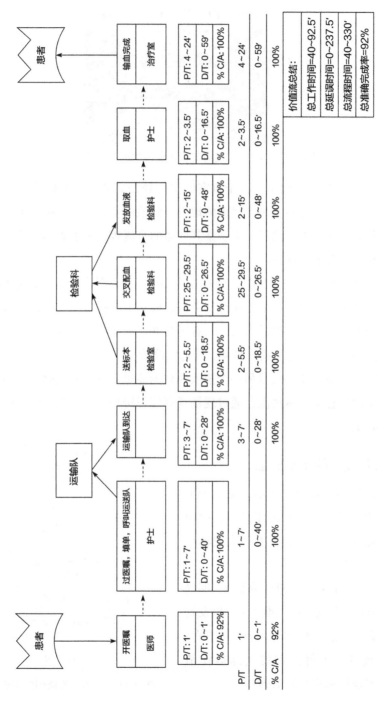

图 8-9　某医院产妇大出血后输血现状价值流图

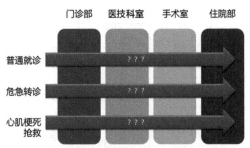

图 8-10 医院组织架构与服务流程之间的矛盾

在患者就医的全流程中，各个科室的交界处是其中最薄弱的环节，也是出现安全质量问题和患者不满意最多的地方。价值流图这个工具提供了一个视角，帮助我们站在患者的角度，去观察其就医的全流程，去了解实际情况，找到浪费所在，然后予以解决。

其次，精益思想的五大基本原则中的第二条——识别价值流，就需要使用价值流图这个工具，帮助我们把错综复杂的、横穿多个科室的实际流程情况通过一张图的方式，清晰地展示出来。只有了解并清晰描绘出实际情况，我们才能更好地消除浪费，创建流动、拉动，并持续改善。

最后，价值流图不仅仅是另一个描绘流程的简单工具，它能够帮助项目团队系统地了解流程的基本情况，通过现场观察使得跨科室的团队对流程的实际情况达成共识。

8.3.2 价值流图的基本概念

价值流图不仅仅是一张图，更是一个帮助大家去现场发现浪费的工具。在应用价值流图这一工具的时候，有四大逻辑步骤（见图 8-11）。

（1）准备：确定要改进的价值流，明确所研究的流程、如何绘图、谁参加，以及其他准备事项，如纸、笔、会议室预定等事宜。

（2）现状：了解当前的实际运作情况，这是实现目标状态的基础。

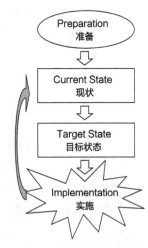

图 8-11 应用价值流图的逻辑步骤

（3）目标状态：应用精益的原则，设计符合目标的精益价值流。

（4）实施：这是价值流图的目的，即制订一个能实现目标状态的行动计划。

还有几个基础概念大家也需要了解。

工作时间（P/T，process time）表示完成流程中的某项操作所需要的实际时间，例如诊断治疗时间、检查时间、采血时间等。

延误时间（D/T，delay time），表示因为某些原因导致工作流程停滞的等待时间。延误时间分为两种，一种是步骤之中的延误时间，即某步骤进行了一半而停下来的等待时间，例如术中等待病理报告、术中等待肠镜；另一种是步骤之间的延误时间，即已经完成上一步骤，等待下一步骤开始的时间，例如排队等待 B 超、排队等待取药。

流程时间（L/T，lead time），表示某流程从开始到结束的总时间。针对某流程，总流程时间等于总工作时间与总延误时间之和（见图 8-12）。

准确完成率（%C/A，complete & accurate），表示一次性成功完成某步骤的概率。

这四个基础概念之间存在内在联系。一项工作我们希望做得又好又快，既要考虑质量，又要考虑效率。在价值流图中，对于每一步骤的工作也应从这两个角度来审视，既要质量，也要效率。准确完成率关注的就是质量，而前三个概念都与时间相关，关注的是效率。

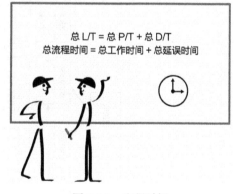

总 L/T = 总 P/T + 总 D/T
总流程时间 = 总工作时间 + 总延误时间

图 8-12　流程时间

8.3.3　绘制现状价值流图

依据应用价值流图的四大步骤，我们首先应选择需要改进的价值流，绘制现状价值流图。

价值流图看起来比较复杂，其实从上往下分为五个部分流程：起点和终点、信息流、流程框、数据框、时间轴。其中信息流表示信息流动的路径，时间轴是对价值流图中数据的汇总（见图 8-13）。

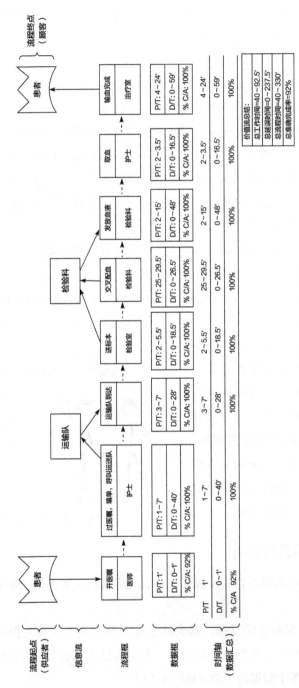

图 8-13 价值流图的五个部分

价值流图常用图标如表 8-5 所示：

表 8-5 价值流图的常用图标

序号	图标示例	名称	说明
1		顾客 / 供应商	表示顾客或者供应商，也表示流程的起点或终点
2		流程框	表示流程步骤，上半部分写步骤名称，下半部分写该步骤的特殊要求
3		工作人员	俯视图表示的工作人员
4	IN	步骤间延误	表示已经完成上一步骤，等待下一步骤开始
5		步骤中延误	某步骤进行了一半而停下来等待
6		重复工作或返工	表示工作不能一次做好，需要返工
7	P/T = 2'　L/T = 0'　% C/A = 99%　其他	数据框	用来记录某步骤的相关数据，如工作时间、延误时间、准确完成率等
8		人工信息流	表示需要人工传递的信息，如纸质单据、文件等
9		电子信息流	表示通过电子信息设备传递的信息，如 HIS、LIS，电话、微信等
10		工作流	表示工作步骤之间的连接
11	改善爆炸图	爆炸点	表示发现的浪费、问题，或可以改善的地方
12	FIFO	先进先出	表示工作优先度，如预约患者优先、耗材先进先出
13	最多3小时	服务水平协议	表示上下游之间就某项工作的要求达成的一致意见
14		库存超市	表示某物品设定了最低最高量，达到一定量的时候自动触发领购操作
15		拉动	表示上游根据下游的需求提供所需

绘制现状价值流图的步骤如下：

（1）记录流程起点（供应商）和流程终点（顾客）的信息。

- 流程的输出和顾客
- 顾客数量和质量的需求，交付类型
- 输入和供应商
- 供应商数量和质量，交付类型

（2）按顺序绘制主要流程步骤。

（3）价值流"现场走访"，记录信息。

- 信息流
- 使用的技术、设备或特殊要求
- 流程绩效指标等数据

（4）计算总工作时间（P/T）、总流程时间（L/T）以及整体的准确完成率（%C/A）

案例

　　某三甲医院，产科临床反馈产后计划性大出血候血时间非常长，这会给患者的生命安全造成严重的影响。主任和团队从信息系统调取了 2018 年 7 月到 2019 年 4 月共计 15 例计划性大出血患者的候血数据，发现最长的等待时间是 188 分钟。主任开始思考，临床肯定是及时开了医嘱的，那么时间都去哪儿了？为了解决这个问题，主任亲自作为项目负责人，护士长等作为项目团队成员，启动了一个精益绿带项目。项目团队对数据进行仔细分析与总结，得到以下信息：

（1）医生判断可能会有产后大出血，医生会开出医嘱，同时会告诉护士。

a）工作时间：1 分钟

b）延误时间：0～1 分钟

c）准确完成率：92%

（2）护士马上过医嘱，填单并呼叫运送队。

a）工作时间：1～7 分钟

b）延误时间：0 ～ 40 分钟

c）准确完成率：100%

（3）运送队到达产科取标本。

a）工作时间：3 ～ 7 分钟

b）延误时间：0 ～ 28 分钟

c）准确完成率：100%

（4）运送队拿到标本后，将标本送到检验科。

a）工作时间：2 ～ 5.5 分钟

b）延误时间：0 ～ 18.5 分钟

c）准确完成率：100%

（5）检验科拿到标本后，进行交叉配血。

a）工作时间：25 ～ 29.5 分钟

b）延误时间：0 ～ 26.5 分钟

c）准确完成率：100%

（6）检验科完成交叉配血后发放血液。

a）工作时间：2 ～ 15 分钟

b）延误时间：0 ～ 48 分钟

c）准确完成率：100%

（7）护士得到配血完成通知后，会到检验科取血。

a）工作时间：2 ～ 3.5 分钟

b）延误时间：0 ～ 16.5 分钟

c）准确完成率：100%

（8）回治疗室进行输血，如果产妇发热，则需要等体温降下来才能输血。

a）工作时间：4 ～ 24 分钟

b）延误时间：0 ～ 59 分钟

c）准确完成率：100%

说明：大出血案例中，如果是特别紧急的，就是直接输 O 型血。一般生产之前会做好相关预案，提前做交叉配血并备好血。当发生大出血之后，要评估产妇出血量对产妇生命的危及程度，以及输血紧急程度，即是挽救生命还是只是治疗贫血症。本案例仅讨论特殊情况，这种情况出现的几率小，但是对产妇生命健康影响很大。

我们根据某医院产妇大出血候血现状的案例数据，按照四大逻辑步骤开始绘制现状价值流图。

第一步：记录流程起点（供应商）和流程终点（顾客）的信息（见图8-14）。

图8-14　绘制案例价值流图的第一步

第二步：按顺序绘制主要流程步骤（见图8-15）。

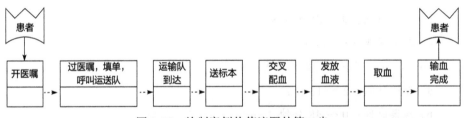

图8-15　绘制案例价值流图的第二步

第三步：价值流"现场走访"，记录信息（见图8-16）。

● 信息流
● 使用的技术、设备或特殊要求
● 流程绩效指标等数据

第四步：计算总工作时间（P/T），总流程时间（L/T）以及整体的准确完成率（%C/A）（见图8-17）。

8.3.4　在现状价值流图上寻找浪费

在项目团队已经绘制完成的现状价值流图基础上，使用"爆炸点"图标，将浪费、问题等改善机会标示出来（见图8-18）。

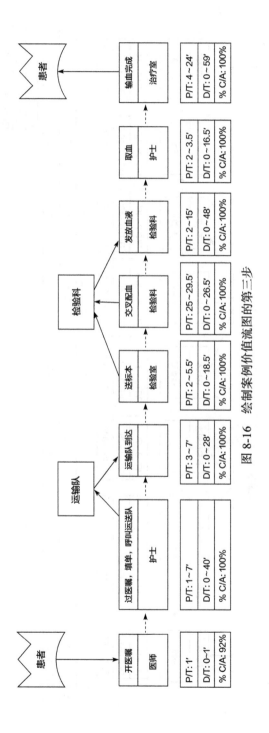

图 8-16　绘制案例价值流流图的第三步

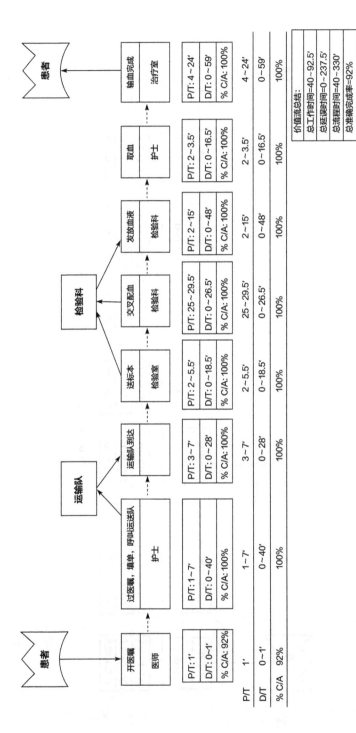

图 8-17 绘制案例价值流图的第四步

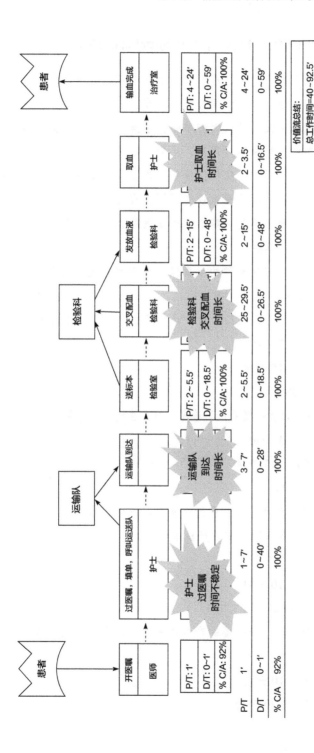

图 8-18　价值流图中发现的爆炸点

练习 5：请你根据以下信息，绘制产科门诊的现状价值流图。

　　某三甲医院前几年开设产科，产科开科后医院相当重视，从区领导到局领导再到院领导，制定了诸多应急预案与服务流程。有一天门诊办某主任在门诊二楼查岗，突然发现了一位肚子很大的孕妇，手里拿着一只小便标本步行送去二楼检验科，询问工作人员原因后得知，小便标本必须交到二楼检验科。该主任开始思考：为什么会这样？医院把门诊一楼最核心的黄金地段给了产科，就是想让孕妇方便一点，我们的流程也没有问题，那么到底哪里出了问题？还有多少隐藏的问题没有暴露，要怎么解决？于是医院成立了一个项目小组，运用精益的方法对此进行分析解决。

　　该主任和项目团队一起对非预约生育保险患者初次就诊流程的现状进行了现场讨论与现场观察，得到以下信息：

　　（1）患者抵达医院之后，在门诊楼一楼的产科分诊台，咨询建卡挂号。

　　a）工作时间：1～2分钟

　　b）延误时间：8～15分钟

　　c）准确完成率：98%

　　（2）患者步行至门诊楼一楼的产科诊室门口，在椅子上等待，随后医生问诊。

　　a）工作时间：2～3分钟

　　b）延误时间：10～45分钟

　　c）准确完成率：98%

　　（3）完成医生问诊之后，患者步行返回至门诊楼一楼的产科分诊台，在分诊台工作人员处验证生育保险，发放产检本。

　　a）工作时间：2～3分钟

　　b）延误时间：3～10分钟

　　c）准确完成率：97%

　　（4）患者再次步行至门诊一楼的产科诊室门口，在椅子上等待，随后医生开单，宣教告知。

　　a）工作时间：3～10分钟

　　b）延误时间：10～20分钟

c）准确完成率：75%

（5）患者步行至新住院大楼一楼超声科，预约 NT，患者需要咨询导医才能找到预约点，并需要等待才能完成预约。

a）工作时间：2～3 分钟

b）延误时间：5～15 分钟

c）准确完成率：98%

（6）完成预约 NT 之后，患者步行返回至门诊楼一楼的收费处缴费，糖耐量不正常的患者还需前往药房。

a）工作时间：1～2 分钟

b）延误时间：7～15 分钟

c）准确完成率：98%

（7）患者步行至门诊楼一楼的产科分诊台，抽血，取尿标本工具。

a）工作时间：5～8 分钟

b）延误时间：5～15 分钟

c）准确完成率：98%

（8）患者步行至门诊楼一楼的产科诊室门口，等待，随后取分泌物标本。

a）工作时间：5～7 分钟

b）延误时间：5～10 分钟

c）准确完成率：100%

（9）患者步行前往门诊楼二楼检验科送检分泌物或者尿标本，一般需要等待。

a）工作时间：1～2 分钟

b）延误时间：4～10 分钟

c）准确完成率：100%

（10）患者步行前往门诊楼三楼心电图室做心电图，一般需要等待。

a）工作时间：3～5 分钟

b）延误时间：7～20 分钟

c）准确完成率：98%

（11）患者步行返回至门诊楼一楼的产科诊室，录入初检资料，一般也需要等待。

a）工作时间：8～10分钟

b）延误时间：5～20分钟

c）准确完成率：95%

（12）患者步行返回至门诊楼一楼的产科分诊台建册。

a）工作时间：10～15分钟

b）延误时间：5～15分钟

c）准确完成率：95%

门诊楼建于80年代，电梯数量少，所以大部分孕妇都是爬楼梯上下楼，穿梭于各种人流中。

练习6：请你根据以下信息，绘制无痛胃肠镜接台的现状价值流图。

某三甲医院，院长开会时强调，现在有患者投诉反映做胃肠镜的等待时间太长，相关科室必须要重视患者的投诉，提高患者满意度，另外按照目前的资源配置，对比标杆医院，仍存在很大改善空间，必须提高效率。主任与护士长带着这个问题回到科室。经过谈话，医生们普遍反映接台时间很长，于是内镜中心成立了项目组，解决这个问题。项目团队经过现场观察与记录，得到以下信息：

（1）上一例手术结束后，护士按铃呼叫护工，约10秒后护工过来拆心电，工作时间1分钟。与此同时，护士做内镜的预处理工作，工作时间1分钟。同时，医生开始写检查报告，工作时间7.5分钟。

（2）护工拆完心电后，将上个患者送出，工作时间1分钟。

（3）护士在做完预处理后，将污镜送往洗消室，并将干净的镜子拿回来，工作时间4～6分钟；将干净的镜子送到诊室后，护士将下一个患者接入诊室，工作时间1分钟。

（5）将患者接进来之后，护士开始做准备工作，与此同时，麻醉开始准备，工作时间2分钟。

（6）麻醉准备结束后，麻醉医生开始麻醉，工作时间1分钟。

（7）麻醉结束后，开始手术。

∷ 在绘制现状价值流图时，有两点建议：

（1）项目团队去现场收集数据时，如果听到"大概、可能、原则上、应该、按流程"之类的词语时要再三确认数据的可靠性。

（2）绘制现状价值流图的核心，在于团队对当前的真实情况达成共识。

∷ 思考： 价值流图与流程图有何异同？

8.4　布局调查

你在绘制上述练习中的现状价值流图时，除了流程上的浪费，可能也已经发现孕妇需要多个地方走来走去，存在大量的"动作浪费"。当遇到这种布局导致的问题，而现状价值流图又不能很好地展示时，我们可以采用"面条图"来进行展示。

采用面条图分析的是布局问题，但是布局需要为流程服务，所以在绘制面条图之前，需要做两个准备工作：一是研究对象的布局图，二是对应的价值流图或流程图。

面条图将走动路线可视化的方式有两种。

一种是用数字代表流程中的步骤顺序，然后用箭头将数字连接起来，如图 8-19 所示。

另一种是用数字代表走动的路线，直接将数字标示在箭头上，如图 8-20 所示。

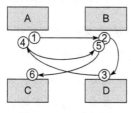

图 8-19　面条图 I

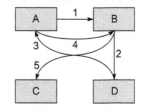

图 8-20　面条图 II

在上述产科门诊的案例中，项目团队也绘制了"面条图"，结果发现，一位孕妇需要往返于两栋楼的三个楼层之间，走动距离超过 500 米，而且通过现场观察发现每位孕妇产检过程中都有折返，总是不能一次把事情完成。产科门诊产检现状面条图如图 8-21 所示。

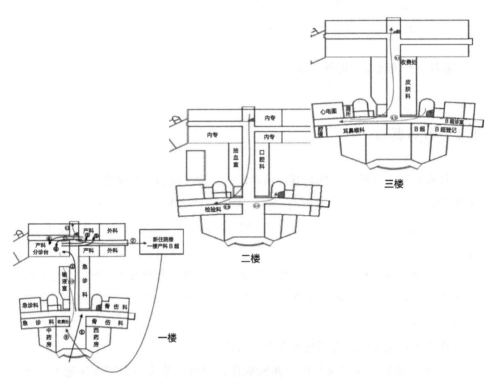

图 8-21 产科门诊产检现状面条图

练习 7：请你根据以下信息，绘制某社区医院宝宝接种疫苗的现状面条图。

某三甲医院下设大量社区医院，为社区居民就近提供便捷的健康服务。其中有一项是给宝宝接种疫苗，家长们再也不用去医院里排队，将宝宝暴露在感染风险之中了。但是某社区医院护士长发现近期宝宝接种疫苗排队时间越来越长，大厅里秩序混乱、人声嘈杂，患者满意度逐渐下降。护士长决定要改善现状，解决该问题，与团队一起对宝宝疫苗接种流程进行了现场观察。

家长带着宝宝从社区医院的正门进来之后，要经历以下流程：

（1）到取号机上自助取号。

（2）到前台填单。

（3）坐在等候区的椅子上等待叫号。

（4）听到叫号之后，到登记处开单。

（5）返回等候区，等待叫号打针。

（6）有部分宝宝需要到缴费处缴费。

（7）缴费后再回到等候区等待。

（8）到号之后，进入接种室核对信息、登记、打针。

（9）打完针返回等候区休息观察。

（10）离开社区医院。

你可以在该社区医院平面布局图中绘制面条图。

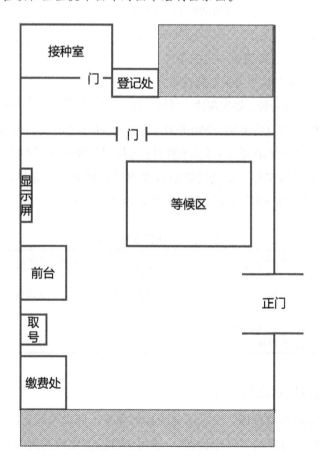

8.5 设定目标

应用价值流图这一工具时有四大逻辑步骤——准备、现状、目标状态、实施。通过绘制现状价值流图，我们已经完成了四大逻辑步骤中的前两步，现在进入第三步（见图 8-22）。

8.5.1 目标状态与目标

也许你会疑惑，设定目标就行了，为什么还需要一个目标状态？目标状态和目标之间是什么关系？

目标是某一指标期望达到的结果，而目标状态的重点在"状态"，是实现某一"目标"的过程，达到目标需要一定的条件。

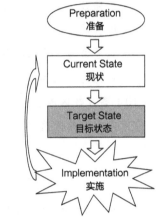

图 8-22 应用价值流图的第三步

例如，目标是门诊患者采血高峰期的平均等待时间不超过 10 分钟，要实现这一目标，我们的"目标状态"是①在 6:30—7:30 开放 4 个采血窗口；② 7:30—10:30 开放 8 个采血窗口；③ 10:30—12:00 开放 3 个采血窗口；④按照平均周期时间 97 秒进行采血。

目标不能直接实现，而是需要通过实现目标状态中的条件，逐步达到结果。目标状态能帮助团队对于改善后的状态达成共识（见表 8-6）。

表 8-6 目标状态与目标

目标状态	目标：结果、目的
①在 6:30—7:30 期间开放 4 个采血窗口 ② 7:30—10:30 期间开放 8 个窗口 ③ 10:30—12:00 期间开放 3 个窗口 ④按照平均周期时间 97 秒进行采血	• 门诊抽血患者高峰期的平均等待时间 <10 分钟
可以逐步实现目标的流程状态如目标状态价值流图	无法直接实现的结果性指标

8.5.2 设定目标状态与目标

设定目标状态与目标，没有明确的先后顺序，可以先设定结果性的目标，再根据目标设定需要的"目标状态"，适用于目标值比较明确的指标；也可以基于当前状态，先设定"目标状态"，再根据目标状态所能达到的结果来设定目标，适用于目标值不是特别明确的指标。

在设定目标时，有三个要点：

（1）时间期限。一般建议 3 ～ 12 个月，时间周期太短的项目难度太低，直接改善就行，不需要大费周章启动项目；时间周期太长的项目难度太高，或者当前条件不成熟，不容易做好。

（2）根据上级单位、专业、患者要求。有很多安全质量的指标，上级主管单位、专业上是有明确要求的，如Ⅰ类切口抗生素使用强度、手卫生执行率；还有一些是患者的期望和要求，例如等待时间太长就会造成不满意、投诉甚至信访。

（3）以实现显著性改善为目的，一般以改善 50% 为挑战。有显著的改善效果是至关重要的，尤其在刚开始尝试精益改善的时候，只有让大家能看到改善效果，才能建立示范性标杆，给大家建立信心。50% 是一个概数，表达的是改善幅度要显著，如果改善幅度太小，项目团队"浑水摸鱼"就可以达到目标；如果改善幅度太大，项目团队一眼看出无法实现，就会陷入绝望而放弃；50% 是一个比较适中的改善幅度，既不会太小，缺乏挑战，又不会太大，跳一跳够得着。

以价值流图为例，在设定目标状态时，需要在现状价值流图的基础上应用精益思想的五大基本原则：定义价值、识别价值流、创建流动、建立拉动、尽善尽美（可以参考第 2 章的详细说明）。具体来说，可以分为三步。

第一步：定义顾客的价值。顾客分为内部顾客和外部顾客，外部顾客是患者，而对于不直接接触患者的医务人员、行政人员来说，下游步骤中的同事就是内部顾客。在流程中，只有上游步骤满足了下游步骤的需求，下游才能满足最终外部顾客患者的需求。以终为始，从顾客开始往前理顺每个环节对上游的需求，以实现拉动（见图 8-23）。

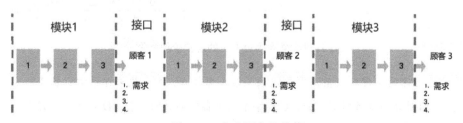

图 8-23 定义顾客的价值

第二步：减少等待。等待浪费是造成工作无法流动的主要因素之一，等待浪费又分为步骤中等待与步骤间等待。

第三步：消除返工。不合格浪费导致的返工，也是造成工作无法流动的另一个主要因素。减少不合格，首先需要将工作标准化，其次是设置防错机制，最后是要有出现不合格之后的快速响应机制。

案例： 随着医院的快速发展，院内各项业务也随之突飞猛进，新技术新业务陆续开展，手术量日益增长，接台手术数量相应增多。手术接台时间过长，延长了手术开台时间，降低了手术室运行效率，导致了很多不必要的加班，医生护士均对此感到不满。因此缩短手术接台时间已成为外科医生、麻醉医生和手术室护士共同期待解决的问题。以气管插管全身麻醉下泌尿外科择期手术患者为例，接台时间起止点分别为当台手术缝皮结束和下一台手术切皮开始。

项目负责人带领项目团队一起绘制了全麻接台手术的现状价值流图（见图8-24），发现改善前接台时间约为80分钟。

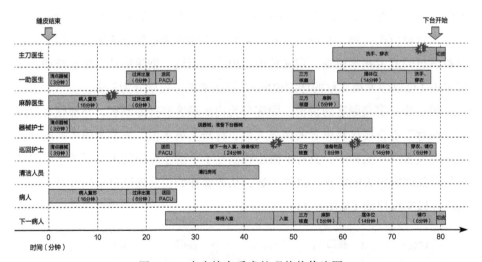

图 8-24 全麻接台手术的现状价值流图

项目团队在现状价值流图上找到了四个爆炸点，A处患者在手术室复苏时间太长，B处术前准备时间太长，C处手术前准备物品时间太长，D处等待主刀医生时间太长。根据上述原则和方法，项目团队设计了目标状态价值流图（见图8-25）。

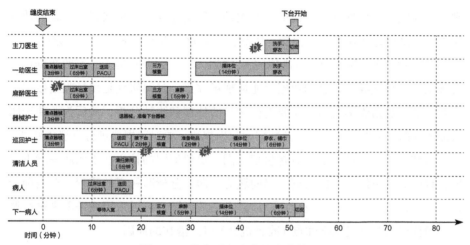

图 8-25　接台手术未来状态价值流图

根据当前目标状态，项目团队达成共识，将目标定为在 6 个月内把接台时间缩短到 55 分钟以内。

现状价值流图与目标状态价值流图之间的差距，也就是"现状"与"目标"之间的差距，根据定义，这是我们需要解决的问题。

找到差距之后，如果原因与改善措施明确，立即行动，如果原因不明确，就必须分析这些差距的根本原因，这是精益医疗改善项目的下一步（见图 8-26）。

没有进行改善的价值流图就是废纸。

练习 8：请你依据 VSM 练习中的"产科门诊案例"与"无痛胃肠镜接台案例"的资料和你自己绘制的现状价值流图，设计目标状态价值流图。

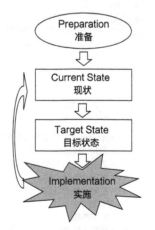

图 8-26　应用价值流图的第四步

8.6　小结

精益医疗改善项目的第三步是调查现状与设定目标。调查现状有三个原则，首先坚持用数据和事实说话，其次是去现场寻找最能反映真实问题的数据和事实，最后是在现场发现浪费，用数据去量化，以消除浪费为努力方向。

收集数据前需要对所需的数据进行规划，制定数据收集表，有的数据可以直接从信息系统导出，有的数据只能从现场收集，时间研究是现场收集数据的重要方法。数据收集之后，需要进行初步的处理和统计分析，最后为了便于团队理解数据，帮助团队从繁杂的数据中找出规律，要对数据要进行可视化处理。

现状调查中最核心的工具是价值流图。价值流图的核心在于团队一起去现场，打破原有组织架构的限制，以问题为导向，分析跨科室的流程，对当前的真实情况达成共识。对于流程中牵涉到布局的问题，可以采用面条图来进行调查。根据现状调查找到爆炸点（改善机会）以及潜在的原因。

基于调查的现状，设定目标。目标的设定需要考虑时间的期限，建议以 3 ～ 12 个月为项目周期，太长的项目建议分阶段进行。目标是对结果的期望，目标状态是实现目标的过程，二者之间没有明确的先后顺序，可以先定目标，再把目标分解成目标状态，也可以基于现状判断改善空间设定目标状态，再据此汇总得到可实现的目标。目标的设定要以显著性改善为目的，太容易实现的目标不足以锻炼团队能力，太难实现的目标则容易使人放弃，"跳一跳够得着"最为理想（见图 8-27）。

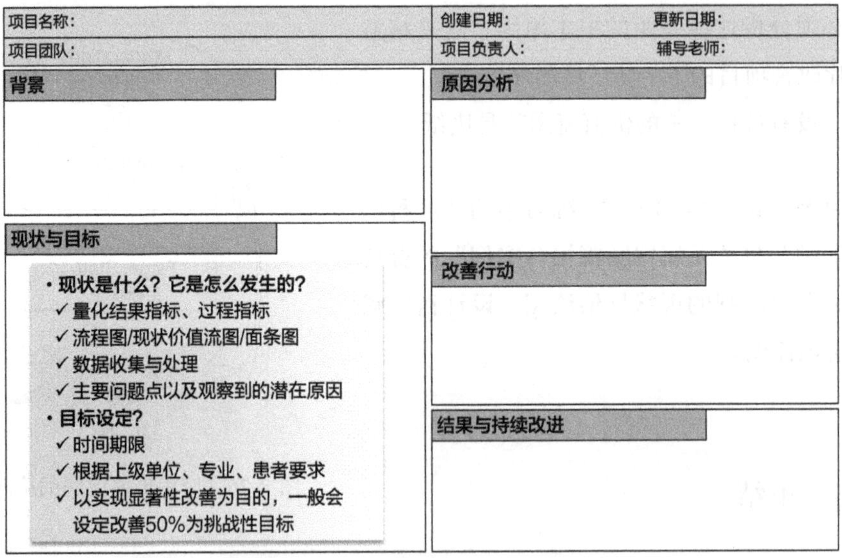

图 8-27　A3 现状与目标部分的要点

精益医疗改善项目"缩短急临医嘱用药送达护士站时间"的"现状"部分需要怎么做？目标怎么设定？

首先，该项目针对的是从医生开出医嘱到急临医嘱用药送达护士站的时间，项目团队需要调查改善前的真实数据，从医生开出医嘱到急临医嘱用药送达护士站的时间是多少；其次需要调查清楚整个流程都经历了哪些步骤，每个步骤花费的时间是多少；最后，还需要统计每天急临医嘱的数量，毕竟数量与速度有直接联系。这些数据大都没有现成的，但是有一些可以从信息系统中导出原始数据，例如医生开医嘱时间点、护士过医嘱时间点、药房打单时间点以及医嘱数量等，但是分单、调配、核对、人员取药、送到病房护士站等步骤缺乏数据，就需要去现场进行时间研究了。

针对这类流程问题，采用价值流图是最佳选择。由于该改善项目没有牵涉布局问题，所以不需要面条图。

项目团队去现场收集了 3 月 18 日～3 月 31 日的数据，绘制了现状价值流图，发现了四个爆炸点：

（1）急临医嘱平均每天有 11.7 条，其中非急临的医嘱过多，占用了急临通道，这属于过度处理的浪费。

（2）护士过医嘱不及时，平均耗时 15.8 分钟，这属于等待的浪费。

（3）药房提取医嘱不及时，平均耗时 17.7 分钟，这属于等待的浪费。

（4）药品核对完之后，从中心药房送达神经内科护士站（试点科室）耗时长，平均耗时 10.3 分钟，这属于等待的浪费。

对于该项目的目标，三甲等级评审中有明确要求，需要 15 分钟内送达。项目团队根据该目标进行了分解，经过讨论，确定了应该达到的目标状态，并设定 3 个月时间期限：

（1）医生需要规范急临医嘱的开具方法，消除非急临占用紧急通道的现象。

（2）护士过医嘱需要控制在 2 分钟以内。

（3）药房提取急临医嘱并完成调配核对的全流程时间需要控制在 5 分钟以内。

（4）药品从中心药房送到护士站需要控制在 7 分钟以内。

据此，团队完成了该精益医疗改善项目的第三步"调查现状与设定目标"（见图 8-28）。

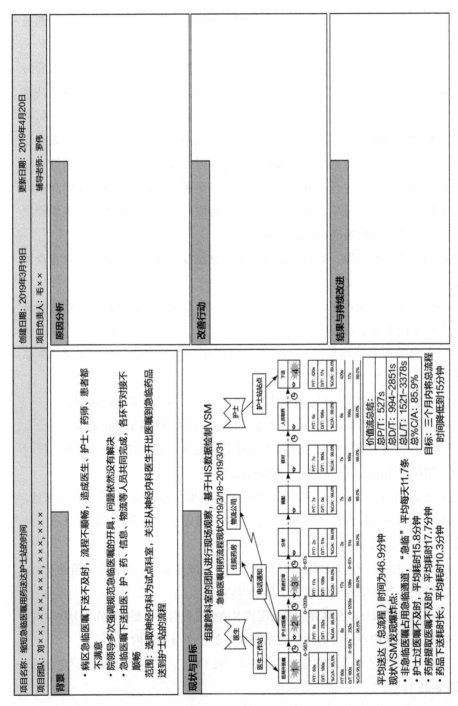

图 8-28　A3 现状与目标部分示例

注：完整大图见图 11-5。

　　现状与目标之间的差距就是问题。我们可以看到正是这些浪费直接导致了问题，但是浪费是表象，我们只有进一步分析出浪费的根本原因，才能消除这些浪费，从而解决问题。

讨论问题：

我们为什么需要价值流图？

价值流图需要遵循怎样的逻辑步骤？

关键概念：

去现场

数据规划

数据可视化

价值流

价值流图

工作时间

延误时间

总流程时间

面条图

精益医疗改善项目第四步：
分析根本原因

不要直接跳进问题的解决方案，要将精力集中于从中学到了什么，以及确定起因结果的过程中，不要将你头脑的创造力花费在一个错误问题的解决方案上。[12]

——大野耐一

■ **内容提要：**

● 分析根本原因有三项原则：真因不等于根本原因、不重复不遗漏、不针对人的主观因素。

● 常用具体分析工具有四个：五个为什么、节拍时间、库存分析法、布局规划 3P，第一个是通用工具，后三个是特定问题分析工具。

针对精益医疗改善项目"缩短急临医嘱用药送达护士站的时间"，项目团队在"现状"阶段已经找到了四个爆炸点。接下来进行根本原因分析，大家可能学习过按人机物法环五个要素进行原因分析，但是往往分析不透彻，看起来写了很多原因，但这些原因之间存在包含关系，到底哪些才是根本原因呢？

作为项目负责人，你知道基于数据和事实分析根本原因是重中之重，可怎样才能更好地找到根本原因呢？

精益医疗改善项目的第四步，你需要完成 A3 的"原因分析"部分（见图 9-1），那么如何进行"原因分析"？需要遵循怎样的原则？哪些工具可以提供帮助？

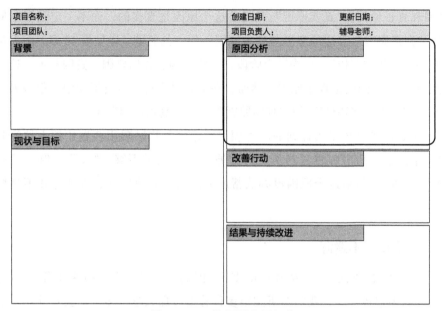

图 9-1　A3 的原因分析部分

　　现状与目标之间的差距就是问题。通过设定目标状态，项目团队能够将问题具体化，为达到目标提供清晰的路径。原因分析的关键在于找到问题的根本原因，这一直以来都是难点，很多人在改善过程中对此感到无从下手、无所适从。本章内容将通过分析原因的原则，探讨五个为什么、节拍时间、库存分析法以及布局规划 3P 等具体分析工具。五个为什么是通用的分析工具，后面三个则是针对医院典型问题的针对性分析工具，其中节拍时间用来分析等待时间过长的问题，库存分析法用来分析各种物品库存（如药品、耗材等）的问题，布局规划 3P 用来分析布局的问题。此外，质量管理的新老七大工具，以及文献查阅和统计分析中的假设检验等方法，也可以根据需要灵活运用。

9.1　分析原因的原则

9.1.1　真因不等于根本原因

　　真因是一个很容易让人迷惑的概念，从字面上看至少有两种意思，即真实原因和真正原因。"真实原因"只需要这个原因是真实的，而不一定是根本原因；"真正原因"表达的意思与根本原因一致。品管圈（详见第 13 章）十大步骤[⊖]的第五步"解析"，分为三个阶段，分析原因、找出要因、真因验证，这里的"真因"指的就是真正原因。然而，在医院日常持续改善活动中，很多人在找"真因"时，都把找到的"真实原因"当成"真正原因"了。

例如，在前文多次提到的改善项目"缩短急临医嘱用药送达护士站的时间"中，中心药房曾将送药不及时的原因归为人手不够。"人手不够"就是"真实原因"，但是这个原因没办法帮助团队有效解决问题，因此它并不是根本原因。

9.1.2　不重复不遗漏

人为什么会长胖？"因为吃得多""因为运动太少""因为工作压力太大""因为遗传"等，我们会听到很多种答案。那么吃得多一定会长胖吗？工作压力太大会导致吃得多、运动少，进而造成肥胖吗？遗传又是如何导致长胖的？这些原因之间相互交叉，因果关系无法厘清。

例如运动员，在职业生涯中养成的饮食习惯，使他们在现役期间能够保持"强壮"的体型，但是一部分人退役之后，会以肉眼可见的速度从"强壮"变成"胖"。人的身体作为一个整体，不会无缘无故地胖起来，当摄入大于消耗就会长胖，摄入小于消耗就会变瘦，摄入等于消耗体重就会维持不变。所以，当我们分析"人为什么会长胖"时，将原因按照"摄入热量"与"消耗热量"来分类时，这两者之间既不重复，也不遗漏，此时再想厘清因果关系就轻松很多了。

原因的类别之间不重复就不会出现反复分析同一个问题的情况，不遗漏就不会出现遗漏可能的重要原因的情况。

9.1.3　根本原因不针对人的主观因素

"不重视""责任心不强""意识不够"等这类针对人的主观因素的表述不

⊖　十大步骤包括：主题选定—活动计划拟订—现状把握—目标设定—解析—对策拟订—对策实施与检讨—效果确认—标准化—检讨及改进。

能作为根本原因。原因有二: 一方面, 这类词汇表述的状态不是一个客观的现象, 而是主观评论; 另一方面, 就算这些表述可以作为根本原因, 那么如何改善呢? 改善后怎么评估呢? 假设你现在是医院的面试官, 有一位应聘者前来面试, 他穿着一套不合体的西装, 你如何仅凭他的穿着就判断出他对这次面试重视与否? 也许他是真的无所谓, 完全不重视, 随便找了一套干净的衣服就来了; 也许他不仅"不重视", 还"轻视", 想要故意搞砸这次面试; 也许他非常重视, 他拿出了最正式的一套衣服, 来参加他认为最重要的面试。因此, 在不同的背景下面, "重视""责任心"与"意识"这些方面是无法直接评估判断的。如果真的是某个人的原因, 那我们可以关注更加客观的"行为"。他的行为表现是我们都可以看见的, 他是否按照规范要求在做, 我们看得见, 但是其内心的活动我们是看不见的。

例如医院要求术后补液的液体袋上需要贴上写有患者姓名和床号等信息的标签。一天, 一位患者顺利完成手术后被送回病房, 患者家属发现补液袋上的标签信息不对, 马上进行了投诉。所幸, 液体内容没用错, 只是标签错了。事后护士长严厉批评了当值护士, 说她"责任心不强, 不重视患者安全"。护士哭了, 觉得自己特别委屈, 就和护士长说: "这件事出了错, 是我的问题, 该怎么罚我都是应该的, 但是您说我责任心不强, 不重视患者安全, 我不承认。首先, 我也不想出错, 我绝对认为患者安全非常重要; 其次, 我按规定做了查对, 但是还是出了错, 我现在也不知道问题出在哪里。"如果只是针对人, 似乎并不能有效地防止该类不良事件再次出现, 团队需要对流程中的风险进行深入分析。

9.2 分析原因的工具

9.2.1 五个为什么

假设一位急性心肌梗死患者不是正在接受检查或者介入手术, 而是在急诊室等待。这究竟是怎么回事?

（1）为什么等待？因为患者需要心内科医生的意见。[8]

（2）为什么需要这个意见？因为心内科医生说必须由他们对 STEMI 做出诊断。

（3）为什么必须是心内科医生下诊断？因为心内科医生不相信急诊科医生能够准确诊断 STEMI。

（4）为什么心内科医生不相信？因为急诊科医生没有接受过识别 STEMI 病例的专门训练。

（5）为什么急诊科医生没接受过该种训练？因为医院没有诊断 STEMI 病例的标准化流程。

以上是涂尚德医生分享的一个案例，他采用"五个为什么"分析法探究一位急性心肌梗死患者没能得到及时救治的根本原因。

"五个为什么"就是针对一个问题，不断问"为什么"，直至找到根本原因。五次是概数，面对不同的问题，可能是三次，也可能是七次，还可能是更多次。"五个为什么"也被称为"5Why"，但是与"5W"不同。"5W"常常是"5W1H"的一部分，指的是 why（为什么）、what（是什么）、where（在哪儿）、who（谁）、when（什么时候）以及 how（怎么做）。

某医院西药房发现配药差错率（内部差错率）居高不下，药房团队决定用"五个为什么"寻找根本原因。

（1）为什么配药错误？因为药师配药时没看清楚准确的药品名。

（2）为什么没看清楚药品名？因为配药速度快，22 ～ 48 秒就要完成一张处方。

（3）为什么配药速度要那么快？因为处方量大，人力不足，药师必须加快速度。

（4）为什么人力不足？因为有人离职，医院没有及时招聘新人。

（5）为什么不招聘新人？因为人事科没有招聘新人的计划。

通过五次提问，找到配药错误的所谓"根本原因"是"人事科没有招聘计划"，表面上看来似乎合理，很多问题都容易被归结于"人手不足"，需要增加人员。但是经过数据分析，药房团队发现，一方面，员工离职前后西药房配方的差错率没有明显差别；另一方面，繁忙时段的差错率仅占全时段

差错率的 32.81%，如果人力不足是直接原因的话，繁忙时段的差错率应该
更高。

判断一个原因是否是根本原因时，可以假设或者试验。如果能够解决问
题，则该原因是根本原因，否则就不是。按上面的分析，即使"人事科招聘
了"，西药房的配药差错率也大概率无法显著降低。因为"人事科没招聘计划"
根本就不是根本原因。

数据分析"差错类型"显示，药名相似的或同一药品不同剂型的药品配错
的比率占 60%，这是一条重要的线索，于是药房团队把上述"五个为什么"的
分析推倒重新做了一次。

（1）为什么配药错误？因为药师配药太快，没看清楚药品，把药名相似或
同一药品不同剂型的药品配错。

（2）为什么会把药名相似或同一药品不同剂型的药配错？因为药名相似的
和同一药品不同剂型的药品摆放在相邻的位置，容易拿错。

（3）为什么药名相似的以及同一药品不同剂型的药品要摆在相邻位置？因
为药品摆放规范里要求药品按照同类药品相邻区域摆放。

（4）为什么摆放规范里要求药品按照同类药品相邻区域摆放？因为没有考
虑到容易出错的问题。

（5）为什么没有考虑到容易出错的问题？因为没有将防错技术应用在药品
摆放规范的设计中。

由此，药房团队修改了药品摆放规范，配药差错率得以显著降低。

针对同一问题，团队进行了两次"五个为什么"的分析，第一次偏离了根
本原因，第二次才找到根本原因，很有可能团
队展示出来的"第二次"实际上是"第八次"，
中间还经历了多次失败。这就是在应用"五个
为什么"这一工具时常见的现象，项目团队对
原因挖得很深，但不全面，因此很容易"跑
偏"，错过根本原因。

如图 9-2 所示，如果把"根本原因"比作
是藏在地下的矿石，应用"五个为什么"寻找

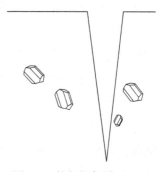

图 9-2 挖掘深但错过矿石

根本原因的过程，就如同不断向地下挖矿石的过程，每一次挖得很深，但可能完美错过全部矿石。

"五个为什么"的常见优缺点如表9-1所示。

表9-1 "五个为什么"的常见优缺点

优点	缺点
深入	不全面

9.2.2 鱼骨图

在探究根本原因时还有一个常用工具——鱼骨图。应用案例如图9-3所示。

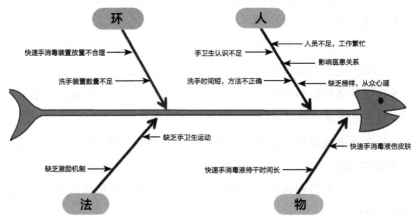

图9-3 鱼骨图示例

这份鱼骨图示例中有很多问题，例如"鱼头"处没有标明问题、没有箭头方向等，但是最重要的是第一层"人、物、法、环"之后，所有的原因都只分析了一层，没有深入。虽然也有一些鱼骨图会有更丰富的"细刺"，但是鱼骨图的结构就决定了每个原因没办法深入写下去，一般来说写到第三层原因就没地方写了。如果问题的根本原因比较浅显，那么三层原因足够了；如果问题的根本原因隐藏得比较深，那么三层原因就不够了。

应用"鱼骨图"工具寻找根本原因的过程，与应用"五个为什么"工具的情况正好相反，在地面上挖得很全面，但是每一次都挖得浅，也可能完美错过全部矿石（见图9-4）。

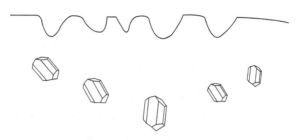

图 9-4　挖掘全面但错过矿石

"鱼骨图"的常见优缺点如表 9-2 所示。

表 9-2　"鱼骨图"的常见优缺点

优点	缺点
全面	不深入

在应用工具的过程中，"五个为什么"容易深入不全面，而鱼骨图则容易全面不深入（见表 9-3），那该怎么办？

表 9-3　"五个为什么"与"鱼骨图"的常见优缺点比较

	优点	缺点
五个为什么	深入	不全面
鱼骨图	全面	不深入

我们需要在"不重复不遗漏"原则的基础上，进行深入分析，做到"既全面又深入"。具体可以采用鱼骨图和树图的格式来应用五个为什么。

例如采用"树图"，对药品配方错误分析根本原因，如图 9-5 所示。

（1）药品配方错误的原因。

药师把药品种类弄混（41.67%）、药品数量搞错（40%），以及药品漏发（15%）。这是第一层原因，我们看到列出的这三种直接原因或者错误类型共占96.67%，剩下的应该属于"其他"，占比 3.33%。按照 80/20 法则，项目团队选择先分析前面的三种错误类型。第一层原因分析一般可以采用以下分类方法：

- 类型比例，即按照各种问题类型的比例分类。例如该"药品配方错误"的分析案例。
- 形成原理，即按照问题出现原理中的要素分类。例如分析"为什么人会长胖"，第一层可以从摄入热量与消耗热量开始。分析"为什么会发生火灾"，可以从"易燃物、通风、高温"三个方面展开，因为"可燃物、助燃剂、达到燃点的温度"是燃烧的三要素。

● 人机物法环。严格分析时应从这五方面展开，但实践中有时会根据实际情况选取五个方面中的四个甚至三个展开。这五个方面是很多人经过实践总结提炼的一个分类，基本符合"不重复不遗漏"的原则。

（2）药品种类出错的原因。

药师把相同药品不同剂型搞混（32%），药名或包装近似而拿错（28%），相邻药品搞混（24%）。这是第二层原因，这三种直接原因加起来共占错误总量的84%。

依此类推，继续往下分析，直至找到根本原因（见图9-5）。

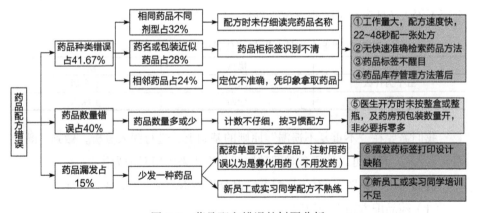

图9-5 药品配方错误的树图分析

9.2.3 在什么情况下使用"五个为什么"

采用"树图"或"鱼骨图"格式应用"五个为什么"，遵循"不重复不遗漏"的原则，是一种通用的根本原因分析方法。在精益改善项目中，常见的应用场合有三种：

（1）质量问题。

某医院肛肠科团队希望降低混合痔患者术后首次排便中重度疼痛发生率，

选用"鱼骨图"，从人、物、法、环四方面对根本原因展开分析（见图9-6）。

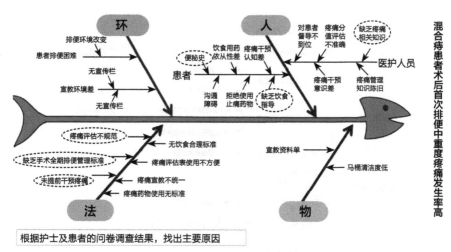

图9-6　用鱼骨图多问几个为什么

（2）柏拉图中的优先项。

某医院检验科从信息系统提取了2018年1月1日至5月31日的血标本数据101 269条，其中不合格血标本102例，不合格率为1.007%（见图9-7）。

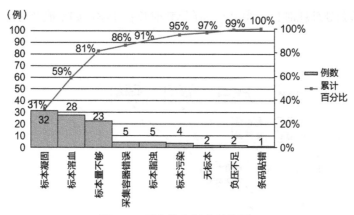

图9-7　不合格血标本柏拉图

对102例不合格血标本进行统计分析，其中标本凝固32例，标本溶血28例，标本量不够23例，其他问题19例，前三种情况占总不合格标本的81%，为主要不合格类型。采用"树图"分别对这三种不合格类型对根本原因展开分析（见图 9-8）。

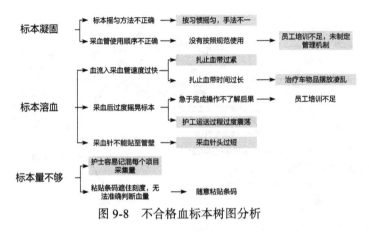

图 9-8 不合格血标本树图分析

（3）应用价值流图发现的爆炸点

某医院产科护理团队通过 25 天（2017 年 11 月 17 日～12 月 11 日）的现场观察，记录了 100 位孕产妇办理出院的过程及时间，结合日常工作流程，绘制出孕产妇办理出院现状价值流图，计算出孕产妇办理出院的平均耗时长达 244 分钟。

在现状价值流图中，团队发现四个爆炸点（见图 9-9）：①医嘱生成延迟；②护士医嘱处理耗时长；③孕产妇结算耗时长；④孕产妇不能及时离科。

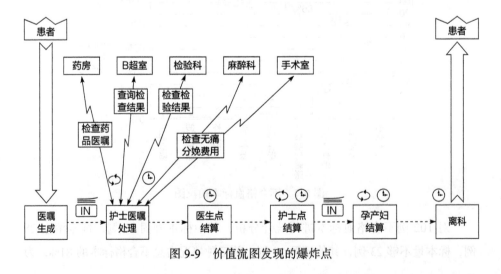

图 9-9 价值流图发现的爆炸点

用"树图"分别对这四个爆炸点对根本原因展开分析（见图 9-10）。

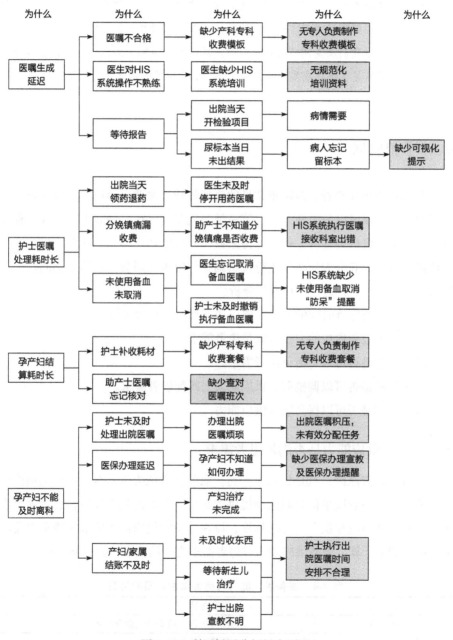

图 9-10　利用树图分析根本原因

注意点：

● 项目团队去现场探究根本原因时，要尊重每一个人。项目团队去现场是去学习、去理解现场的工作是怎样进行的，要虚心请教问题为什么会发生。如若不然，当我们反复问"为什么"时，被询问者会感受到压力，他们很容易误以为团队是在挑战或质疑他们的工作，那么他们的沟通之门很快就会关上。

9.3 节拍时间

从患者的角度来看，医院里常见的诸如等挂号缴费、等医生、等检查、等出院的等待现象可以分为两大类，第一类是流程类等待，例如出院办理流程等待，第二类是窗口类等待，例如等待采血、等待取药。第一类问题，建议通过价值流图结合"五个为什么"进行现状调查与根本原因分析；第二类问题，可以采用"节拍时间"这一工具进行分析。

针对窗口类等待时间的分析，建议按下列四个步骤进行：

（1）思考服务供应能力是否满足患者需求。

（2）思考是否可以均衡化患者需求。

（3）思考是否可以调整服务供应能力去匹配患者需求。

（4）思考是否可以提高服务供应能力。

9.3.1 服务供应能力是否满足患者需求

等待的直接原因，就是供需不平衡。服务供应能力表示医院提供某项医疗服务的能力，一般以单位时间内能提供的某项服务的次数来计算；患者需求表示患者对于某项医疗服务的需求程度，以在单位时间内需求的数量或单次需求的间隔时间来计算。服务供应能力与患者需求之间的关系，如表9-4所示。

表 9-4　服务供应能力与患者需求之间的关系

供 > 求	没有等待
供 = 求	没有等待，或等待人数保持不变
供 < 求	等待人数持续增加

因此我们也可以根据等待的情况来逆向定性判断当前服务供应能力与需求之间的关系。例如某医院内镜中心无痛胃肠镜检查预约等待的时间越来越长，从最开始等一周，逐渐增加到需要等待一个月，那么我们就可以判断内镜中心的服务供应能力是小于患者需求的。

在定性判断的基础上，我们还需要有定量的科学分析，为资源配备、排班等提供更加科学的决策依据。节拍时间可以帮助我们实现这一点。

节拍时间（T/T，takt time），表示患者需求的速度。如果某项医疗服务的节拍时间是 30 秒，则表示每 30 秒，就有一位患者需要该医疗服务。

$$节拍时间 = \frac{可用工作时间}{患者需求数量}$$

例如某位医生出门诊，一天共 8 个小时的门诊时间，共有 80 位门诊患者，则节拍时间 =8×60÷80=6 分钟 / 位，这表明一天内平均每 6 分钟就有一位患者来看门诊。如果该医生能用 6 分钟及以内的时间看完一位患者（包含看报告时间），则表示其服务供应能力能够满足患者需求，否则就不能满足。

练习 1：计算门诊节拍时间。

某位医生出门诊，一天共 8 个小时的门诊时间，共有 80 位门诊患者，该医生一天中有 40 分钟时间休息，请问门诊节拍时间是多少？

类似的问题还会出现在缴费、取药、银行、火车站、机场等窗口处。事实上，患者并不会按照我们预想的节奏，以每 6 分钟一位的频率来到医院，他们到达医院的时间有非常鲜明的高峰低谷（这就是为什么医院各窗口前总是白天排长队，晚上没有人）。因此，我们在计算节拍时间时也需要分时间段计算。

练习 2：计算每个时间段的节拍时间。

某医院检验科临检组采血窗口，每周一上午是高峰期，患者缴费之后到采血区取号，然后进入排队队列，等待采血。项目团队从取号数据中发现，早上 5:30 就有患者取号，但是早班的窗口 6:30 才会开放，所以 5:30—6:30 期间的可用工作时间是 0。具体数据如表 9-5 所示，请你根据表中的数据，计算每个时间段的节拍时间。

表 9-5 节拍时间计算 1

时间	取号患者数量	可用工作时间（秒）	节拍时间（秒）
5:30—6:30	23	0	
6:30—7:30	113	3 600	
7:30—8:30	331	3 600	
8:30—9:30	299	3 600	
9:30—10:30	224	3 600	
10:30—12:00	120	5 400	
12:00—14:00	6	7 200	
14:00—17:30	56	12 600	
合计	1 172	39 600	

实际环境中，每个时间段对应开放的窗口数量不同，具体见表 9-6。通过分析数据发现，护士平均每小时能完成 37 个患者的采血工作。5:30—6:30 取号的患者数量是 23 位，但是开放窗口数量为 0，所以这 23 位患者需要等待 6:30 开放早班窗口之后才能采血。6:30—7:30 是早班，开放 2 个窗口，这一个小时内又有 113 位患者取号，进入队列，那么这一个小时内总的患者需求数量是前一个小时遗留下来的 23 位患者，加上本小时新取号的 113 位患者，共 136 位患者，可用工作时间是 1 小时，共 3600 秒，所以节拍时间 =3600/136= 26.5 秒。

请你据此计算表 9-6 中其他时间段的节拍时间。

表 9-6 节拍时间计算 2

时间	开放窗口数	取号患者数量	患者需求数量	可用工作时间（秒）	节拍时间（秒）
5:30—6:30	0	23	23	0	0
6:30—7:30	2	113	136	3 600	26.5
7:30—8:30	8	331		3 600	
8:30—9:30	8	299		3 600	
9:30—10:30	8	224		3 600	
10:30—12:00	7	120		5 400	
12:00—14:00	1	6		7 200	
14:00—17:30	1～2	56		12 600	
合计	/	1 172		39 600	

重点是计算高峰时段（早上 7:30—10:30）的节拍时间。通过计算一天总的节拍时间，并将其与高峰时段的节拍时间对比，你发现了什么？

服务供应能力计算，在医院环境中常见的有三种情况。

（1）一个人操作，服务供应能力等于周期时间。

例如一位医生出门诊，问诊一位患者的周期时间为 5 分钟，则其服务供应能力为每位患者 5 分钟。

（2）多人平行操作，服务供应能力等于平均周期时间除以人数。

例如多位护士采血，现有 5 个采血窗口开放，平均采血的周期时间是 100 秒，则采血窗口作为一个整体的处理速度是 100/5=20 秒，即服务供应能力为每位患者 20 秒。

（3）多人流程操作，服务供应能力等于流程中最长的周期时间（该步骤被称为"瓶颈"）。

例如现有三人组成的发药团队，需要完成调配、核对、发药三个步骤组成的发药流程，其中调配速度为 20 秒 / 张处方，核对速度为 15 秒 / 张处方，发药速度为 3 秒 / 张处方（见图 9-11），三人的工作安排是一人负责调配、一人负责核对、一人负责发药，那么这三个人作为一个整体的服务供应能力是每位患者 20 秒。

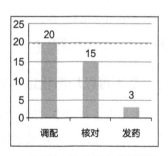

图 9-11　调配、核对与发药的周期时间

练习 3：请思考如下问题。

三人组成的发药团队中，两人负责调配，一人负责核对兼发药，调配、核对、发药速度不变。请问，新三人流程的服务供应能力是多少？（即多长时间可以发出一张处方的药？）

请你对比新三人流程与旧三人流程的效率，在没有增加人员，只是调整内容之后，效率提高了多少？

练习4：请计算服务供应能力。

针对"采血窗口等待时间长"的案例，前面已经计算了节拍时间，即患者需求，接下来计算服务供应能力。采血窗口的情况，符合多人平行操作的类型，采血周期时间是97秒，据此，请在表9-7中计算每个时间内的服务供应能力。

表9-7　计算每个时间段内的服务供应能力

时间	开放窗口数	取号患者数量	患者需求数量	可用工作时间（秒）	节拍时间（秒）	服务供应能力（秒）
5:30—6:30	0	23	23	0	0	—
6:30—7:30	2	113	136	3 600	26.5	48.5
7:30—8:30	8	331	393	3 600	9.2	
8:30—9:30	8	299	396	3 600	9.1	
9:30—10:30	8	224	324	3 600	11.1	
10:30—12:00	7	120	148	5 400	36.5	
12:00—14:00	1	6	6	7 200	1 200.0	
14:00—17:30	1～2	56	56	12 600	225.0	
合计	—	1 172	1 172	39 600	33.8	

以早上6:30—7:30为例，节拍时间表示的患者需求速度是26.5秒，但是服务供应能力是48.5秒，对比可知，服务供应能力在上午高峰期，即6:30—10:30间无法满足患者需求。

9.3.2　是否可以均衡化患者需求

既然是患者在集中时间段里来到医院，造成了高峰期供不应求，那么要解决这一问题，首先应考虑是否可以削峰填谷，也就是均衡化患者需求。常见的手段有预约、非高峰时段引导宣传、奖励，以及上游错峰等。

门诊预约、检查预约等都能够很好地解决一部分患者在集中时间段内来医院的问题。然而当前很多医院的预约都是以小时为单位的，如果某位患者预约了上午10:00—11:00，那么他只要11:00之前来就可以了，他很可能10:00来。如果这一小时内共预约了10位患者，他们都不约而同地10:00抵达医院，那么他们还是需要等待很长时间，在10:00—11:00间还是会造成"小高峰期"。

上述采血等待案例中，由于该医院所处地理位置需要照顾不同的患者人群，无法做到完全的预约就诊。另一家医院下属的社区医院需要为社区内的小朋友接种疫苗。改善前，日均接种 150 人，家长们带着小朋友来社区医院，每次都要等待很长时间，从取号开始到接种之后观察 30 分钟再离开，总时间长达 3 小时，小朋友难受，家长不满，投诉日益增多。数据分析显示，80% 的接种登记都集中在上午，但是接种是全天开放的，所以上午大家特别忙，下午特别空。初次调查时，护士们直接反馈说，"家长都选择上午来，这样他们好安排工作"，或者"中午小朋友要午睡，下午起床时间不定，家长就不好安排下午来接种"等由护士们主观判断得出的原因。护士长坚持去现场与家长直接沟通，这才知道原来很多家长根本不知道下午可以接种，也不知道可以预约。经过一系列改善，6 个月后，在没有增加医务人员的情况下，日均接种上升至 170 人，家长和小朋友从取号到观察结束离开能在 1 小时内完成，满意度大幅提升。

9.3.3　是否可以调整服务供应能力去匹配患者需求

当患者需求得到一定的均衡化，或者短期内无法均衡化时，我们开始第三步分析。怎样调整服务供应能力去匹配患者需求呢？答案是根据节拍时间，来计算需要的资源。

$$需要的人数或窗口数 = \frac{周期时间}{节拍时间}$$

练习 5：请计算窗口数。

针对"采血窗口等待时间长"的案例，以 6:30—7:30 为例，护士采血周期时间是 97 秒，节拍时间是 26.5 秒，则在这一小时内需要的窗口数为 3.7 个（97/265），由于窗口数或者人数都是整数，因此需要 4 个。这样一来，早班 6:30—7:30 需要 4 个窗口，而目前只开放了 2 个窗口。在早班增加 2 个窗口，只需要增加排班即可，远比另外装修、招聘新人的可操作性强很多。

请你据此计算其他时间段内需要的窗口数（见表 9-8）。

表 9-8　计算各时间段内需要的窗口数

时间	开放窗口数	取号患者数量	患者需求数量	可用工作时间（秒）	节拍时间（秒）	需要窗口数
5:30—6:30	0	23	23	0	—	—

（续）

时间	开放窗口数	取号患者数量	患者需求数量	可用工作时间（秒）	节拍时间（秒）	需要窗口数
6:30—7:30	2	113	136	3 600	26.5	4（3.7）
7:30—8:30	8	331	393	3 600	9.2	
8:30—9:30	8	299	396	3 600	9.1	
9:30—10:30	8	224	324	3 600	11.1	
10:30—12:00	7	120	148	5 400	36.5	
12:00—14:00	1	6	6	7 200	1 200.0	
14:00—17:30	1～2	56	56	12 600	225.0	
合计	—	1 172	1 172	39 600	33.8	3（2.9）

对于一天总数的计算，如果按一天的总取号患者数量计算，只需要3个窗口就能满足患者需求了，但是高峰时期开放8个窗口还不够，原因就在于患者来到医院的时间不是均衡的，而是明显集中在每天的几个不同时段的高峰期。

9.3.4　是否可以提高服务供应能力

服务供应能力的三种情况，都与周期时间直接相关。要提高服务供应能力，就需要缩短周期时间。

针对第一种情况"一个人操作"与第二种"多人平行操作"，可以通过消除浪费缩短周期时间。

例如某医院B超患者等待时间长，经过分析之后，团队决定在保证安全质量的前提下缩短B超检查周期时间。以腹部B超为例，团队对周期时间内患者和医生的工作进行了时间研究，周期时间为8.1分钟，如图9-12所示。

团队采用"ECRS原则"，即eliminate（消除）、combine（合并）、rearrange（重排）和simplify（简化）分析工作中的浪费，对工作进行重新设计，得到如图9-13所示的工作方式，周期时间缩短39%，效率得以明显提升。

针对第三种情况"多人流程操作"，可以通过缩短瓶颈的周期时间来提升流程的服务供应能力。缩短瓶颈的周期时间有三种方法：

（1）在瓶颈环节增加人员。

（2）将瓶颈环节的部分工作分配给非瓶颈环节。

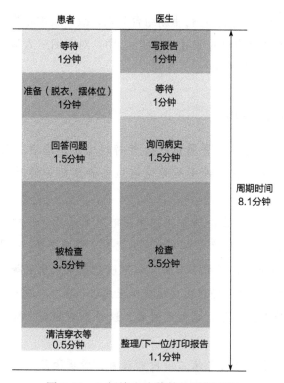

图 9-12　B 超检查改善前的周期时间

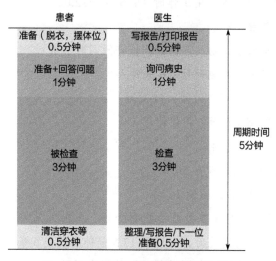

图 9-13　B 超检查改善后的周期时间

（3）对流程的工作内容进行重新组合分配，减少瓶颈环节的周期时间。

在计算服务供应能力的练习（练习3）中，对于旧三人流程、新三人流程就是采用了上述第三种方法。

练习6：请分析根本原因。

某医院内镜中心无痛胃肠镜检查量持续上涨，患者预约需要等待1个月。院领导与科室主任、护士长希望缩短患者预约等待时间，提高患者满意度。

经过第一阶段的改善，项目团队选定的方向是减少接台时间的浪费，提高效率。团队绘制了接台流程的现状价值流图，经过改善，将无痛胃肠镜检查的接台时间从10分钟缩短到5分钟，效率明显提升，患者等待时间缩短，但是还没有达到期望，而且经常出现检查间里患者、医生、护士、麻醉医生等人一起等胃镜或肠镜的现象。等待是浪费，这对患者安全、科室效率都有很大影响。

于是，项目团队启动了第二阶段的改善，希望消除"等镜子"的浪费现象。经过调查，得到如下数据：

（1）无痛胃肠镜检查可用工作时间：8:30—12:00

（2）检查间数量：8间

（3）医务人员数量足够（可供8间检查间同时手术）

（4）无痛胃镜检查周期时间：6分钟

（5）无痛肠镜检查周期时间：11分钟

（6）胃肠一体衔接时间：3分钟

（7）接台时间：5分钟

（8）无痛胃肠镜比例各占50%

（9）可用胃镜21条，肠镜15条

（10）洗消流程包括手工处理和机器处理，当前洗消人员共2人，通过试验观察得知，两人同时清洗时，可以用17.5分钟处理完6条内镜

请你根据上述信息，分析"等镜子"的根本原因。

9.4 库存分析法

在医院一级库、科室二级库，各种耗材、药品等物资经常面临这样的情况：

- 占用面积大，占用资金多，库存周转天数高，达不到等级医院评审要求，仓库永远不够放。
- 要用的时候突然没有了，断货，影响临床使用。
- 药品临近有效期，甚至还有过期物品没有及时处理。
- 账物不相符，每个月盘库耗时长。

图 9-14 为某三甲医院的西药房，在上线自动发药机之前，每天都有大量的药品进出药房，这些药品来不及拆箱上架就被堆在了地上，造成库存的浪费、寻找药品的动作浪费等，影响工作效率。

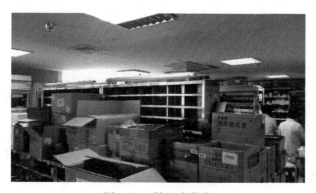

图 9-14　某医院药房

9.4.1 库存运转的逻辑

在保证临床使用的情况下，要想管理好库存，使物品周转率达到要求、账务相符、团队工作负荷较小，首先需要理解库存运转的逻辑。

假设现有物品 A，仓库里存有 400 件，每天使用 50 件，第三天仓库管理员发出订购单，订购单发出后供应商（一级库或者厂商）会在次日把货送到。在仓库里，物品 A 的最大库存量是多少？最小库存量是多少？订购点库存量是多少？订购周期是多少天？每次订购量是多少？

物品 A 每天使用 50 件，第三天的时候，库存数量为 250 件，如果这一天仓库管理员发出订购单，新订单中的 A 会在第四天送到。而在这一天的时间里，A 还要继续消耗 50 件，第四天的库存达到最低点 200 件，在收到 A 之后，为了保证最高库存 400 件不变，第三天订购的数量是 200 件。第七天时，A 的库存数量为 250 件，仓库管理员再次发出订购单，新订单中的 A 会在第八天送到。继续消耗 50 件后，第八天的库存再次达到最低点 200 件，以此类推（见图 9-15）。

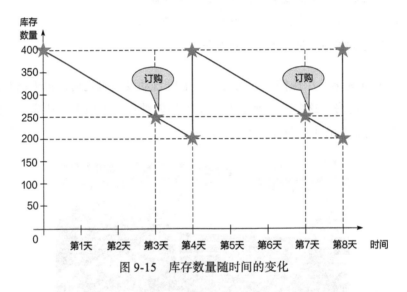

图 9-15   库存数量随时间的变化

所以，在仓库里，物品 A 的最大库存量是 400 件，最小库存量是 200 件，订购点库存量是 250 件，订购周期是 4 天，每次订购量是 200 件。假设 A 的使用量保持不变，这是一个能帮助我们理解库存运转逻辑的简化模型，后续我们还会讨论当 A 的使用量变化时怎么设计库存结构。

练习 7：请思考如下问题。

假设现有物品 A，仓库里存有 400 件，每天使用 80 件，第四天仓库管理员发出订购单，订购单发出后供应商（一级库或者厂商）会在次日把货送到。在仓库里，物品 A 的最大库存量是多少？最小库存量是多少？订购点库存量是多少？订购周期是多少天？每次订购量是多少？

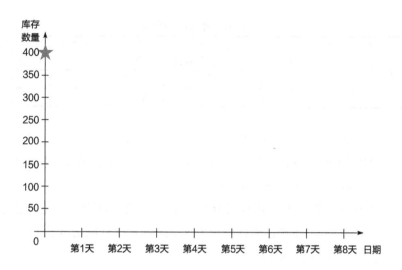

两种采购方式：定时不定量、定量不定时

当物品 A 每天的使用量不变时，采购方式很简单。当 A 每天的使用量发生变化时，情况就不同了，A 消耗 3 天之后，每次库存剩下的数量都不同。为了保证不断货，有两种采购方式，即定时不定量与定量不定时。

定时不定量，指间隔固定的时间周期采购（每周、每半月、每月），但是由于每天物品的使用情况不同，到了固定的采购日期，仓库剩下的数量就会不同，从而导致需要采购的量不同。定时不定量的方式在医院里更适用。

订购量 = 最大库存量 – 当前库存量 + 到货周期 × 平均每日使用量

假设现有物品 A，仓库里存有最大库存量 400 件，每天使用量如表 9-9 所示，订购单发出后供应商（一级库或者厂商）会在第三天把货送到（订购当天是第一天），订购周期是三天（即每三天下一次订购单）。

表 9-9　每天使用量

日期	1月1日	1月2日	1月3日	1月4日	1月5日	1月6日	1月7日	1月8日	1月9日	1月10日	1月11日
用量	81	59	67	68	81	95	53	78	88	89	54

由于每天的使用量不同，每天的剩余量如表 9-10 所示。

表 9-10　每天的剩余量

日期	1月1日	1月2日	1月3日	1月4日	1月5日	1月6日	1月7日	1月8日	1月9日	1月10日	1月11日
用量	81	59	67	68	81	95	53	78	88	89	54
剩余	319	260	193	125	389	294	241	432	344	255	403

订购周期是 3 天，假设我们在 1 月 3 日第一次订购，1 月 1 日、2 日、3 日平均每天的使用量为 69 件，订购后第三天货物送到，也就是送货时间为 2 天。

订购量 =400–193+2×69=345 件。

1 月 4 日使用了 68 件，库存剩余 193–68=125 件，订购的 A 还未送到。

1 月 5 日使用了 81 件，库存剩余 125–81=44 件，订购的 A 到货，库存总数 44+345=389 件（见表 9-10）。

以此类推（见表 9-11）。

表 9-11　定时不定量计算所得订购量

日期	1月1日	1月2日	1月3日	1月4日	1月5日	1月6日	1月7日	1月8日	1月9日	1月10日	1月11日
用量	81	59	67	68	81	95	53	78	88	89	54
剩余	319	260	193	125	389	294	241	432	344	255	403
订购量			345			269			202		

虽然设定了最大库存量是 400 件，但是由于每天的使用量是不固定的，加上每次订购之后送货需要有一段时间，如果送货期间使用量比订购前大，则到货之后的库存量比最初设定的最大库存量小；如果送货期间用量比订购前小，则到货之后的库存量比最初设定的最大库存量大。

定量不定时，指每次库存下降到固定数量的时候，触发订购行为，但是由于每天物品的使用量有波动，所以同样数量的物品可以使用的天数会有所不同，触发订购的时间就会随之变化。

订购量 = 最大库存量 – 当前库存量 + 到货周期 × 平均每日使用量

假设现有物品 A，仓库里存有最大库存量 400 件，每天使用量如表 9-12 所示，订购单发出后供应商（一级库或者厂商）会在第三天把货送到（订购当天是第一天），订购点是 200 件，即库存下降到 200 件时，触发订购。

表 9-12　定量不定时计算所得订购量

日期	1月 1日	1月 2日	1月 3日	1月 4日	1月 5日	1月 6日	1月 7日	1月 8日	1月 9日	1月 10日	1月 11日
用量	81	59	67	68	81	95	53	78	88	89	54
剩余	319	260	193	125	389	294	241	163	75	373	319
订购量			345					387			

9.4.2　针对单一物品的库存结构设计

在理解了库存的运转逻辑之后，如何设置针对某种物品的最大最小库存量才合理？如果采用"定时不定量"的订购方式，订购周期又该如何设定？

一般来说，库存数量被设计成三部分：周期库存、缓冲库存、安全库存（见图 9-16）。

周期库存，表示订购周期内的用量。库存量 = 每日使用量 × 订购周期天数。

缓冲库存，表示为了应对需求、供应商方面可能出现的突发情况而设置的库存量。严格计算的话，需要根据历史记录，设计 2 ～ 3 倍标准偏差的量，然后再逐步改善。实践中，可以根据经验将其设置为周期库存的 50% 左右。

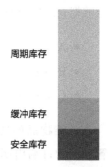

图 9-16　库存结构

安全库存，表示为了应对临床中患者可能出现的突发情况而设置的库存量。一般来说，先预估一个初始量，再逐步改善。理想情况下，安全库存不会被用到。最大库存量 = 安全库存 + 缓冲库存 + 周期库存（见图 9-16）。

9.4.3　简化的双仓法

如果某种物品价值较低，日常使用频繁，不需要采用复杂的方法计算其库存的最大量、最小量以及订购周期时间时，可以采用"双仓法"（见图 9-17）。

将物品等量分装到 A 和 B 两个盒子中，先使用 A 盒，待 A 盒中的物品使用完后再使用 B 盒，与此同时将 A 盒补充满，B 盒中的物品使用完之后，再使用 A 盒中的物品、补充 B 盒，如此循环。

如果一周补充一次，则每盒装一周使用量的物品即可，A、B 盒交替使用保障先进先出。

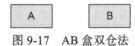

图 9-17　AB 盒双仓法

A、B 两盒的量加总就是该物品的最大库存量。

9.4.4　ABC 分析法

针对单一物品可以根据安全库存、缓冲库存、周期库存来设计其库存结构，但是仓库里有成百上千种物品，该怎么管理更加科学？

库存 ABC 分析法，表示根据使用量（或使用金额），按照 80/20 法则，总能够把仓库的所有物品分为 ABC 三类：

- A 类：品种占比较少（10%～20%），使用量最多（50%～80%）
- B 类：品种占比较多（20%～40%），使用量位于中间水平（10%～30%）
- C 类：品种占比最大（40%～70%），使用量最少（1%～20%）

三类物品的使用量不同，因此可以设置不同的订购周期，从而有不同的库存量。对于使用量大且频繁的 A 类，订购周期应缩短；对于使用量小且频次低的 C 类，订购周期可以放长。

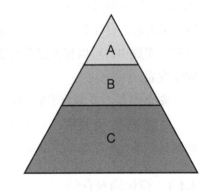

在仓库布局与仓位分配时，也应该根据分类，把使用频率最高的物品放置在仓库最便于取放的位置，减少搬运的浪费。

详细案例请查阅第 3 章案例 11 "提升药库库存周转率"，此处只对案例中的 ABC 分类部分进行详细展开。

项目团队对于药库的 487 种药品进行了统计分析和 ABC 分类处理（见图 9-18）。

- A 类：金额占 70%，品种占 18.3%
- B 类：金额占 20%，品种占 17.0%

- C 类：金额占 10%，品种占 64.7%

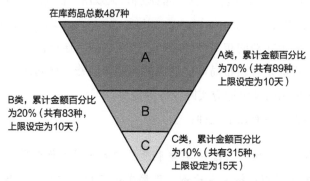

图 9-18　按使用金额进行 ABC 分类分析

　　项目团队以药品使用金额为指标进行分类，对 ABC 三类分别设置了不同的采购周期，半年时间内，药库周转天数从最高 30 天降低到 10 天以内，而且能够保障临床使用不断货（见图 9-19）。

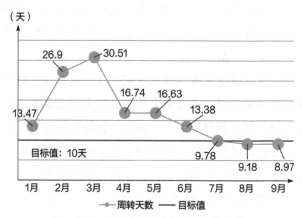

图 9-19　药库库存周转天数变化趋势

9.5　布局规划 3P

　　在前面现状调查部分已经给大家介绍了面条图，帮助项目团队将现状布局的问题可视化，下一步要如何分析、设计更便于工作的布局呢？

一般在设计布局时要遵循无交叉、少折返的原则。但是布局设计完成后，怎么知道新布局好不好？新布局多久之后才能发挥最大效用？各种问题需要磨合多久？

布局规划 3P 是 production、preparation、process 的缩写，即服务（生产）、准备、流程，表示在新的布局设计之初、实施之前，通过模拟—观察—改善—重复等处理，提前发现新布局可能造成的问题与浪费，将问题提前解决，使得新布局在投入使用时能够适应实际业务的需要。[15]

常用的模拟方法有以下三种：

- 电脑模拟（二维、三维）：在电脑软件中对布局进行模型。
- 比例模型模拟：按一定比例，用简单的纸板、木板等搭建出布局模型，在模型中进行模拟，这样能更直观地提前发现问题与浪费。
- 等比例实物模拟：最理想的情况就是用与实物等比例的模型进行模拟，人员也能够身临其境地体验日后的工作场景。

布局是为流程服务的，所以在设计布局之初就应充分考虑各种流程。医务人员、患者、设备、耗材、药品、污物（如有）等各种对象流动的动线，在设计与模拟阶段都应加以考虑。

电影《大创业家》讲述了麦当劳从无到有，最终成为全球性快餐王国的故事。其中一幕令我印象深刻，麦当劳最初的创始人兄弟俩为了打造快速生产汉堡的厨房，自己带着员工到操场上，一遍又一遍地设计方案，模拟—观察—改善—重复，最终设计出了领先同行的快速厨房系统。这样做的好处有两个，一是试验周期短，理念能够马上予以执行，不用等实物的制造过程，进而缩短整个设计周期；二是节省成本，在真正的布局还没有付诸实践之前，先进行模拟，节省了重复制造的成本。整个过程就是布局规划 3P 的应用。

9.6　小结

精益医疗改善的第四步是分析根本原因。分析根本原因有三项原则，真实原因不等于根本原因、不重复不遗漏、不针对人的主观因素。具体分析工具有四个，五个为什么是通用工具，节拍时间、库存分析法、布局规划 3P 是针对特定问题的分析工具。

在应用"五个为什么"与鱼骨图的过程中往往会出现"深入不全面"或"全面不深入"的问题，以致不能找到根本原因，因此经常需要将两者结合起来。"五个为什么"还有一种表达方式是树图，这是一种比较好的选择。在需要对现状部分调查出来的质量问题、柏拉图中的优先项、价值流图中发现的爆炸点等问题深入分析原因时，就可以运用树图。

节拍时间方法不仅仅可以用来计算节拍时间，更是一套分析窗口类等待问题的步骤，首先分析服务供应能力是否满足患者需求，其次分析是否可以均衡化患者需求，再次分析是否可以调整服务供应能力去匹配患者需求，最后分析是否可以提高服务供应能力。

库存分析法针对的是药品、耗材等物品的仓库管理，在保障临床使用的前提下，目的是优化库存结构，减少仓库占用面积，提高周转率。根据使用频率，基于 80/20 原则，对仓库的物品进行 ABC 分类，不同类型的物品设置不同的订购周期，而每一物品的库存结构都包含周期库存、缓冲库存以及安全库存。对于低值耗材，可以采用简化的双仓法，控制最大库存量的同时保障先进先出，即先领取的耗材要先使用，以避免过期造成的浪费。

当设计了新的布局，用布局规划 3P 法判断其是否适合，提前把布局中存在的浪费与问题暴露出来，我们需要通过模拟—观察—改善—重复的处理，提前发现浪费与问题，提前解决。

原因分析环节，还可以查阅文献，使用假设检验等方法和工具（见图 9-20）。

精益医疗改善项目"缩短急临医嘱用药送达护士站时间"，其 A3 的第四步"原因分析"部分需要怎么做？

项目团队去现场收集了 3 月 18 日到 3 月 31 日的数据，绘制了现状价值流图，发现了四个爆炸点。对于这四个爆炸点，以及现状与目标状态之间的差距，项目团队选择树图，用"五个为什么"的方式进一步分析浪费的根本原因，如图 9-21 所示。根本原因有以下五点：

（1）缺乏对护士的急临医嘱提醒。

（2）科室备药品种少，未及时更新。

项目名称：		创建日期：	更新日期：
项目团队：		项目负责人：	辅导老师：

背景	原因分析
	· 分析根本原因 ✓ 五个为什么 ✓ 鱼骨图 ✓ 节拍时间 ✓ 库存ABC分析法 ✓ 布局规划3P ✓ 文献查阅 ✓ 假设检验等
现状与目标	改善行动
	结果与持续改进

图 9-20　A3 原因分析部分的要点

（3）医生开具急临医嘱不规范。

（4）药房系统没有提示急临医嘱。

（5）缺乏科学的药品下送路线。

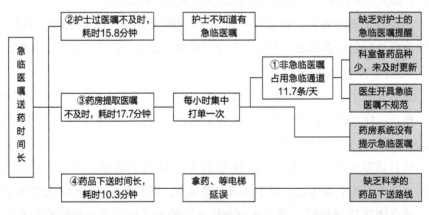

图 9-21　分析根本原因

到此，团队完成了该精益医疗改善项目的第四步"分析根本原因"（见图 9-22）。

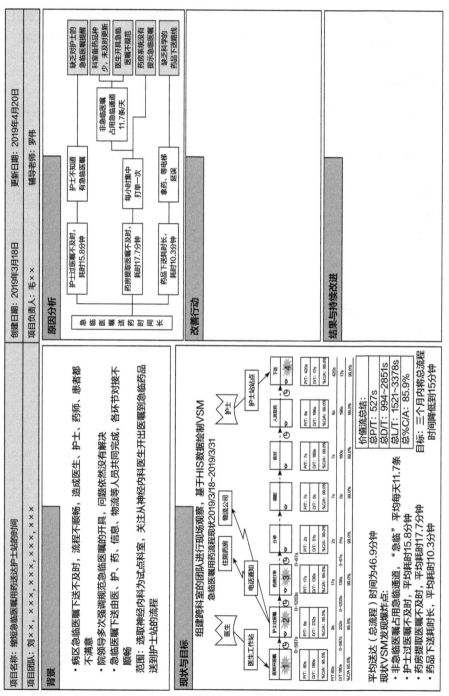

图 9-22　A3 原因分析部分示例

　　一般来说，分析根本原因是"水落石出"的过程，如果一直找不到原因，要么这是一个真正的"疑难杂症"，问题太狡猾，要么就是"去现场"还不够。

讨论问题：

"五个为什么"和鱼骨图常见的优缺点分别是什么？

关键概念：

五个为什么

鱼骨图

树图

节拍时间

库存分析法

库存 ABC 分析法

双仓法

布局规划 3P

精益医疗改善项目第五步：
采取改善行动

没有标准，就没有制定决策或采取行动的逻辑基础。

——约瑟夫·朱兰

■ **内容提要：**

- 在 A3 的改善行动阶段，项目团队需要针对根本原因进行讨论，拟定相应对策。为了使对策能够落地实施，团队需要制订相应的行动计划。

- 现场管理三要素：人（员）、物（品）、信息。标准化工作、5S 管理及可视化都是暴露和识别现场问题的有效工具。

- 标准化工作对应现场人员工作方法和质量的管理，能够帮助人员在管理上预判工作能否正常开展，进行前瞻性管理。

- 5S 对应现场物品放置的管理，如仪器设备、耗材、药品以及各种工具等，包含 seiri（整理）、seiton（整顿）、seiso（清扫）、seiketsu（清洁）、shitsuke（素养）五个部分。

- 可视化对应现场各种信息的管理，包括操作 SOP、工作要求以及指标数字等。针对这些信息，需要进行可视化管理。

在精益医疗改善项目"缩短急临医嘱用药送达护士站的时间"中，项目团队经过现状调查与原因分析，发现了很多之前没有发现的事实，终于到了要动手改善的时候了。项目团队成员再次聚在一起讨论，"我们趁机上一套智能药柜系统，基药管理问题就都解决了""还是需要给药房加人""需要开通专用电梯才行"……项目负责人发现这些改善建议在项目开始之前就有人提过了，但是项目进行到此，又被人翻了出来，完全丢掉了前面的现状调查与原因分析，该怎么办呢？

　　精益医疗改善项目的第五步，是完成 A3 的"改善行动"部分（见图 10-1）。我们通过上个步骤"原因分析"找到问题存在的根本原因后，需要药症相符，针对原因逐一制定相应的改善政策，落地实施、消除浪费、解决问题。此时，改善行动就如同医院临床上的治疗环节，需要针对患者的病因对症下药。

　　在具体的改善过程中，改善行动并不会特别复杂，我们也不一定需要进行很多高精尖的技术革新。因为精益讲究的是用更少的投入获得更大的回报。这就需要集合群体智慧，根据实际情况开发出具有创新性的解决办法或措施。接下来，本章内容将介绍三个基本的改善工具，即标准化工作、5S 及可视化管理[⊖]。

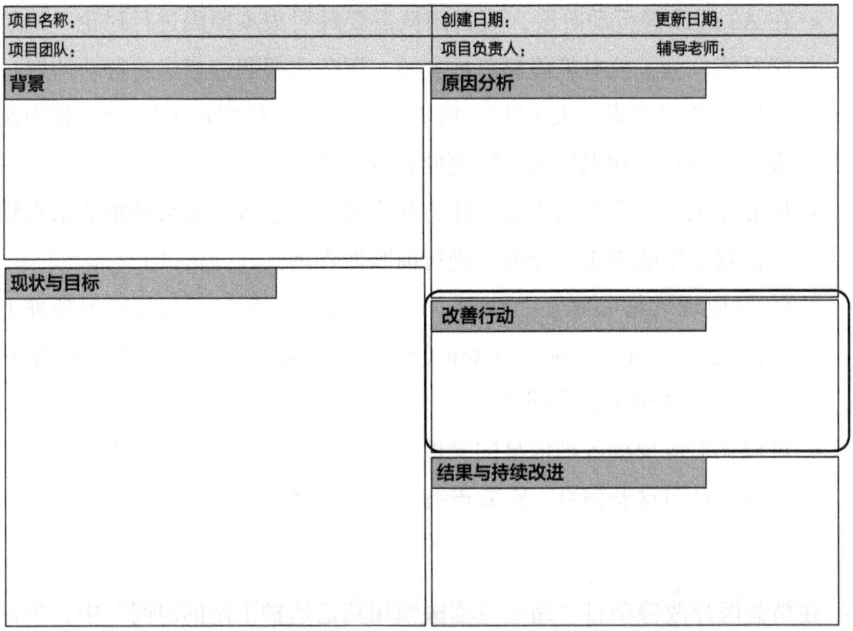

图 10-1　A3 的改善行动部分

　　⊖　可视化管理：指通过视觉导致人的意识变化的一种管理方法，强调使用颜色，达到一目了然的效果。

10.1 改善对策与行动计划

在介绍基本改善工具之前，我们需要先说明什么是改善对策与行动计划。

改善对策，是指针对根本原因而采取的具体做法，是对症下药的"药"。

在团队讨论拟定对策的过程中，有三点原则：

（1）对策与根本原因要一一对应。遇到问题时要分析其出现的具体原因，解决问题时也不能一概而论，特别提醒不要一提到"对策"，就是"建立小组、明确要求、优化流程、制定标准、加强宣教、加强监管"，对策要有针对性，少用"广谱抗生素"，多选择针对性强的"窄谱抗生素"。例如当某医院出现 I 类切口预防性抗生素使用率超过 30% 的情况时，仅仅"面向全院严要求、严监管"是不够的，需要分析具体问题在哪里，针对根本原因，制定对应的对策。

（2）不可过度依赖信息系统。有些问题确实可以通过使用信息系统快速改善，但并不是所有的问题都可以指望信息系统"背锅"。在日常生活中，人们使用的"信息系统"发展迅速，大家已经习惯依靠手机和计算机，认为只要触摸屏幕和上网办理就可以解决大部分问题，心理上对互联网和信息系统的期望很高。相比之下，医院信息系统的发展就显得较为缓慢了。人们到医院就会发现很多事务既不能在网上办理，也不能在手机上操作，存在各种不方便的情况。这两者之间就会形成巨大的落差。

因此，当团队在探讨问题的根本原因时，只要发现是"信息系统落后"，随即便会制定"引进 ×× 信息系统"的对策，但细想就会发现很多问题。首先，一套简单的信息系统从走完采购流程再到线上部署测试，最少也需要花费半年时间。这就意味着当前的问题至少还要持续半年才能被解决。其次，搭建好信息系统也并不意味着问题就能够被完全解决，因此在信息系统建成之前，项目团队就需要思考清楚当前如何进行改善才能解决问题。毕竟多年前当信息系统技术尚未发展之时，医院管理也能做得很好。还要特别指出的是，医院在整体部署、加强信息化建设时，可以从以下两个方面考虑，一是信息系统的系统性搭建，二是在日常信息系统中构建针对小改进的二次开发能力。

（3）不能只有单一对策。针对某个根本原因，不能只有单一对策，因为一旦该对策遇到阻碍无法实施，改善过程就会停滞不前，因此建议项目团队采用头脑风暴的方法，对于关键性的根本原因，参考其他医院的做法，至少拟定三个对策，再从中选取一个最合适的优先实施，将其他对策作为补充，以备不时之需。

行动计划，指在未来的一定时期内要落实改善对策的方案途径，主要包含需要做什么、由谁负责、什么时候完成，类似医生给患者制订的治疗计划，包含"事情（what）、负责人（who）、完成时间（when）"的行动计划表，简称"3W表"（在第 5 章已有说明）。

一般来说，在 A3 的改善行动阶段，项目团队需要先针对根本原因进行讨论，拟定相应对策。为了使对策落地实施，团队就需要制订相应的行动计划，即"3W表"，将方案记录在 A3 中，定期跟踪计划落实状态。当项目的改善行动完成后，不需要再跟踪计划的落实情况时，就可以将 A3 中的"3W表"修改成"根本原因与对策的对应表"。

10.2　标准化工作

10.2.1　工作标准与标准化工作

假设在临床上，所有的事情都制定了相应的标准，所有的人都按照标准工作，那么各种问题就会大幅度减少。很多浪费的产生，都是由于人员的工作质量存在问题，要么缺乏标准，要么没有按照标准去做。管理现场人员的工作质量，首先要落实的就是标准化工作。

工作中的"标准"有两层意思，一者是"工作标准"，另一者是"标准化工作"。

工作标准是保证工作人员在岗位上保质保量完成工作的各种规范和要求。医院里最不缺的就是各种规范与要求，如采血的规范、急临医嘱用药送达时间要求、D2B 抢救黄金窗口期等。

标准化工作，是指用文字、图片记录下来目前最好的、可以安全有效达到质量要求的工作方法，然后建议大家一致按照该方法工作。一般来说，标准化工作用于可以界定的、可重复的工作，如术前准备、术后换药、仪器设备使用与日常保养维护等。标准化工作以人的动作为中心，按照标准化的方法进行工作。例如"七步洗手法"，告诉人们如何按照标准化的方法洗手。医疗专业领域有很多类似的"范式"，但是在其他领域的日常工作中，很多人就会忽视这些方面，例如当科室到示教室[⊖]举行会议，需要打开电脑、投影仪时，也会有像"七步洗手法"一样的"标准开机法"吗？

有人会有疑问，如果把工作规定得这么死板，这似乎与医务人员面对的复杂多变的患者病情有冲突。西雅图儿童医院的霍华德·杰福里斯医生将标准化工作称为"解放人类的机制"。他无疑是正确的，医务人员愿意将时间花费在治疗患者身上，但这并不意味着他们愿意像无头苍蝇似的到处寻找物品。标准化工作解放了医务人员的大脑，为他们减免了很多繁杂而单调的工作。既然大家都认同可以用一种方法来完成简单的工作，并且每个人都知道这种方法，那么医务人员便可以集中精力关注患者，这才是他们的价值所在。[8]

标准化是持续改进的基础。问题的定义是现状与期望水平的差距，期望水平包括标准与目标。如果某项工作没有被标准化，每个人都按照自己的理解去达到目标，例如只是发出"把投影仪打开"的指令，却没有告知标准化的方法，那么一方面不能保障每个人都能顺利打开投影仪，工作质量无法保障；另一方面，因为缺乏"标准化的做法"，也无法评判任何一个人做得好还是不好。在管理上，我们需要结果与过程并重。对于结果来说，现状与期望水平之间的差距是问题；而对于过程来说，现状做法与"标准化做法"之间的差距就是问题。因此，标准化工作能够帮助我们在管理上预判工作能否正常开展，进行前瞻性管理。

对当前工作设立了 1.0 版本的标准化做法，进行标准化工作之后，大家的工作方法统一了，如果这时候我们需要改善工作，只需要改善 1.0 版本的标准化做法即可，不再需要去针对每个人不同的做法进行改善。一定程度上来说，当每个人完成某一动作的路径不一致时，第一步就是进行工作标准化。有了 1.0 版本的标准化做法后，我们在此基础上进行改善，提出新的工作方法，刚开始会有一个熟悉过程，临床表现可能会出现波动，但是当大家熟练运用后，临床表现会稳定下来并且得到提升，这时再将改善后的新做法设定为 2.0 版本的标准化做法，依此类推，就可以实现持续改善（见图 10-2）。

⊖ 示教室指医院里进行展示教学或学术交流的房间或会议室。

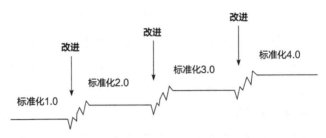

图 10-2   标准化工作是持续改善的基础

10.2.2   如何进行标准化工作

进行标准化工作分为两步，首先记录目前最好的、可以安全有效达到质量要求的工作方法，制作标准化工作表；其次建立执行此项标准化工作的管理体系，即制定执行"标准"的标准。

10.2.3   制作标准化工作表

标准化工作表主要包含目的（顾客的需求）、工作步骤、要点、照片、辅助物品，如表 10-1 所示。

目的：清晰说明顾客（外部顾客或内部顾客）的需求是什么。

工作步骤：完成该工作需要按顺序采取的行动。

要点：每一步骤的具体要求（如时间要求），以及相关的诀窍和安全提示。

照片：提供一些需要特别说明的细节，帮助工作人员更清楚地理解。

辅助物品：完成某一步骤所需要的工具、设备、表单等。

表 10-1   标准化工作表

更新日期： _____   制表单位： _____

目的： _____

序号	工作步骤	要点	照片	辅助物品

10.2.4　执行"标准"的标准

在日常工作中，即使制定了"标准化工作表"，也不一定能够确保大家都会按照它所规定的内容执行。诚然，一份制作好的"标准化工作表"上面的做法，不会自动变成每个人会去实行的标准做法，尤其是每个人都有自己熟悉的做法，要让大家改变习惯，按照标准化的方法来工作，挑战很大。

我们需要从管理上来制定执行"标准"的标准，这样才能有效推进标准化工作。

以某科室为例，如图 10-3 所示，在标准化工作这件事情上，一线员工的主要职责是按标准化方法工作，遇到问题向上级报告；组长的主要职责是监督、指导一线员工以及制定或更新标准化工作表；主任的主要职责是监督、指导组长以及批准新标准化工作表。

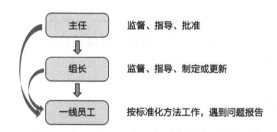

图 10-3　标准化工作管理中科室各级人员的主要职责

但问题在于，组长如何监督和指导一线员工呢？一线员工如果在现场工作，组长需要到现场检查员工是否按照标准化方法进行工作，如果没有，可能有三种情况：①员工没有学会并掌握标准化方法；②员工学会了但是拒不执行；③工作环境发生变化，标准化方法已不适用。针对第一种情况，组长需要指导员工学习；针对第二种情况，组长需要采取其他行政管理手段；针对第三种情况，组长需要更新标准化工作表，经主任批准后进行新的培训。

那么主任如何监督和指导组长呢？主任管理的直接对象是组长，如果组长的工作——对一线员工的监督、指导以及制定或更新标准化工作表做得合格，最直接的表现就是一线员工能够按照标准化方法进行工作。所以，主任监督组长也需要到现场观察一线员工是否按照标准化方法进行工作。如果一线员工没有按标准化方法行事，则说明组长的工作并不合格，此时主任就需要找到组长，指导其工作。

10.3　5S 管理

工作现场的要素除了工作人员，还包括大量的物品，如仪器设备、耗材、药品以及各种工具等。管理现场人员工作质量，除实行标准化工作外，还要用 5S 管理法对物品进行管理。

物品管理不当，会导致医务人员到处翻找物品，仓库混乱、账物不符，设备积尘、备件缺失等诸多问题，这些问题会直接影响工作质量与工作效率。在第 9 章的"五个为什么"部分，某医院检验科对产生不合格标本的原因进行分析时发现，护士扎好止血带之后，治疗车物品摆放凌乱会使其翻找东西的时间增加，患者扎止血带时间过长使得血液流入采血管的速度过快，最终导致标本溶血，出现标本不合格的情况。

10.3.1　5S 的含义

5S 是五个单词首字母的缩写（见图 10-4）。这五个单词并不是常规的英语单词，而是从日语音译成英语得到的。

这五个词乍一看很相似，容易混淆，还给人总是在打扫卫生的感觉。为了便于区别，国内也称之为"五常法"，即常整理、常整顿、常清扫、常清洁、常自律。5S 绝非简单地打扫卫生，这五个词实际上具有更深层的含义。

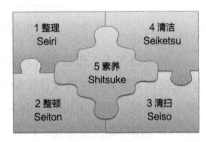

图 10-4　5S 的组成

（1）整理表示将工作现场必需品与非必需品分开，在工作现场只放置必需物品，目的是腾出空间，防止误用。

怎样区分"必需品"与"非必需品"？项目团队可以召集相关人员共同讨论，制定"必需品与非必需品分类参考标准"（如表 10-2 所示）。团队一起讨

还能够帮助大家形成共识，便于后续推进和落实。

表 10-2　必需品与非必需品的分类参考标准

类别	分类参考标准	
必需品	①使用的仪器设备 ②工作台、治疗车、椅子等 ③工作用品、办公用品文具等 ④标本、试剂、耗材、药品等 ⑤使用中的看板、海报等 ⑥文件和资料、图纸、表单、记录、档案等 ⑦工作标准化流程、操作 SOP 等 ⑧各种清洁工具、用品等 ⑨其他必需物品	
非必需品	地板上	①杂物、灰尘、纸屑、油污、积水等 ②不再使用的工具、仪器设备等 ③不再使用的办公用品 ④破烂的垃圾筒、周转箱、纸箱等
	工作台	①过时的报表、资料、文件 ②损坏的工具、样品、办公用品等 ③多余的耗材、药品等 ④非必需的私人用品
	墙上	①蜘蛛网 ②老旧无用的 SOP 文件等 ③老旧的海报标语宣传资料等
	空中	①不再使用的各种绳索、挂钩 ②无用的各种管线 ③无效的标牌、指示牌等

对于"非必需品"，我们需要进行处理，按照是否具有使用价值进行区分，然后根据不同的类型分别处置，分类方法如图 10-5 所示。例如过期的气管插管，属于"非必需品"，虽然它不能放在工作现场，避免混用，但是否可以将其用作训练工具呢？

对于"必需品"又该如何处理？这就需要 5S 的第二个"S"。

（2）整顿表示放在工作现场的必需品需要定点定位，并且随时保持立即可用的状态。整顿的目的在于使工作场所一目了然，减少寻找物品的时间，营造井井有条的工作秩序。

在对必需品进行整顿时，需要遵循"三定原则"：

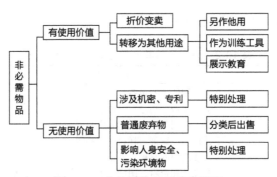

图 10-5　非必需物品的分类处理

定地点：规定物品在工作现场放置的位置。

定容器：对不同的物品选择合适的容器，便于管理。

定数量：对各种物品的数量加以限定。

还有一些放置准则见表 10-3。

表 10-3　必需物品和非必需物品的放置准则

类别	使用频度		放置准则	备注
必需物品	随时需要		放在最方便的地方	急救车 / 用品、灭火器
	每小时		放工作台上或随身携带	
	每天		现场存放（工作台附近）	
	每周		现场存放	
非必需物品	每月		仓库归类存储	
	三个月		仓库存储	定期检查
	半年		仓库存储	定期检查
	一年		仓库存储（封存）	定期检查
	两年		仓库存储（封存）	定期检查
	未定	有用	仓库存储	定期检查
		不需要用	变卖 / 废弃	定期清理
	不能用		废弃 / 变卖	立刻废弃

一般来说，推进 5S 工作先从推进前两个"S"开始，前两个"S"是基础，做好了才能比较顺利地推行后面的"S"。

（3）清扫表示将工作场所打扫得干净整洁，创造一尘不染的环境。清扫不是简单地打扫卫生，更重要的是在清扫过程中进行点检[⊖]，哪些仪器设备、物品

⊖　点检制，是按照一定标准、一定周期、对设备规定的部位进行检查，以便早期发现设备故障隐患，及时加以修理调整，使设备保持其规定功能的设备管理方法。值得指出的是，设备点检不仅仅是一种检查方式，而且是一种制度和管理方法。

需要及时维修保养等，提前发现隐患，避免出现问题，因为一旦出现问题就是大问题。清扫的目的在于营造良好的工作环境，保持良好的工作情绪，稳定工作质量，保障仪器设备、耗材等零故障、零缺货。

因此，清扫不是清洁工可以完成的事情。

（4）清洁表示将工作现场的整理、整顿、清扫进行到底，并将该行为标准化和制度化。如果在"清扫"过程中发现了某仪器设备出现小问题或者耗材出现临近断货的现象，需要找到根本原因，予以彻底解决，这也属于"清洁"。清洁的目的在于将整理、整顿、清扫行为变成惯例和制度，这是组织文化开始形成的基础。

（5）素养是一种文化，指医院里每一个人都按照规定来做事情。前三个"S"标准化、制度化之后，有了第四个"S"，当前四个"S"不断重复落实、深入人心、深入组织文化，就到了第五个"S"。为什么需要最后一个"S"？因为如果没有最后一个"S"，工作现场的有序安排是不可能维持的。素养意味着赞成标准和政策，持续不断地执行，尊重自己和他人，从"要我做"变成"我要做"。例如，当你走过医院每个角落，发现地上有垃圾时，就会理所当然地顺手将其捡起来。

10.3.2　5S 与 10S

近年来有很多人提及 6S。6S 是在 5S 的基础上，增加"安全"（safety），以此强调安全的重要性。本书只重点介绍 5S 的原因在于精益理念中一直认为安全是基础，不管是否推行 5S，都应该把安全放在首位，包括患者安全、医务人员安全、生物安全以及医院日常管理中的安全生产等。

虽说 6S 在 5S 的基础上增加"安全"不太必要，但也能理解。而在一些地方甚至还能看到诸如 7S、8S、9S 乃至 10S 的说法，着实令人费解。正如浙江省台州恩泽医疗中心（集团）的陈海啸院长所说，"工具不能变成玩具"。医院管理不必追求复杂。解决医院的实际问题，越简单的方法工具才越有价值。

10.3.3　5S 练习示例

对于管理物品来说，怎样才算是做好 5S 了呢？如图 10-6 所示，地面上放置了一堆物品，你能从中发现哪些问题？

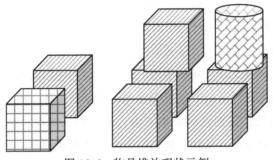

图 10-6 物品堆放现状示例

问题是现状与标准或目标之间的差距。上图展示的是这堆物品放置的现状，如果缺乏标准，我们很难判断是否存在问题。那么针对这一堆物品的放置，要想加以改善，实施 5S 管理时就需要做到如下几点：

（1）明确斜线表面的正方体是现场所需的物品。

（2）所需物品应该放置在方框之内。

（3）贴上标签，说明物品的最少量与最多量，和品名、编号、目的等信息。

（4）表明物品放置的期限和负责人。

接下来对比明确的标准，我们可以发现以下问题（现状与标准或目标不符，见图 10-7）：

（1）方框外的正方体放置在定位之外。

（2）方框内，圆柱体不是所需物品，不应该放置在此处。

（3）方框内的斜线表面正方体有 5 个，规定的最多量是 4 个，超出最多量。

做好了 5S 之后，更重要的是，我们要能看出来这里面哪些是正常的，哪些是异常的，以及问题是什么。如果无法发现问题，那么改善就无从谈起。只有发现了问题，我们才有改进的机会。

10.3.4　如何推进 5S

医院组织全院或全科室推进 5S，建议分成三个阶段，即准备阶段、启

动阶段与维持阶段。各个层级的部门或人员需要完成的事情如表 10-4
所示。

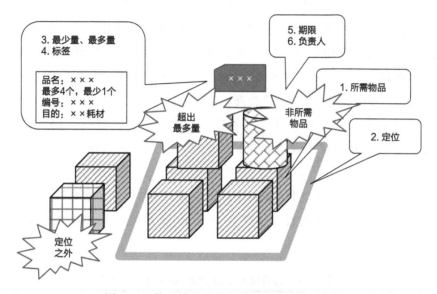

图 10-7 物品堆放现状与放置标准不符示例

表 10-4 各层级部门或人员推进 5S 需要完成的事情

	准备阶段	启动阶段	维持阶段
医院	组建 5S 推行委员会 ● 医院动员大会 ● 制订实施计划	● 带队现场指导 ● 整理现场标准 ● 宣传造势	● 定期检查评估 ● 奖励活动等宣传 ● 绩效挂钩设计
科室	组建 5S 推行小组 ● 科室动员大会 ● 制订实施计划	● 带队现场动手 ● 制定现场标准 ● 培训考核	● 定期检查评估 ● 奖励活动等 ● 清洁、素养推行
员工	● 参加学习	● 现场动手操作 ● 整理、整顿、清扫的落地实施	● 每天进行 5S 活动

（1）准备阶段：主要进行前期准备与相关理论学习。

（2）启动阶段：主要是实施 5S 的前三个"S"，即整理、整顿和清扫。

首先实施整理和整顿，有三个工具可以采用：盘点清单、定点摄影、红牌
作战。

　　盘点清单，即在开始整理整顿之前，将工作现场所有的物品进行记录，然后再区分必需品和非必需品，并明确各自物品的放置方法。这份进行了"整理"的清单，可以作为其他区域或者科室实施5S的参考标准文件。

　　定点摄影，即站在同样的位置拍摄实施5S前后的对比照片，以记录改善成效，并激励改善团队。同时，改善后的照片也成为该工作场所的标准。

　　红牌作战，即对工作场所的各种现存不合理的物品贴上"红牌"，并注明原因与限定整改日期，到时再来检查。

　　在清扫环节，可以采用"白手套"方法。5S小组成员可以选出一人戴上白手套，触摸仪器设备和物品的表面，检查是否达到"一尘不染"的标准。

　　（3）维持阶段：实施剩余的两个"S"，即"清洁"和"素养"。

　　清洁，可以每日进行5分钟或10分钟5S活动。具体内容可以参考表10-5。

表 10-5　每日进行 5 分钟或 10 分钟 5S 活动

活动		活动内容
5 分钟 5S 活动	1	检查你的着装状况和清洁度
	2	检查是否有物品掉在地上，将掉在地上的物品捡起来，如橡皮擦、回形针、文件及其他物品
	3	整理和彻底清洁桌面
	4	检查存放文件的位置，将文件放回他们应该放置的地方
	5	扔掉不需要的物品
	6	检查档案柜、书架等，将放得不恰当的物品归位
10 分钟 5S 活动	1	实施 5 分钟 5S 活动的所有内容
	2	用抹布将电脑、传真机及其他办公设备擦干净
	3	固定可能脱落的标签
	4	清洁地面
	5	倾倒垃圾篓内的垃圾
	6	检查电源开关、门窗、空调等是否已关上

　　素养，建立定期检查评估机制，并将评估得分列入科室绩效考核中，做好长期坚持的准备。

10.3.5 推进 5S 的三大难点

医院要想全面推进 5S 很难，首先启动时阻力会很大，因为这会改变很多人多年来的工作习惯；其次启动阶段之后的维持阶段会更加困难。常见的三大难点如下：第一是医务人员、患者及家属的人员流动和物品流动大，医院是大型公共场所，管理困难；第二是医务人员的常规工作负荷已经很重，再增加 5S 工作，多数人都会习惯性拒绝，推行困难；第三是全面推进 5S 的医院较少，缺乏行业标准，能够借鉴的经验少，学习困难。

这种情况下的应对方法是，首先一定要领导牵头，涉及所有人行为习惯改变的工作，如果领导不支持，就算启动阶段大家行动起来了，也无法维持下去。其次，借助外部专家力量，这有助于更好地撬动固化思想，引起变化。最后要做到持续改善，这包含两层含义，第一是不要一次性全面铺开，选取试点区域先行推动，建立示范点，再将改善扩展到医院其他区域，持续推进；第二是从制度上与心理上做好长期作战的准备，持续改善（见图 10-8）。

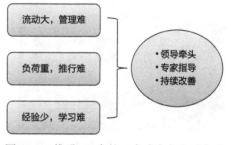

图 10-8　推进 5S 中的三大难点与应对方法

10.4　可视化管理

工作现场影响工作质量和工作效率的要素中，除了人和物品，还有信息，这包括操作 SOP、工作要求以及指标数字等。针对这些信息，就需要进行可视化管理。

可视化管理，指通过视觉刺激改变人的意识的一种管理方法，这种方法强调使用颜色，希望达到一目了然的效果。推广可视化管理的目的在于让每个人在面对某件事时，都能清晰判断其是否正常（达到标准或目标），而且做到判断速度快、精度高，判断结果不会因人而异。

　　例如，某医院下属某社区医院中，主任带领团队对社区医院日常运营管理的关键指标进行梳理，然后将这些指标上墙进行可视化管理。以"高血压患者管理数"[一]为例，深灰色区域与浅灰色区域的分界线是"目标线"，未达到目标则柱状图落在深灰色区域，达到目标则柱状图落在浅灰色区域，一目了然（见图 10-9）。从图中可以看出，6～9 月期间都没有达到目标，于是主任启动了精益改善项目，经过改善之后，高血压患者管理数量逐月上升，最终在 11 月、12 月都达到了目标。

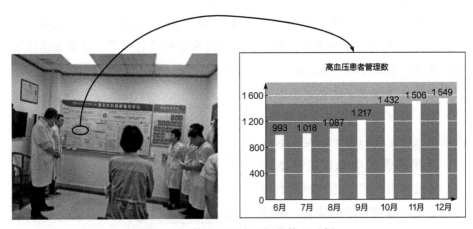

图 10-9　某社区医院可视化管理示例

　　本质上来说，标准化工作也是一种可视化管理，是对人员工作方法的可视化管理；5S 则是对物品放置的可视化管理。

　　例如，在对物品进行可视化管理时，我们将其可视化程度分为三个水平：

　　初级水平：有标识，能明白现在的状态

　　中级水平：谁都能判断正常与否

　　高级水平：有明确的管理方法（异常处理方法）

　　如图 10-10 所示，左上角没有可视化管理，一眼无法看出有几个球，需要人工去数；右上角是初级水平，小球排列得比较整齐，便于确认管理；左下角

[一] 如果该社区辖区内有 20 000 居民，按 10% 的高血压患者计算，则该社区内约有 2000 位高血压患者。为了更好地管理居民健康，该社区医院的本年度目标是完成 1500 位高血压患者的登记管理。

是中级水平，通过简单标识，使得数量一目了然；右下角是高级水平，通过标识和提示，使得每个人在发现数目不足时都知道该怎么做。

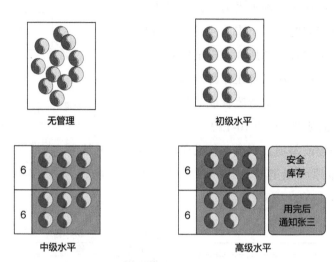

图 10-10　物品放置的可视化管理不同水平

10.5　小结

　　你无法管理你看不见的事情。现场管理三要素：人（员）、物（品）、信息。标准化工作对应人员工作方法的管理，5S 对应物品放置的管理，可视化管理对应各种信息的管理（见图 10-11）。

　　三者你中有我，我中有你。标准化工作、5S、可视化管理，都是暴露和识别问题的有效工具。

　　标准化工作是识别工作问题的基础，有了标准才能由此判定工作是否符合标准，是正常还是异常；5S 除了帮助现场保持整洁，作为现场物品放置的

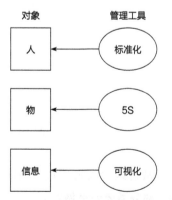

图 10-11　现场管理三要素与管理工具
资料来源：刘德敏博士。

标准化方法，也使人们能在现场物品没有按照标准放置时一眼看出问题，提高工作效率。5S 也涉及可视化，能够快速暴露出现场存在的问题，让人们抓住机会去改善；可视化管理则更为直白地采用标准化的工具将问题展示出来，使得人们能够更快更准确地发现问题所在，提出针对性的应对措施。最后，这三者在作为改善对策和措施的同时，也会为维持改善成果与持续改进奠定坚实的基础（见图 10-12）。

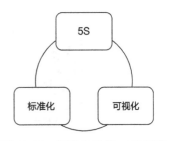

图 10-12 标准化工作，5S 及可视化管理的关系

精益医疗改善项目在改善行动阶段，需要针对根本原因拟定与之一一对应的对策（见图 10-13）。

项目名称：		创建日期：	更新日期：
项目团队：		项目负责人：	辅导老师：

背景	原因分析
现状与目标	**改善行动**
	·药症相符，与原因一一对应
	✓改善对策与行动计划
	✓标准化工作、5S、可视化管理
	结果与持续改进

图 10-13 A3 改善行动部分的要点

精益医疗改善项目"缩短急临医嘱用药送达护士站的时间"在"改善行动"部分需要怎么做？

项目团队分析得出问题的根本原因共五点：

（1）缺乏对护士的急临医嘱提醒。

（2）科室备药品种少未及时更新。

（3）医生开具急临医嘱不规范。

（4）药房系统没有提示急临医嘱。

（5）缺乏科学的药品下送路线。

针对这五点根本原因，拟订改善行动方案并予以实施（见图 10-14）：

据此，团队完成了该精益医疗改善项目的第五步"改善行动"（见图 10-15）。

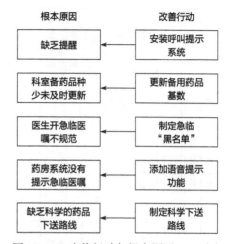

图 10-14　改善行动与根本原因一一对应

讨论问题：

1. 你的团队在拟定改善对策（实施改善行动）时遇到过哪些挑战？

2. 你所在的医院在信息系统推进上处在哪个阶段？是否有在原有系统上实施二次改进的机会？

3. 现场管理有哪三大要素？

关键概念：

行动计划

标准化工作

5S

盘点清单

定点摄影

红牌作战

可视化管理

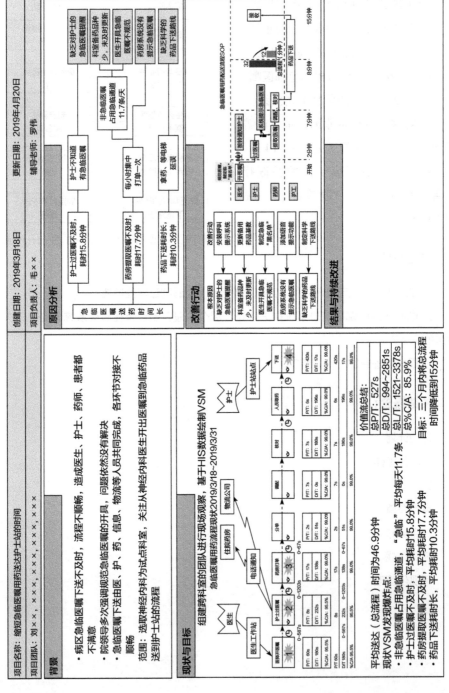

图 10-15　A3 改善行动部分示例

精益医疗改善项目第六步：
跟踪结果与持续改进

> 如果你期望立竿见影，不能只进行一到两次的改善，而是必须长期参与
> 其中。

> ——今井正明

■ **内容提要：**

● 针对根本原因实施改善行动之后，需要跟踪改善的效果，同时监控过程
  指标与结果指标的趋势变化。

● 达到既定目标后，需要将改善后的做法进行标准化；没达到目标则需要
  调整计划，重新行动。

● 思考下一步持续改善的计划，以巩固和扩展改善成效。

　　项目团队成员针对"缩短急临医嘱用药送达护士站的时间"这一项目整理
了改善前和改善后的数据，改善前平均用时 46.9 分钟，改善后平均用时降至
11.3 分钟，改善后的数据稳定可持续吗？会不会反弹呢？

　　在精益医疗改善项目的第六步，我们需要完成 A3 的"结果与持续改进"
部分（见图 11-1）。

　　如何跟踪结果并持续改善？针对根本原因实施改善之后，需要跟踪改善的
效果，同时监控过程指标与结果指标的趋势变化。如果达到目标，需要将改善
后的做法进行标准化；如果没达到目标，需要调整计划，继续改善。跟踪结果
部分如同临床上的"跟踪疗效"环节，用于验证改善行动是否有效。项目团队

还需要思考下一步持续改善的计划，以便巩固和扩展改善成效（见图 11-2）。

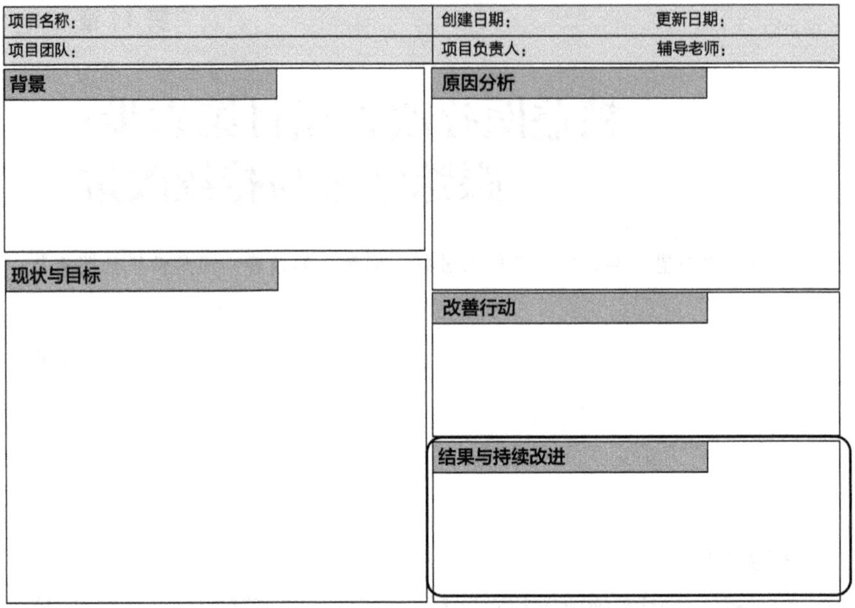

项目名称：		创建日期：	更新日期：
项目团队：		项目负责人：	辅导老师：

背景

原因分析

现状与目标

改善行动

结果与持续改进

图 11-1   A3 的结果与持续改进部分

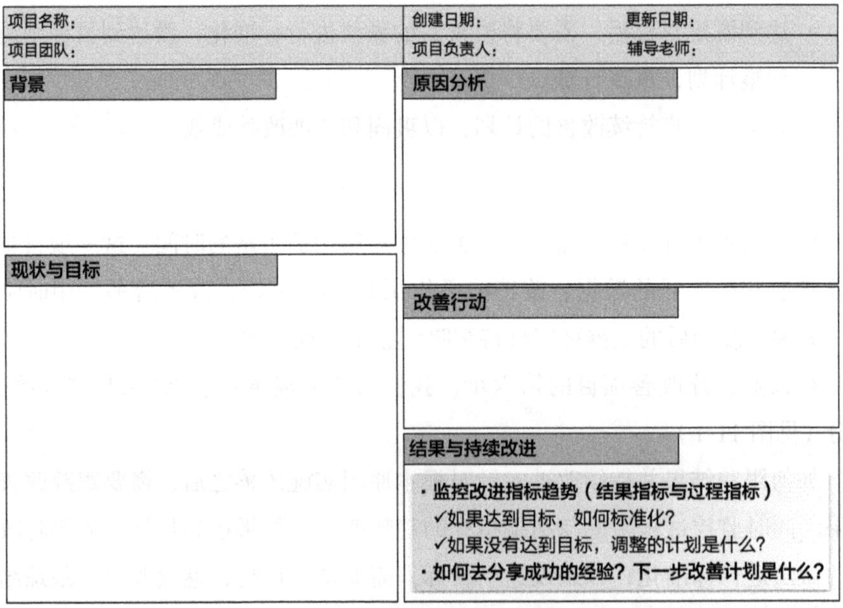

项目名称：		创建日期：	更新日期：
项目团队：		项目负责人：	辅导老师：

背景

原因分析

现状与目标

改善行动

结果与持续改进

· 监控改进指标趋势（结果指标与过程指标）
　✓如果达到目标，如何标准化？
　✓如果没有达到目标，调整的计划是什么？
· 如何去分享成功的经验？下一步改善计划是什么？

图 11-2   A3 结果与持续改进部分的要点

针对精益医疗改善项目"缩短急临医嘱用药送达护士站的时间"，"结果与持续改进"部分需要怎么做？

项目团队采取改善行动之后，对过程指标与结果指标进行了持续监控。其中，急临医嘱的数量是很重要的过程指标，如果急临医嘱的数量降不下去，那么在当前药房的资源配备下，就无法达到目标。项目于 3 月启动，团队在从 4 月开始跟踪全院急临医嘱的数量时发现这一数字呈现持续下降趋势。从 4 月到 10 月，全院急临医嘱数量下降了 85.3%（见图 11-3），这为达到目标奠定了很好的基础。

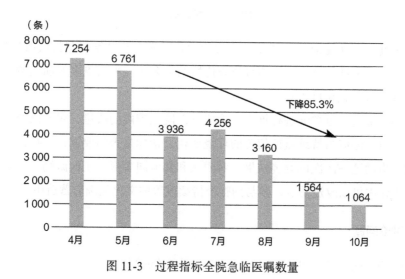

图 11-3　过程指标全院急临医嘱数量

与此同时，项目团队也持续跟踪结果指标"医生开出医嘱到药品送达护士站的时间"，得到了如图 11-4 所示的趋势图。

从图中可以看出，药品送达时间下降到 12 分钟以内，且保持稳定。

项目团队第一阶段在神经内科试点取得良好效果之后，于第二阶段将改善对策进一步推广到 10 个试点科室，此时全院 15 分钟内送药完成率达到 96.4%，第三阶段将其推广至全院，到 10 月时，全院 15 分钟内送药完成率就达到了 99.7%。

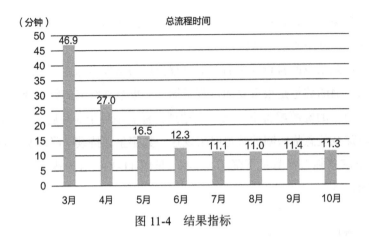

图 11-4　结果指标

据此，团队完成了该精益医疗改善项目的第六步"结果与持续改进"，并在全院大会上进行分享，将项目经验传播给更多人，吸引更多人加入精益医疗的改善团队（见图 11-5）。

除了通过示范单元进行推广，形成全医院范围内的改进，对于已经完成的改善项目，还应当持续监控相关的环境变化、指标是否需要调整、指标是否有异动。借助这一次次的改善结果，对团队和其他同事形成正向激励，让更多人关注工作中可以改进的点，参与到整个持续改善的文化氛围的营造中来。

讨论问题：

如何在医院中维持改善项目的成果和鼓励持续改进？

关键概念：

持续改进

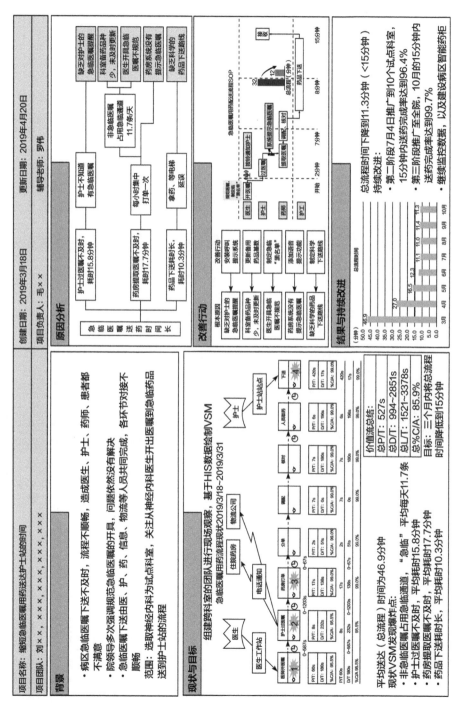

图 11-5 A3 结果与持续改进部分示例

第三部分

精益医疗改善中的核心思维与常见问题

精益医疗改善的五大核心思维

除了上帝，其他人都得拿数据来说话。

——爱德华·戴明

■ **内容提要：**

● 精益医疗改善就是要以问题为导向，消除流程中的浪费，用数据说话，基于现场事实决策，在整个过程中采用符合逻辑的结构化方法——A3（A3 思维）解决问题。

● 在培训了 500 多位医务工作者，辅导了 200 余项精益医疗改善项目之后，我们发现在实施精益医疗改善的时候，有几种思考事情的方式值得大家借鉴，我们称之为五大核心思维：问题思维、过程思维、数据思维、现场思维、A3 思维。

12.1 问题思维

问："你的问题是什么？"

答："我没有问题。"

没有问题就是最大的问题，问题是改善提升的机会。精益改善以问题为导向，因此要想清楚到底要解决什么问题。对问题的描述要清晰，不能模棱两可。问题的定义是现状与期望水平（目标或标准）之间的差距，解决问题就是缩小这种差距（见图 12-1）。

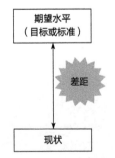

图 12-1 现状与期望水平之间的差距

东方传统文化比较含蓄，崇尚中庸之道，一般不愿意暴露问题，因为暴露问题要么意味着自己能力不行，要么意味着别人能力不行。说自己能力不行，那是给自己挖坑，说别人能力不行也不符合很多人做事的方式。但是，一味把问题掩盖起来只会导致问题进一步发酵，小问题变成大问题，错过最佳解决时机。问题不是因为主观判断才存在的，而是客观上就存在的。医院需要建立暴露问题的机制，形成解决问题的文化，让问题跳到眼前。

如图 12-2 所示是某医院某项关键指标，按时间趋势进行可视化管理，当月数值柱形图落在阴影区域表示没有达到目标，即有"问题"。这样一目了然，大家能都看到问题所在，很容易达成共识。

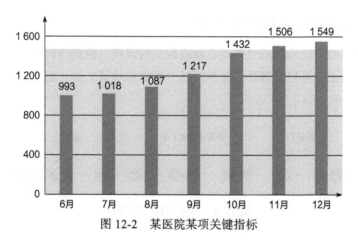

图 12-2　某医院某项关键指标

对问题达成共识，是跨科室的团队解决问题的基础。对问题没达成共识，即对现状没达成共识，或对目标（标准）没达成共识，抑或对二者都没达成共识。

12.1.1　四种问题类型

以下是四种常见的问题类型（见图 12-3）。[16]

类型一，故障排除型：通过将条件立即转变成已知标准或正常状态而快速修正问题（通常是临时性问题）的反应性流程。

类型二，未达标准型：根据现存的标准或条件，从根本上解决问题。

类型三，目标设定型：为达成明确定义的目标状态，或者新的更高标准或状态，而排除障碍（比如，改善或者持续改进）。

类型四，开放探讨型：开放地寻求某一种（可能的、创新的）愿景或者理想状态（见图 12-3）。

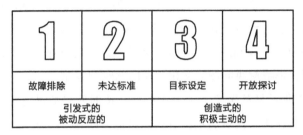

图 12-3 四种问题类型

12.1.2 精益医疗解决问题的思路

精益医疗解决问题的思路是消除流程中的浪费。精益的目的在于先将这些浪费识别出来，再将其消除，想办法减少必要非增值工作，通过消除浪费来解决问题（见图 12-4）。

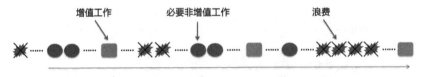

图 12-4 消除流程中的浪费

12.2 过程思维

结果不是凭空出现的，而是因过程产生的，是经过前期一系列步骤累积到最后才得到的。如果结果出了问题，我们就需要回溯过程中有什么浪费。从管理的角度来说，我们需要结果与过程并重。相对来说，结果具有滞后性，因为事情都是发生之后才会出现结果；而过程早于结果，管理过程就能有一定的前瞻性。因此若只关注结果，等发现结果没达到目标时，为时已晚。

好的过程不一定有好的结果，但是不好的过程一定不会有好的结果。

例如，某三甲医院重视产科业务发展，要求下属各社区医院把在社区发现的早孕孕妇尽可能地上转到医院本部的产科建册，以便发挥医联体[⊖]优势，更好地为居民提供服务。经统计分析，从 2017 年 4 月至 2018 年 5 月，社区医院上转建册率为 5.7%，而目标是 30%。

项目团队在思考早孕孕妇建册率低这一问题时，不能只看建册这一个步骤，需要思考从发现早孕孕妇到建册的整个过程，于是团队根据数据绘制了现状价值流图（见图 12-5）。从图中我们可以看出在统计的时间段内，社区共发现了 578 位早孕孕妇，之后仅有 93 位开具了保健卡，被上转到院本部，剩下的 485 位早孕孕妇都因为各种原因去了其他医院，这个比例高达 83.9%。而 93 位上转到院本部的孕妇中，又有 34 位孕妇最终离开了本院（占总人数的 5.9%），24 位孕妇直接上转到产科就诊，35 位孕妇被上转到妇科就诊。这 35 位上转到妇科就诊的孕妇中，又有 11 位孕妇离开了本院，占总人数的 1.9%。剩下的 24 位孕妇被再次转诊到产科。这样一来，93 位上转到院本部的孕妇最终只有 33 位完成建册，只占发现早孕孕妇总数的 5.7%。然而，就算这 93 位孕妇全部建册，也仅占总人数的 16.1%。

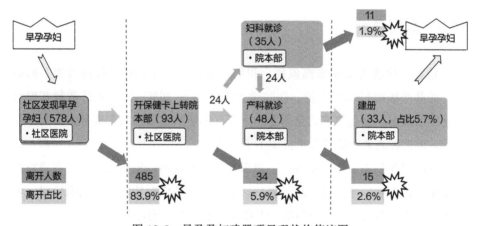

图 12-5　早孕孕妇建册项目现状价值流图

我们很容易发现，在从社区医院发现早孕孕妇到她们最终顺利在院本部建册的整个过程中，最薄弱的环节是社区医院。由此可见，在条件合适的情况

⊖　医联体：区域医疗联合体，是指将同一个区域内的医疗资源整合在一起，通常由一个区域内的三级医院与二级医院、社区医院、村医院组成一个医疗联合体。

下，社区医院需要将更多的早孕孕妇上转到院本部产科。

找到解决问题的关键之处后，项目团队很快制定了一系列措施，重新设计孕妇建册流程及信息系统，调整社区医院建册绩效方案，制订培训与宣传方案等，提升社区医院上转院本部产科的比例。最终早孕孕妇上转建册人数比例达到了目标30%（见图12-6）。

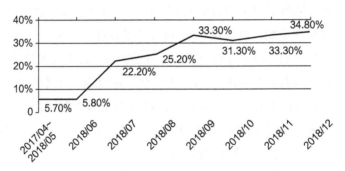

图 12-6 社区医院成功上转院本部产科建册率

12.3 数据思维

精益医疗改善要用数据说话。我们经常听到大家讨论"提高效率"的话题，尤其当医院每年门诊量、住院量上涨10%～20%，医务人员数量却没有同比例增加时，提高效率就显得尤为重要，不然只能增加每位医务人员的工作负荷，但这种高负荷的状态也持续不了多久。

这时候我们需要用数据说话，思考当前效率如何，浪费在哪里。在进行数据量化分析之后，才能进一步改善。这如同当医生面对比较复杂的病情时，他也需要在进行多项细致检查的情况下做出诊断，对症治疗。

例如，第3章有关提高内镜中心效率，提高患者满意度的案例3。患者抱怨预约无痛胃肠镜检查需要排队等待一个月以上，要想解决这种问题，要么投入大笔金额，购买设备、增加人员与检查室的数量，要么只能在现有资源下提高检查效率。

在考虑投资方案时，需要进行投资回报率的计算。以满足一定数量的患者需求为准，根据当前效率相关数据来计算所需人员、设备以及检查间的数量，例如此案例中的项目团队计算出，为使无痛胃肠镜每天上午的检查例数从 100 例增加至 200 例，医院需要投入 2000 余万元，投资回报周期为两年。

如果考虑精益消除浪费的方案，同样需要进行量化分析。

在几乎没有任何投入的情况下，只要使接台时间从 10 分钟缩短至 5 分钟，接台时间减少 50%，整体检查效率就会提升 60%（见图 12-7）。

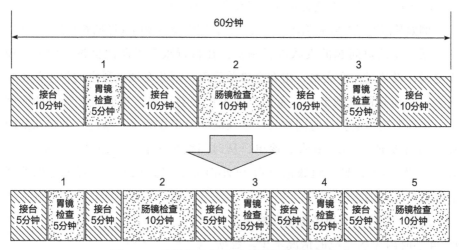

图 12-7　某精益改善项目中量化分析消除浪费

项目团队最终选择了精益改善方案，从缩短接台时间、提升洗消速度使镜子供应加速等方面着手，显著提升了内镜中心的检查效率，也极大地提高了来院患者的满意度。

12.4　现场思维

精益改善要用数据说话，但有时候仅仅依靠"数据"还不够。

去现场干什么

数据之外，我们还需要掌握事实是什么。事实是解决问题的基础，我们需要搞清楚到底发生了什么。精益医疗中谈到"去现场",不是去看风景,也不是去慰问员工,更不是去现场挑刺,而是去观察与提供支持,需要回答下列问题:

（1）工作是否有标准?

（2）工作人员是否按标准工作?

（3）如果没有按标准工作,为什么?

（4）可以提供什么支持帮助员工在现场解决问题?

例如某医院经常收到临床医生反应,普通会诊不及时(详见 6.2 节练习 2)。

项目团队对问题的现状进行调查,在自行跟踪了两次会诊单的流转流程之后,设计了一个表格,附在会诊单后面,请几个试点科室的护士帮忙填写会诊单流转的时间节点,希望以此来记录会诊单传递到各个环节的时间点,从而明确当前会诊时间多长,以及时间浪费在哪里。最终,项目团队跟踪了两组数据,每组 20 张会诊单,从时间数据来看,一组数据显示 24 小时完成率 100%,另一组数据显示 24 小时完成率为 95%。这样看好像普通会诊也挺及时的。

然而,临床仍有很多医生反映普通会诊 24 小时内无法完成的情况不少。数据显示 24 小时完成率几乎不存在问题,但临床的投诉声音依然存在(见图 12-8),这是为什么呢?

首先,这种现象可能符合"霍桑效应",意思是当人们在意识到自己正在被

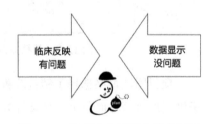

图 12-8　临床反应情况和跟踪记录情况不一致

关注或者观察的时候,会刻意去改变一些行为或言语表达。当此案例中涉及的医务人员知道自己在被记录传递会诊单据的时间时,可能就会改变自己的行为。

果然,项目团队去现场调查之后发现,A 医生发出会诊申请后,需要 B 医生接受后到 A 医生科室进行会诊,但是由于各种原因,B 医生去会诊时已经超过 24 小时了。此时由于会诊单是纸质手写的单据,B 医生会要求 A 医生开一张新的会诊申请单,取消上一张会诊单,这样就能重新将本次会诊时间控制在

24 小时之内。如此一来，从"数据"上来看，普通会诊自然都是控制在 24 小时内完成的。

可以看出，在对问题进行改善时，"去现场"又发挥了作用。再举一个例子，该项目团队讨论关于上线电子会诊系统的中长期方案。他们知道，经过医院采购、安装及调试的整个流程，就算符合预算，至少半年时间也过去了。于是在现场讨论时，有人提出，实际上医院原先使用的信息系统中本身就有会诊模块。随后，项目团队转而研究这个模块后发现，只要稍加优化就可以直接使用，无须采购新的系统，因此节省了时间和资金。

你可能会想，一般医院里怎么会存在这种如此"简单"的问题？实际上这只是一个例子，现实中的很多医院里，可能没有会诊方面的"简单"问题，但在其他方面也会存在类似的问题。话说回来，其实这些问题虽然"简单"却"性命攸关"，直接影响患者的人身安全与医院的医疗质量，而事实上导致问题的根本原因很简单。

12.5　A3 思维

本书在第二部分已经详细介绍过使用 A3 解决问题的方法。这里还需要说明的是，A3 不仅是一种方法，也是一种思维方式，它关注解决问题过程中的结构化思考及简洁清晰的表达。

遇到问题之后，不能直接跳到解决方案，也不能太快进入分析，要先调查现状。

大家需要按照 A3 方法的步骤，依次完成选择题目与组建团队、明确问题背景、调查现状与设定目标、分析根本原因、采取改善行动，以及跟踪结果与持续改进，并将解决问题的整个故事在一页 A3 大小的纸上讲清楚。

解决问题时，按照上述步骤进行，有利于培养结构化思维，在团队中形成统一的语言。

要求用一页纸能讲清楚故事，对于 A3 报告的作者而言，就需要他们做到删繁就简，首先要想清楚整个过程的逻辑框架，然后精炼出最能准确表达意思的语句与词汇，这本身就是一种对逻辑思维的训练。同时，简洁清晰的 A3 报告对阅读者非常友好，利于他们在解决问题的过程中积累、沉淀和传播经验知识，是打造学习型组织的基石。

精益 A3 思维与临床思维，都是底层逻辑相同而关注点不同的科学思维方式。通常，精益 A3 思维解决的是运营管理的问题，临床思维解决的是患者健康的问题（见图 5-13）。

12.6　小结

精益医疗改善以问题为导向（问题思维），精益解决问题的思路是消除流程中的浪费（过程思维），消除浪费、解决问题的过程中要以数据说话（数据思维），有时候数据会说谎，还需要基于事实做判断，掌握事实就要去现场（现场思维），解决问题的整个方法步骤与医务人员为患者解除病痛的方法步骤类似，即基于数据和事实，采用符合逻辑的结构化方法——A3（A3 思维）。

回顾一下精益医疗改善项目"缩短急临医嘱用药送达护士站的时间"的整个过程。首先，项目团队对问题达成共识，急临医嘱送药时间不能满足 15 分钟的标准，现状与标准之间存在差距（问题思维）。然后，项目团队开始调查从医生开出医嘱到药品送达护士站的整个过程，搞清楚当前全流程所需时间及过程中存在哪些浪费，导致药品送达时间超过 15 分钟（过程思维）。在调查现状和分析根本原因的过程中，项目团队没有简单地定性分析，而是调取了急临医嘱的数据、护士过医嘱的时间数据、药房打单的时间数据（数据思维）及无法提供的系统导出数据，例如在实际情况下，护士如何知道医生开具了急临医嘱、药房调配药品的效率、药品下送的路线等。于是项目团队去现场观察，掌握第一手资料（现场思维），结合数据与现场观察的事实，进行根本原因的分析，再对症下药，采取改善行动，最后跟踪改善效果，并推广至全院实行（A3思维）。

如果你的精益医疗改善项目在实施过程中"卡壳"了，建议你和你的团队一起想想这五大核心思维。

讨论问题：

你认为哪种或哪些思维是启发较大的？

关键概念：

五大核心思维

四种问题类型

在医疗领域中精益与 PDCA、QCC 的关系

没有理论，经验就没有意义。

——爱德华·戴明

■ **内容提要：**

● PDCA 或 PDSA 是一种应用领域广泛的科学方法，后与质量管理七大工具被整合进 QCC 活动。

● 品管圈（QCC）是一种具体的质量改善方法，主要工具是质量管理新老七大工具，当前在医院管理实践中主要应用在护理领域。

● 精益医疗是一种从患者角度出发，构建管理体系的管理思想，不断培养员工解决问题的能力，在每一个环节消除浪费，创建持续改进的文化，为患者、医务人员及医院持续创造价值。

针对医疗领域中的精益、PDCA、QCC，本章将从发展演进过程和其与具体实践的关系两方面进行介绍。精益、PDCA、QCC 的发展演进过程如图 13-1 所示。

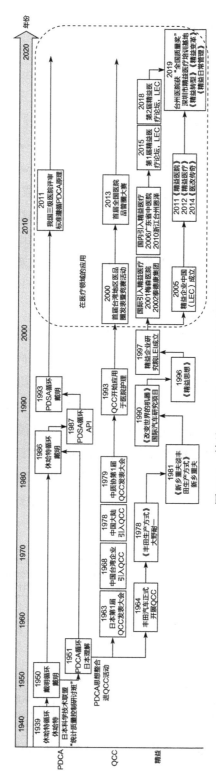

图 13-1　精益、PDCA、QCC 发展演进图

13.1 PDCA 的发展演进

1939 年，美国质量管理专家沃特·阿曼德·休哈特（Walter A. Shewhart）博士完成了《质量控制中的统计方法》（*Statistical Method from the Viewpoint of Quality Control*）一书，率先提出"休哈特循环"（Shewhart 循环），如图 13-2 所示。休哈特博士在书中写道："这三个步骤必须串成一个循环，而不是一条直线。随着科学方法在大批量生产中的应用，思考这三个步骤将会大有裨益。从某种意义上讲，规范、生产和检验，相当于提出假设、进行试验，再验证假设。这三个步骤构成了获取知识的动态科学流程。"此时，1939 年版的"休哈特循环"只有"S""P""I"，在一定程度上对应了"PDCA"的"P""D""C"，是后期形成"PDCA 循环"的基础。

1950 年，爱德华·戴明博士受日本科学技术联盟（Union of Japanese Scientists and Engineer，JUSE）邀请，到日本举办了面向管理者与工程师的为期 8 天的统计质量控制研讨会。休哈特博士于 1939 年出版图书时，戴明博士是他的编辑。在那次研讨会上，戴明博士在 1939 年版"休哈特循环"的基础上进行了修改，增加了一个步骤，提出四步骤的改进模型，即①设计；②生产；③销售；④基于市场反馈进行再设计。戴明博士强调四个步骤之间会持续交互影响，为了提升产品和服务的质量，需要这四步骤持续不断地进行循环。1951 年，戴明博士又对"休哈特循环"进行了微调，最终形成了"戴明循环"，如图 13-3 所示。[17]

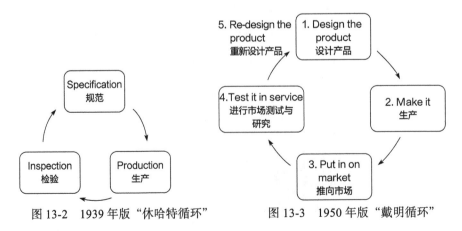

图 13-2　1939 年版"休哈特循环"　　图 13-3　1950 年版"戴明循环"

被尊为 KAIZEN 改善思想之父的日本质量管理大师今井正明[18]（Masaaki Imai）指出，日本企业的高管在 1950 年从日本科学技术联盟组织的研讨会上学习了四步骤的改进版"休哈特循环"之后，对此进行了提炼，表述为计划—执行—检查—行动（PDCA）循环。今井正明先生在《改善：日本企业成功的奥秘》一书中展示了 PDCA 循环与 1951 年版"戴明循环"之间的联系，"计划"（Plan）相当于"设计"，"设计"针对产品或服务，"计划"则针对管理；"执行"（Do）相当于"生产"，"生产"主要针对制造业，"执行"则针对行业；"检查"（Check）相当于"销售"，"销售"指将产品或服务推向市场，测试是否满足客户需求，"检查"则是确认工作结果是否达到要求；"行动"（Act）相当于"研究"，戴明博士提出的"研究"是根据市场测试的反馈，研究客户购买（或不购买）该产品或服务的原因，"行动"则是指如果工作没有做好，客户的投诉抱怨会被反馈给下一阶段的计划工作。

今井正明先生没有说明当年是谁在会后将"戴明循环"理解并翻译成了"PDCA 循环"。解决问题过程中的 PDCA 循环就这样被确定为包含四个步骤：计划 P（Plan），定义问题，提出潜在原因的假设以及潜在解决方案；执行 D（Do），即实施；检查 C（Check），评估结果是否达到目标；行动 A（Act），如果结果达到目标则进行标准化，如果结果没达到目标则回到计划 P，如图 13-4 所示。

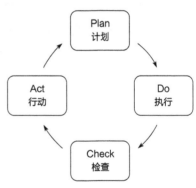

图 13-4　1951 年版"PDCA 循环"

到 20 世纪 60 年代，PDCA 思想被整合进管理工具中。利尔兰克和卡诺在表述质量管理的老七大工具（又称七大手法，包括查检表、柱形图、柏拉图、鱼骨图、曲线图、散点图和层别法）时着重强调了日本质量管理的 PDCA 核心原则。这些工具与 PDCA 循环、QCC 故事模板合称为日本持续改善的基石。[19]

1986 年，戴明博士再次介绍了休哈特循环，他表示该版本来源于 1951 年的版本，如图 13-5 所示。

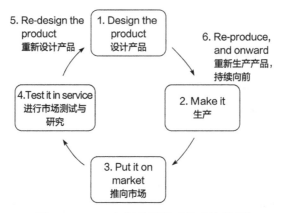

图 13-5　1986 年版戴明的"休哈特循环"

　　20 世纪 80 年代，戴明博士在多次研讨会中展示了上述版本。与此同时，他还告诫西方的听众，计划 P、执行 D、检查 C 和行动 A 的翻译并不准确，因为在英语中"检查"（Check）意味着"阻止"（To Hold Back）。他还在手稿中表示"应该称之为 PDSA，而不是 PDCA"。[20]

　　1987 年，摩恩和诺兰在 1986 年版戴明的"休哈特循环"基础上做了一些修改，发表了流程改善的整体策略，在改善循环的第一步计划阶段添加了预测以及相关理论，在第三步将观测到的数据与预测数据进行比对研究。[21]

　　1993 年，戴明博士修改了"休哈特循环"，称之为学习和改进版的休哈特循环，即"PDSA 循环"[22]，如图 13-6 所示。

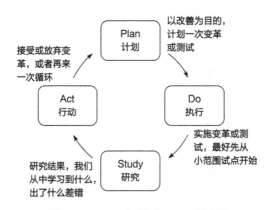

图 13-6　1993 年版"PDSA 循环"

2011 年，我国卫生管理部门重启等级医院评审工作，《三级综合医院评审标准实施细则（2011 年版）》的制定、条款设置和贯彻实施，始终遵循 PDCA 循环的管理学原理，由于标准条款的性质不同，结果有以下几种：①优秀（等级 A），即有持续改进，成效良好（PDCA）；②良好（等级 B），即有监管有结果（PDC）；③合格（等级 C），即有机制且能有效执行（PD）；④不合格（等级 D），即仅有制度或规章或流程，未执行（仅 P 或全无）。卫生管理部门希望各医院通过质量管理计划的制订及组织实现的过程，实现医疗质量和安全的持续改进。[23]

13.2　QCC 的发展演进

所谓品管圈（QCC），是指在相同、相近或互补性质工作场所的人们主动组成几人（通常为 7～13 人）一圈的活动团队，按照一定的活动程序，采取科学的统计工具及方法，集思广益、群策群力来解决工作现场和管理活动的问题与课题，由此提高工作效率，提升产品和服务质量。

20 世纪 50 年代，日本管理学者石川馨实践质量管理大师戴明博士的质量管理思想，与日本科学技术联盟一起推动质量管理工作。1963 年，石川馨开始倡导品管圈互动，同年在日本仙台举办了第一届 QCC 发表大会。1964 年，丰田汽车正式把 QCC 作为一个重要活动纳入公司的日常管理，在全球推广并坚持至今。

1968 年，中国台湾的企业开始引入 QCC 活动。

1978 年，中国大陆的企业开始引入 QCC 活动。1979 年，中国质量协会（China Association for Quality，CAQ）举办了第一届 QCC 发表大会。

我国台湾是引入品管圈的先行者。1999 年，台湾"财团法人医院评鉴暨医疗质量策进会"筹备第一届"医品圈发表暨竞赛活动"，2000 年竞赛活动正式举行，此后台湾医疗界品管圈活动蔚然成风。[23]

1993 年，我国大陆偶有医院开始在护理部门试水品管圈，2004 年，海南省率先在全省二级以上医疗机构普遍开展品管圈活动，取得了明显的成效。截至 2009 年，海南省开展了 1000 多圈活动，数量为当时全国其他省份医院品管圈总量的两倍。之后，该省甚至把开展品管圈列入全省医院评审标准，并将品管圈活动推向所有二、三级综合、专科、民营医疗机构。受此启发，后来国家卫生行政部门也将应用现代管理工具和追踪方法学一并写进医院评审评价标准中，并委托清华大学开展相关研究与培训工作。[24]

2013 年，由清华大学主办、清华大学医院管理研究院承办的"首届全国医院品管圈大赛"在北京举行。随后，品管圈活动在全国医疗领域如火如荼地展开。

13.3　精益的发展演进

精益医疗是一种管理思想，从患者的角度出发，构建一套管理体系，不断培养员工解决问题的能力，在每一个环节消除浪费，创建持续改进的文化，为患者、医务人员、医院持续创造价值。精益管理思想是对丰田管理方式的总结提炼，可应用在各行各业，精益医疗即精益管理思想在医疗领域的应用和实践。

1973 年秋季，石油危机爆发后，丰田生产方式才逐渐引起社会关注。人们开始认识到，在经济低速增长的形势下，丰田汽车工业公司的业绩相比其他公司要好，具有更强的抗萧条力量。[12]当时社会上很多人开始研究丰田的管理方式，但是这些研究都犹如盲人摸象。被称为"丰田生产方式之父"的大野耐一先生为了让人们正确理解和运用丰田生产方式，于 1978 年在日本出版了《丰田生产方式》一书。

1981 年，新乡重夫先生在日本出版《新乡重夫谈丰田生产方式》。

鉴于丰田汽车的业绩远超国际同业水平，在产品质量、库存、成本方面甩开欧美传统汽车厂商一条街的距离，麻省理工学院（MIT）于 1979 年启动国际汽车研究项目，1986 年该项目开始展开对全球超过 70 家汽车整车厂管理方式的对比研究。

1988 年，美国麻省理工学院的 MBA 学生约翰·科拉菲克（John Krafcik）在《斯隆管理评论》发表的一篇文章《精益制造系统的胜利》（*Triumph of the*

Lean Production System) 中首次提出了管理学领域的 "Lean" 这个名词，后来我国将其翻译为 "精益"。

1990 年，詹姆斯·P. 沃麦克博士（James P. Womack）出版了举世闻名的图书《改变世界的机器》(*The Machine That Changed The World*)（这是 MIT 国际汽车项目组（International Motor Vehicle Program，IMVP）的成果），提炼了在面对 "多品种小批量" 需求情况下，丰田管理方式中不同于 "大批量生产" 的诸多管理方法，在工业界引起巨大反响。

1996 年，MIT 的沃麦克博士出版的《精益思想》(*Lean Thinking*)，进一步将精益管理从实践经验归纳成管理学思想。沃麦克博士明确指出与浪费针锋相对的精益思想，可以归纳为五大基本原则：定义价值、识别价值流、建立流动、创建拉动以及尽善尽美，进一步在全球掀起研究学习精益管理的浪潮。

1997 年，沃麦克博士创建了非营利性组织精益企业研究院（Lean Enterprise Institute，LEI），致力于通过精益思想和实践让事情变得更好（Make things better，through lean thinking and practice）。随后，LEI 开始促进精益思想在全球的传播和实践。2005 年，赵克强博士在上海创建了精益企业中国（Lean Enterprise China，LEC），作为 LEI 在中国的结点，进一步促进精益思想和实践在中国的传播。

在国际上，最早实践精益医疗且成效显著的美国医疗机构是弗吉尼亚梅森医疗中心和泰德康医疗集团，后来美国大部分医院都开始学习实践精益医疗（Lean Healthcare）。

2001 年，弗吉尼亚梅森医疗中心启动精益医疗，构建了属于自己的弗吉尼亚梅森生产系统[25]（Virginia Mason production system，VMPS），已经被 The Leapfrog Group 连续 13 年评为全美国质量和安全领先奖，连续 8 年获医院临床卓越奖（2011 ~ 2018 年），连续 6 年获杰出患者体验奖（2013 ~ 2018 年），连续 3 年获美国前 50 名最佳医院奖（2017 ~ 2019 年）。

2002 年，泰德康医疗集团开始学习精益医疗管理体系。[26] 起初，涂尚德医生在担任首席医疗官的 8 年时间里，泰德康医疗集团一直缺乏一套可用于临床医疗改善工作的系统。当涂尚德医生于 2000 年被任命为泰德康医疗集团的 CEO 之后，他决定对此进行彻底改革，制订了一个系统的改善计划。当时医疗界还没有任何可靠的、令人信服的案例。因此他组织了一个小组，到医疗界以外的行业寻求改善策略。2002 年，他们找到了一家制造业工厂的案例，开启了精益学习之旅。

国内医疗机构在 2005 年前后开始实践精益医疗，当年 GE 医疗将这一理念与方法引入中国的医院。沿用至今且取得显著成效的当属广东省中医院和浙江省台州恩泽医疗中心（集团），笔者之一罗伟先生有幸与精益企业中国（LEC）的团队和 UL 的精益医疗团队一起，分别参与了这两家医院的精益之旅。

2006 年，广东省中医院逐步引入精益理念，开展小范围的培训和改善试点工作。2013 年开始重新谋划精益管理的战略蓝图，系统性导入精益医疗。新的精益医疗蓝图里，关键在于帮助广东省中医院培养一批优秀的精益医疗核心种子队伍，让他们能够成为院内精益医疗的师资，不断传播与推动其落地。在 LEC 的帮助下，重点开展了门诊折返、手术准点、输液安全三大精益改善项目；同时，LEC 帮助开展了精益学习沙龙与精益大讲堂。2015 年，医院启动"精益医疗绿带"培训班，开展了来自不同科室的 12 个"精益医疗绿带"项目。医院把通过认证的"精益医疗绿带"项目组组成精益品质促进小组，在全院不同的院区组织与推进精益医疗。随后，精益医疗改善项目逐年扩展到更多院区，吸引了更多医务人员的参与，现在医院每年能够完成 100 余项精益医疗改善项目。医院将在患者满意度测评中发现的"不满意项"作为改善项目的来源，持续不断地发动精益实践者们去现场消除浪费、解决问题，真正为患者提供优质的医疗服务，获得患者与业界好评。

2013 年，浙江省台州恩泽医疗中心（集团）（以下简称台州恩泽）开始系统性地引入精益医疗。早在 2001 年，台州恩泽就启动了六西格玛[⊖]，陆续融入合理化建议，自创"1+3"质量管理模式[⊜]、QCC、5S 等，建立了具有恩泽特色的综合立体的精益持续改进模式。2019 年，台州医院获"全国质量奖"，成为全

⊖ 六西格玛是一种改善企业质量流程管理的技术，以"零缺陷"的完美商业追求，带动质量大幅提高、成本大幅降低，最终实现财务成效的提升与企业竞争力的突破。背后的原理就是如果你检测到你的项目中有多少缺陷，你就可以找出系统地减少缺陷，使你的项目尽量完美的方法。

⊜ "1+3"质量管理模式包括发现一个问题，寻找问题发生的原因，完善一套制度和流程，推广给一批人。

国首家获此殊荣的医疗机构。

我们参与了这两家医院的早期精益医疗的导入与团队培养，它们通过自己的努力与坚持，取得了今天的成绩，我们很为它们高兴。

2012 年，LEC 引进了《精益医疗》的中文版版权，与华章公司合作在国内出版。泰德康医疗集团的 CEO 涂尚德先生在书中翔实、准确地描述了泰德康历时 7 年的精益医疗旅程，其目的是减少医疗失误、提高患者疗效、提升员工士气。经过这些年的努力，精益医疗体系初见成效，在不裁员的情况下，泰德康节省了 2700 万美元。

2014 年，中文版《医改传奇：从经典到精益》出版，以几十位当事人的亲身经历为线索，为读者全面、准确、生动地再现了梅森医疗中心超越自我、追求卓越、追求完美患者体验的艰巨历程。

2015 年，LEC 联合广东省卫生经济学会、广东省中医院在广州举办了第一届精益医疗论坛。

2018 年，LEC 联合广东省卫生经济学会、深圳市宝安中医院（集团）在深圳举办了第二届精益医疗论坛。

2019 年，LEC 联合健康界在海南博鳌举办了第三届精益医疗论坛，LEC 联合深圳市宝安中医院（集团）成立了深圳市精益医疗培训基地。

同年，精益医疗领域三本新书出版，分别为《精益转型：医院精益实践指南》（精益企业中国引进中文版版权，罗伟先生翻译）、《精益变革：弗吉尼亚·梅森医疗中心的领导力之旅》和《精益日常管理》。

在《精益转型：医院精益实践指南》一书中，作者涂尚德先生在对 19 个国家和地区的医疗机构进行了 145 次探访之后，郑重声明"精益医疗并不是一个改善项目"，而是一整套管理体系，他总结出实施精益变革的六步法：打下基础、建立示范单元、构建价值观与原则、成立中心改善小组、建立日常管理系统、推广示范单元。[8]

由《精益变革：弗吉尼亚·梅森医疗中心的领导力之旅》一书，2017 年弗吉尼亚·梅森研究院为来自全球 16 个国家的 124 个组织、56 个项目的 529 名专业人士提供了精益医疗的指导，这本书提供了弗吉尼亚·梅森医疗中心随处可见的领导力的第一手资料。[27]

《精益日常管理》讲述了精益日常管理系统是一种具有约束力的常规方法，目的在于组织培养员工，协调员工工作，建立一套全面且明确的机制以帮助实现组织目标。它营造了一种在最大价值水平上持续进行流程改进的文化，并促进工作人员推进他们认为患者最为看重的以数据驱动的改进。该方法还能使团队和领导每天就根本原因层面上的挑战进行沟通，并将改进行动的进展可视化。[5]

综上，从发展演进过程来看，PDCA 或者 PDSA 是一种科学方法，可以应用在很多领域，后来与质量管理七大工具被整合进 QCC 活动。精益来源于丰田汽车的管理方式，而丰田汽车从 1964 年至今一直在坚持 QCC 活动，已经将 QCC 融入了其日常管理工作，某种程度上说，QCC 是精益的一个组成部分。

13.4 在医疗领域三者实践上的关系

精益、QCC、PDCA 三者均开始于企业界，逐渐被医疗界采用，然后得到实践、推广，因为这些理念、方法和工具确实能够给患者、医务人员和医院创造价值。

在应用上来看，有人经常产生疑问，这三者都在帮助医院解决问题，看起来差不多，但似乎又有差别。其实当站在不同的角度来看时，就会得出不一样的结论。

从应用的对象来看，精益、QCC 和 PDCA 都可以用于解决具体问题。与 QCC 不同，精益和 PDCA 还能应用在医院的宏观管理上，但精益主要关注宏观管理的理念和方法，而 PDCA 主要关注宏观管理的理念和原则（见表 13-1）。

表 13-1 精益、QCC、PDCA 的应用对象

	精益	QCC	PDCA
应用对象	具体问题的解决 医院宏观管理（理念和方法）	具体问题的解决	具体问题的解决 医院宏观管理（原则和理念）

从上表可以看出，这三者最容易让人混淆的地方在于它们都可以应用于

"具体问题的解决"。那么针对"具体问题的解决",我们可以从理念、方法及工具三个维度进行比较(见表 13-2)。当应用到"具体问题的解决"时,精益作为一种管理学思想,理念上以患者为中心,以消除浪费为核心,进行持续改善;方法上,具有例如 A3、QCC 和改善周等诸多方法,本书重点讨论 A3 方法;工具上,可以使用质量管理的新老七大工具,还有一系列独创工具。QCC 也将以患者为中心、持续改善当作理念,有其独特的 QCC 十大步骤方法,主要工具以质量管理的新老七大工具为主;PDCA 也将以患者为中心、持续改善当作理念,方法上采用"FOCUS-PDCA"[28] 六步法⊖,具体工具以质量管理的新旧七大工具为主。

表 13-2 精益、QCC、PDCA 解决具体问题时的理念、方法、工具对比

	精益	QCC	PDCA
理念	以患者为中心 PDCA 持续改善 去现场 消除浪费	以患者为中心 PDCA 持续改善	以患者为中心 PDCA 持续改善
方法	A3 方法: ①选题与组队 ②问题背景 ③现状与目标 ④原因分析 ⑤改善行动 ⑥结果与持续改进	QCC 十大步骤: ①主题选定 ②拟定活动计划书 ③现状把握 ④目标设定 ⑤解析 ⑥对策拟定 ⑦对策实施与检讨 ⑧效果确认 ⑨标准化 ⑩检讨与改进	FOCUS-PDCA 六步法: ①发现问题 ②成立 CQI 小组 ③明确现行流程和规范 ④问题的根本原因分析 ⑤选择流程的改进方案 ⑥ PDCA 循环
工具	质量管理老七大工具 质量管理新七大工具 精益工具:价值流图、看板、可视化管理、库存超市、节拍时间、5S、时间研究等	质量管理老七大工具 质量管理新七大工具	质量管理老七大工具 质量管理新七大工具

通过对比,我们可以看出在理念上,三者基本一致,都强调以患者为中

⊖ "FOCUS-PDCA 16"六步法:通过 FOCUS(F,发现问题;O,成立 CQI 小组;C,明确现行流程和规范;U,问题的根本原因分析;S,选择流程的改进方案)来立项,利用 PDCA(计划、执行、检查、行动)的工作模式来实现护理质量不断创新。

心、持续改善，精益在此基础上多了去现场、消除浪费的理念；在方法上，各自的方法看起来似乎都有差异，其实只是步骤划分乃至命名的差异，实质上都是一套标准化的方法；工具上，三者也基本一致，精益多了一系列独有的工具。

13.5　小结

精益、QCC、PDCA 三者有一些区别（见图 13-7）。

精益是一种管理思想，具体落地时除了质量管理新老七大工具之外，还有一系列独有的方法和工具，如 A3、QCC、改善周、5S、可视化管理、库存超市、拉动、价值流图、节拍时间等，其核心理念是消除浪费。精益管理思想可以应用在医院的很多方面，例如医疗、护理、行政和后勤等。

QCC 是一种具体的质量改善方法，主要工具是质量管理新老七大工具，当前在医院管理实践中主要应用在护理领域，也会涉及部分医技科室，但医生以及行政职能科室的人员很少参与。

PDCA 严格来说是一种管理方法论，是科学管理的底层思维，精益也采用这一方法论。我们的年度、月度工作甚至日常工作，都是一个 PDCA 循环。在医疗实践中，医院等级评审遵循了 PDCA 的原则，但 PDCA 更多地被具象成了类似 QCC 的改善方法，当解决具体问题时，PDCA 采用的工具也以质量管理新老七大工具为主。

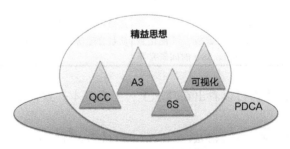

图 13-7　精益、QCC、PDCA 关系图

虽然三者之间存在差异，但更应关注三者的共同之处。它们都以患者为中心，不断地激发员工积极性，采用科学方法解决问题，持续改善。理解精益、QCC、PDCA 在医疗领域的关系，并不是为了分出流派，各自跑马圈地，而是明晰了来龙去脉之后，能够更好地相互借鉴和融合，结合医院的实际情况，不断发现和解决问题，持续为患者、医务人员和医院创造价值。

讨论问题：

你如何理解 QCC、PDCA 和精益之间的区别与联系？

关键概念：

休哈特循环

戴明循环

PDCA 循环

PDSA 循环

QCC

精益医疗

五大基本原则

改善项目只是精益医疗的起点

如果我们对现状感到满意，就无法取得进步。

——大野耐一

■ **内容提要：**

● 精益医疗绿带改善项目通过解决实际问题，培养团队科学解决问题的能力，关键在于是否拥有科学的方法、有效的工具以及精益的思想。

● 改善项目是自下而上，构建体系是自上而下，二者结合，才能更好地消除浪费，为患者创造价值。

● 实践精益医疗，不应止步于应用工具完成项目，还需要构建精益管理体系，创建持续改善的精益文化。

14.1　不要止步于精益工具

"我已经完成了精益医疗绿带改善项目，做完之后该干什么？"我们经常收到类似这样的问题，我们想说的是，不要止步于改善项目，不要止步于工具。

对于个人来说，一个项目做完了可以做下一个项目，甚至是再下一个项目，因此大家应该继续提高解决问题的能力，与此同时回顾并思考之前改善项目的成果能否维持。

对于科室和医院来说，一批项目做完了之后，怎样维持改善成果？怎样培养医院自己的人员开展更多项目？怎样将改善与医院、科室的战略发展目标联系起来？

绿带改善项目，本质上来说是在精益思想的指导下消除浪费，应用精益工具以及其他质量管理工具对医院日常管理过程中出现的各种问题予以解决，通过解决实际问题，培养团队科学解决问题的能力。而解决问题的能力，关键在于是否拥有科学的方法、有效的工具以及精益的思想。

工具，是最容易让人接受的。精益管理体系中有很多工具，远不止图 14-1 中列出的这几个。因为工具是具体的、看得见摸得着的，具体的东西总是比抽象的东西更容易学，见效更快。当人们学会使用了几样好用的工具之后，就会拿着这些工具到处找问题，看见哪里都好像有一颗"钉子"，都可以拿手中的这把"榔头"去敲一敲。

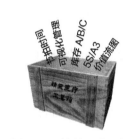

图 14-1　精益医疗工具箱

然而我们要再次强调不要止步于工具。为了用工具而用工具，很容易将自己局限于教条之中。工具是为了解决问题而被选择的，大家要理解每个工具背后的适用场景，使用目的和具体功能，根据问题所处的不同阶段和预期目标来选择适当的工具。例如，鱼骨图是用来分析原因的。当一个团队遇到造成问题的原因不明时，可以用鱼骨图来集思广益，分析可能的原因。但是如果团队已经明确知道原因是什么了，为了格式再套用一个鱼骨图，就是雨天浇地——多此一举。

不要为了做项目而做项目，启动一个精益医疗改善项目来解决医院、科室当前面临的某个问题，当然是好事，但很多时候无须小题大做。一方面，科室里存在很多的小浪费、小问题，只需发动科室相关人员群策群力，想到办法马上实施改善就可以，这种事情完全不需要启动一个项目来改善；另一方面，实施项目需要耗费大家的精力与资源，如果是为了完成项目的数量，而不是聚焦于为患者创造价值、为医务人员减轻负荷、为医院或科室创造价值，那么项目本身可能也是某种形式的浪费。

14.2　构建精益管理体系，创建持续改善的精益文化

如果把组建团队启动改善项目，应用工具，消除浪费，解决问题看作一个

个"点"的改善，那么构建体系就是从"面"和"体"上进行系统性改善。改善项目是自下而上，构建体系是自上而下，二者结合才能更好地消除浪费，为患者创造价值。

精益管理体系主要回答三个问题：改善项目解决的问题从哪里来？暴露问题之后如何解决？改善后的成果如何维持？

14.2.1　问题从哪里来

根据医院发展的战略目标，将其有机分解到各个科室，再分解到各个医疗组以及个人，将每个人每天的工作与科室、医院发展的目标有机结合起来（见图 14-2）。

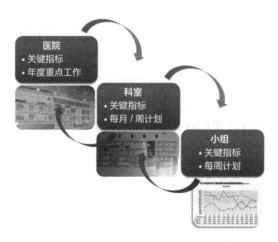

图 14-2　医院发展战略目标的有机分解

每一个指标或重要工作，对其现状与目标进行可视化管理，当现状与目标之间出现差距的时候，就暴露出了问题。

14.2.2　暴露问题之后如何解决

当坚持一段时间后还是无法达到目标时，就需要将问题作为一个改善题目，启动一个改善项目，分析其根本原因，予以有效解决。某医院麻醉科设定了目标，全麻插管病人 10 分钟拔管率需要高于 90%，因连续 3 个月无法达到目标，科室启动了一个精益改善项目，项目团队采用 A3 方法解决了这一问题，使得全麻插管病人 10 分钟拔管率上升到 90% 以上（见图 14-3）。

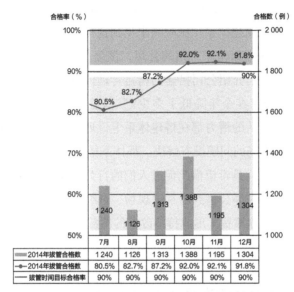

	7月	8月	9月	10月	11月	12月
2014年拔管合格数	1 240	1 126	1 313	1 388	1 195	1 304
2014年拔管合格数	80.5%	82.7%	87.2%	92.0%	92.1%	91.8%
拔管时间目标合格率	90%	90%	90%	90%	90%	90%

图 14-3　某医院麻醉科精益改善项目结果

14.2.3　改善后的成果如何维持

在小组、科室、医院这三个层级分别建立标准化的会议机制，回顾分析可视化管理的指标与工作进展。以日常会议为例，小组会议可以每天开一次，科室会议可以每周开一次，而医院大会则可以每月开一次（见图 14-4）。这样一来，科室或医院可以保持监控这些常规管理指标，及时发现问题，及时调整，而不是等到年终总结时才发现，那样将为时晚矣。

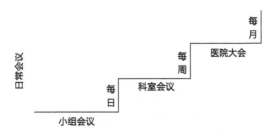

图 14-4　医院不同层级标准化会议机制

　　构建精益管理体系是一项系统工程，短时间内难以看见明显的改善效果，是一个厚积薄发的过程。多家医院的实践经验告诉我们，在团队训练出较强的科学解决问题能力的基础上，再引入精益管理体系效果更好。

　　不要为了建体系而建体系。医院尚未见到这样的案例，但这在企业界屡见不鲜。我们曾经走访一家位于广州的公司，该公司在其细分行业内领先世界，他们的精益经理向我们介绍公司搭建的精益管理体系，自豪感溢于言表。有人提出问题："你们的库存今年降低了多少？"精益经理一时语塞。后来交流得知，最近一年精益团队的精力都在搭建体系上，现场改善就被放松了。体系搭建得很漂亮，但是现场的问题没有解决。那体系搭建又是为了什么呢？

　　管理体系的构建，是希望借此促进人们的行为转变。从不喜欢问题到让问题可视化，从喜欢坐在办公室到经常去现场，最终让每个人每时每地都能发现问题、解决问题、消除浪费，形成持续改善的精益文化。

14.3　回归工具的灵活应用

　　构建管理体系是为了促进行为的转变，形成持续改善的精益文化。文化不该是一句空话，或是停留在墙上的标语里，精益文化应该在"现场"。

　　医院里每个人在每时每地发现问题、解决问题和消除浪费的过程中，都需要熟练地掌握各种改善工具，融会贯通，根据具体问题选择合适的工具。这样一来，我们就能围绕患者、医疗安全质量、医务人员的学习与成长以及医院运营效率，不断落地一个又一个具体改善项目，解决一个又一个具体问题。

14.4　小结

　　涂尚德医生在《精益转型：医院精益实践指南》中提出了"精益转型六步法"，结合我们在国内数十家医院推动精益医疗落地的经验，本书讨论的"精益医疗绿带"计划，就是一个通过运用 A3 方法培养团队科学解决问题的能力的计划，它能够很好地帮助医院完成前两步，即"打下基础"与"建立示范单元"。随着医院精益医疗的持续推进，适时引入"精益管理体系"（见图 14-5），将会助力医院在当前竞争态势下，练好内功，打造核心竞争力。

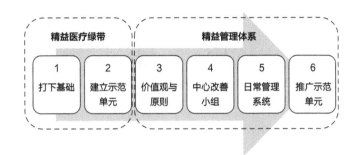

图 14-5　精益转型六步法的两个阶段

从应用工具、实施精益医疗改善项目，到构建精益医疗管理体系、创建持续改善的精益文化，再回归于每个人每时每地的改善，通过灵活应用工具不断消除浪费、解决问题。这就是一个"否定之否定"的过程。精益医疗，改善项目是起点，然后建立精益管理体系，营建持续改善的精益文化，但是建立体系和营建文化还是为了更好地落实改善。所以，这是一个管理内涵螺旋上升的过程。在精益医疗管理体系与精益文化之下的改善项目，在激发高涨的团队士气的同时，将更加有利于创造持续的高绩效水平。

精益医疗不是为了精益而精益，而是要回归医院管理的本质，消除浪费、解决问题，更好地为患者、医务人员、医院创造价值。

讨论问题：

你认为选用自上而下和选用自下而上的方式，各有哪些条件？你所在的医院在这两种上各有什么样的契机？

关键概念：

精益转型六步法

后　记

我们努力促进精益管理思想在中国医疗领域的传播，希望通过精益医疗帮助患者获得更好的医疗服务。在精益企业中国主编的书籍《精益实践在中国 Ⅳ》中，周健老师在《追求1000分的精益实践》一文中指出可以从"广度、高度、深度"三个维度评价精益思想在我国传播的有效性，如果每个维度的满分为10分，那么这三个维度的总分就是1000分（10×10×10），这就是"1000分的精益实践"的含义。结合医疗领域的特点，还需要关注患者与医务人员，我们认为可以加上"温度"，由"广度、高度、深度与温度"组成精益医疗的"四度"。

精益医疗的广度——帮助更多的患者

我们过去几年在医院现场帮助落地精益医疗，通过这些医院的精益改善项目，每年惠及超过2000万人次的门诊患者。如何帮助全国各地更多的患者，在"看得上、看得好、看得起"病的问题上增强获得感，这是我们坚持做这件事情的意义所在。

精益医疗的高度——个人能力到组织能力

我们通过"精益医疗绿带计划"已经培养了超过500名精益医疗种子，他们分布在医院各个科室，分布在全国各地。每一名精益医疗种子都是一个

"点"，下一步是"点成线"，我们已经开始在一些先行医院打造"精益科室"；再下一步是"线成面"——打造"精益医院"；然后是"面成体"，更好地帮助分级诊疗、医联体的建设。因此实现精益医疗从提升个人能力到提升组织能力的发展。

精益医疗的深度——挑战更有难度的问题

我们团队辅导了数百个医院精益改善的项目，帮助医院解决了一个又一个问题，其中很多问题都有相似之处。从这些项目来看，早期的项目要解决的问题集中在降低等待时间、优化某个流程，涉及科室比较少。随着经验与能力的提升，项目的复杂度越来越大，更多跨科室甚至全院层面的项目出现，医院需要解决更大的问题，而问题的解决带来的影响也更大。精益要为医院战略服务，围绕医院战略发展需要，精益医疗需要挑战更有难度的问题。

精益医疗的温度——人使用工具解决医院问题

精益医疗的核心是患者，通过提升医务人员解决问题的能力，优化医院流程，帮助患者获得更好的医疗服务。这个过程中，基本逻辑是"人使用工具解决医院问题"。如果医务人员在实践精益医疗的过程中，在工作负荷、工作价值等方面不能感受到温度，也很难为患者提供有温度的服务。

促进"四度"精益医疗的发展，这是我们下一个十年的努力方向。

住院部保洁员院感防控措施执行率评价表

科室：　　　　姓名：　　　　检查者：　　　　检查时间：

项目		评价标准	做到（√）	没做到（×）	备注
地面、物表清洁	清洁顺序	清洁顺序应由上而下、由里到外、由轻度污染到重度污染			
		采用"S"形顺序			
		先清扫，再清洁，地面喷少量水避免扬尘			
	低风险区域	清水湿式擦拭物表、拖地，1次/天			
	中风险区域	清水+清洁剂擦拭物表、拖地，2次/天			
		清水+清洁剂擦拭物表、拖地，每周用500mg/L有效氯消毒液擦拭物表、拖地1次			
	高风险区域	清水+清洁剂擦拭物表、拖地，每周用500mg/L有效氯消毒液擦拭物表、拖地，2次/天			
消毒剂配制	500mg/L	（具体配置方法）			
	2000mg/L	（具体配置方法）			
床单元终末消毒	清洁顺序	清洁顺序应由上而下、由里到外、由轻度污染到重度污染			
		采用"S"形顺序			
	物表	在病人使用的所有设备均经过清水+清洁剂擦拭后，使用500mg/L有效氯消毒液擦拭			
		可拆卸部分和床头需拆卸或摇起清洁，消毒			
	地面	清水+清洁剂拖地后，使用500mg/L有效氯消毒液拖地			
	患者用物	床单、被套、枕套等直接接触患者的床上用品一人一更换			

（续）

项目		评价标准	做到（√）	没做到（×）	备注
清洁工具使用处理	使用	分区域使用，不可混用			
		一床一用			
	清洗	分区域清洗，不可混洗			
		地拖与抹布分开清洗，不可混洗			
	消毒	使用后清洁工具，用500mg/L有效氯浸泡30分钟			
	放置	分区域放置，不可混放			
		浸泡后干燥保存			
污物处理	垃圾分类	生活垃圾与医疗垃圾区分放置			
		掌握传染病及多重耐药菌感染垃圾分类			
	污点处理	先用抹布去除可见污染物，再对污染区域实施清洁和消毒			
		使用2000mg/L有效氯消毒液擦拭消毒			
		使用后的抹布直接丢弃医疗垃圾			
个人防护		穿统一工作服			
		佩戴口罩、帽子、手套等防护用具			
手卫生		可以掌握七步洗手法			
		两前三后洗手指征			
合计					

注：1. 低风险区域：医务人员生活区、仓库、被服房、治疗室

2. 中风险区域：病房、走廊、护士站、沟通室、药物临床试验室、检查室、卫生间等

3. 高风险区域：抢救室、隔离单元病室

4. 污点：患者体液、血液、排泄物、分泌物等感染性物质意外喷至环境表面

保洁员做到了画"√"，没做到画"×"

参考文献

［1］ The W. Edwards Deming institute［EB/OL］. https://blog.deming.org/w-edwards-deming-quotes/large-list-of-quotes-by-w-edwards-deming/.

［2］ 詹姆斯·沃麦克，丹尼尔·琼斯.精益思想［M］.沈希瑾，张文杰，李京生，译.北京：机械工业出版社，2011.

［3］ John, Toussaint. A management, leadership, and board road map to transforming care for patients［J］. Frontiers of Health Services Management, 2013, 29（3）: 3-15.

［4］ 新乡重夫.新乡重夫谈丰田生产方式［M］.北京：机械工业出版社，2018.

［5］ 杰拉德·贝兰加，布洛克·哈斯比.精益日常管理［M］.董军，刘静，译.北京：科学技术文献出版社，2019.

［6］ 胡琳玉，尤建忠.中美社会未发表文学作品版权登记服务工作的比较研究［J］.出版参考，2012.

［7］ 安德森·艾利克森，罗伯特·普尔.刻意练习：如何从新手到大师［M］.王正林，译.北京：机械工业出版社，2016.

［8］ 约翰·涂尚德.精益转型［M］.罗伟，刘健，译.北京：中译出版社，2019.

［9］ 约翰·舒克.学习型管理［M］.郦宏，武萌，汪小帆，译.北京：机械工业出版社，2010.

［10］ 埃弗雷特·罗杰斯.创新的扩散［M］.唐兴通，郑长青，张延臣，译.北京：电子工业出版社，2016.

［11］ 斯蒂芬·P.罗宾斯.组织行为学（第11版）［M］.北京：清华大学出版社，2005.

［12］ 大野耐一.丰田生产方式［M］.谢克俭，李颖秋，译.北京：中国铁道出版社，

2006.

［13］ 毛泽东.毛泽东选集［M］.北京：人民出版社，1991.

［14］ 迈克·罗瑟，约翰·舒克.学习观察［M］.赵克强，刘健，译.北京：机械工业出版社，2013.

［15］ 丹·麦克唐纳，德鲁·洛克.精益3P的力量：实现突破性改进的关键技术［M］.周健，罗伟，译.北京：人民邮电出版社，2018.

［16］ 阿特·斯莫利.成为解决问题的高手：从被动应对到主动创新［M］.周宏博，周健，李兆华，译.北京：机械工业出版社，2020.

［17］ W. Edwards Deming. Elementary Principles of the Statistical Control of Quality: A Series of Lectures［J］. Acta Dermato Venereologica，1952，28（2）：142-150.

［18］ Imai，Masaaki，Random House. Kaizen (Ky'zen)，the key to Japan's competitive success［M］. New York：McGraw-Hill，1986.

［19］ Mcleod Alexander, Lillrank P, Kano N. Continuous improvement : quality control circles in Japanese industry［J］. Journal of Asian Studies，1991，50（2）：416.

［20］ Ronald D. Moen，Thomas W. Nolan，Lloyd P. Provost. Improving Quality Through Planned Experimentation［J］. Technometrics，1992.

［21］ Ronald Moen, Clifford Norman. Evolution of the PDCA Cycle, in 7th ANQ Congress［C］. Tokyo：Asian Network for Quality，2009.

［22］ 戴明.戴明的新经济观［M］.台北：天下文化出版股份有限公司，1997.

［23］ 中国医院协会.三级综合医院评审标准实施指南：2011年版［M］.北京：人民卫生出版社，2011.

［24］ 刘庭芳.我国医院品管圈活动综述［J］.中国医院，2015（07）：37-38.

［25］ 肯尼.医改传奇：从经典到精益［M］.李建军，高钧，闫少华，周宁，译.北京：人民军医出版社，2014.

［26］ 涂尚德，罗杰·杰勒德.精益医疗［M］.余锋，赵克强，译.北京：机械工业出版社，2012.

［27］ 查尔斯·肯尼.精益变革［M］.郝鸿恕，李婷，译.北京：科学技术文献出版社，2018.

［28］ 王建安.活学活用PDCA：医院持续质量改进70例［M］.北京：光明日报出版社，2014.

定位经典丛书

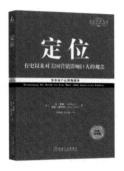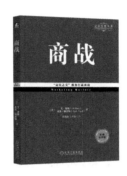

序号	ISBN	书名	作者
1	978-7-111-57797-3	定位（经典重译版）	（美）艾·里斯、杰克·特劳特
2	978-7-111-57823-9	商战（经典重译版）	（美）艾·里斯、杰克·特劳特
3	978-7-111-32672-4	简单的力量	（美）杰克·特劳特、史蒂夫·里夫金
4	978-7-111-32734-9	什么是战略	（美）杰克·特劳特
5	978-7-111-57995-3	显而易见（经典重译版）	（美）杰克·特劳特
6	978-7-111-57825-3	重新定位（经典重译版）	（美）杰克·特劳特、史蒂夫·里夫金
7	978-7-111-34814-6	与众不同（珍藏版）	（美）杰克·特劳特、史蒂夫·里夫金
8	978-7-111-57824-6	特劳特营销十要	（美）杰克·特劳特
9	978-7-111-35368-3	大品牌大问题	（美）杰克·特劳特
10	978-7-111-35558-8	人生定位	（美）艾·里斯、杰克·特劳特
11	978-7-111-57822-2	营销革命（经典重译版）	（美）艾·里斯、杰克·特劳特
12	978-7-111-35676-9	2小时品牌素养（第3版）	邓德隆
13	978-7-111-66563-2	视觉锤（珍藏版）	（美）劳拉·里斯
14	978-7-111-43424-5	品牌22律	（美）艾·里斯、劳拉·里斯
15	978-7-111-43434-4	董事会里的战争	（美）艾·里斯、劳拉·里斯
16	978-7-111-43474-0	22条商规	（美）艾·里斯、杰克·特劳特
17	978-7-111-44657-6	聚焦	（美）艾·里斯
18	978-7-111-44364-3	品牌的起源	（美）艾·里斯、劳拉·里斯
19	978-7-111-44189-2	互联网商规11条	（美）艾·里斯、劳拉·里斯
20	978-7-111-43706-2	广告的没落 公关的崛起	（美）艾·里斯、劳拉·里斯
21	978-7-111-56830-8	品类战略（十周年实践版）	张云、王刚
22	978-7-111-62451-6	21世纪的定位：定位之父重新定义"定位"	（美）艾·里斯、劳拉·里斯 张云
23	978-7-111-71769-0	品类创新：成为第一的终极战略	张云

推荐阅读

"隐形冠军之父"赫尔曼·西蒙著作

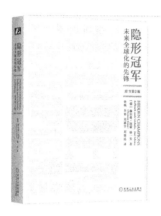

隐形冠军：未来全球化的先锋（原书第2版）
ISBN：978-7-111-63479-9
定价：99.00 元
作者：[德] 赫尔曼·西蒙（Hermann Simon）
　　　[德] 杨一安

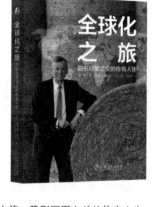

全球化之旅：隐形冠军之父的传奇人生
ISBN：978-7-111-68111-3
定价：89.00 元
作者：[德] 赫尔曼·西蒙（Hermann Simon）

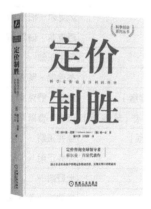

定价制胜：科学定价助力净利润倍增
ISBN：978-7-111-71323-4
定价：69.00 元
作者：[德] 赫尔曼·西蒙（Hermann Simon）
　　　[德] 杨一安

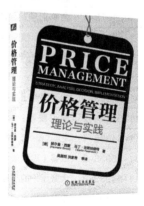

价格管理：理论与实践
ISBN：978-7-111-68063-5
定价：89.00 元
作者：[德] 赫尔曼·西蒙（Hermann Simon）
　　　[德] 马丁·法斯纳赫特（Martin Fassnacht）

精益思想丛书

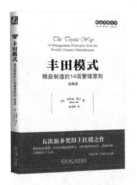 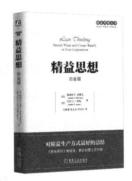 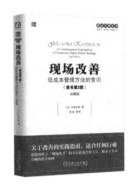

ISBN	书名	作者
978-7-111-49467-6	改变世界的机器：精益生产之道	詹姆斯 P. 沃麦克 等
978-7-111-51071-0	精益思想（白金版）	詹姆斯 P. 沃麦克 等
978-7-111-54695-5	精益服务解决方案：公司与顾客共创价值与财富（白金版）	詹姆斯 P. 沃麦克 等
7-111-20316-X	精益之道	约翰·德鲁 等
978-7-111-55756-2	六西格玛管理法：世界顶级企业追求卓越之道（原书第2版）	彼得 S. 潘迪 等
978-7-111-51070-3	金矿：精益管理 挖掘利润（珍藏版）	迈克尔·伯乐 等
978-7-111-51073-4	金矿Ⅱ：精益管理者的成长（珍藏版）	迈克尔·伯乐 等
978-7-111-50340-8	金矿Ⅲ：精益领导者的软实力	迈克尔·伯乐 等
978-7-111-51269-1	丰田生产的会计思维	田中正知
978-7-111-52372-7	丰田模式：精益制造的14项管理原则（珍藏版）	杰弗瑞·莱克
978-7-111-54563-7	学习型管理：培养领导团队的A3管理方法（珍藏版）	约翰·舒克 等
978-7-111-55404-2	学习观察：通过价值流图创造价值、消除浪费（珍藏版）	迈克·鲁斯 等
978-7-111-54395-4	现场改善：低成本管理方法的常识（原书第2版）（珍藏版）	今井正明
978-7-111-55938-2	改善（珍藏版）	今井正明
978-7-111-54933-8	大野耐一的现场管理（白金版）	大野耐一
978-7-111-53100-5	丰田模式（实践手册篇）：实施丰田4P的实践指南	杰弗瑞·莱克 等
978-7-111-53034-3	丰田人才精益模式	杰弗瑞·莱克 等
978-7-111-52808-1	丰田文化：复制丰田DNA的核心关键（珍藏版）	杰弗瑞·莱克 等
978-7-111-53172-2	精益工具箱（原书第4版）	约翰·比切诺等
978-7-111-32490-4	丰田套路：转变我们对领导力与管理的认知	迈克·鲁斯
978-7-111-58573-2	精益医院：世界最佳医院管理实践（原书第3版）	马克·格雷班
978-7-111-46607-9	精益医疗实践：用价值流创建患者期待的服务体验	朱迪·沃思 等